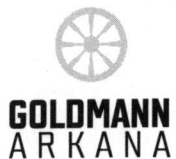

IRINA SCHLICHT

Was quält mich, und wenn ja, warum?

Faszinierende Geschichten
aus der Hypnose-Therapie

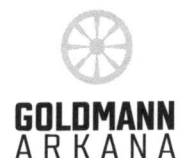

GOLDMANN
ARKANA

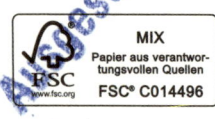
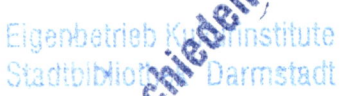

Verlagsgruppe Random House FSC-DEU-0100
Das FSC®-zertifizierte Papier *EOS* für dieses Buch
liefert Salzer Papier, St. Pölten, Austria.

1. Auflage
Originalausgabe
© 2011 Arkana, München
in der Verlagsgruppe Random House GmbH
Lektorat: Daniela Weise
Satz: Buch-Werkstatt
Druck und Bindung: GGP Media GmbH, Pößneck
Printed in Germany
978-3-442-33882-5

www.arkana-verlag.de

*Und was am schönsten ist an der Hypnose, ist,
dass Sie im Trancezustand es wagen können,
Dinge anzuschauen,
zu überdenken, zu sehen und zu fühlen,
was Sie im gewohnten Wachzustand nicht tun würden.*

Milton Erickson

Inhalt

Vorwort	9
1. Warum Hypnose?	13
2. Hypnose und Hypnotherapie – was ist das überhaupt?	23
3. Die ersten Schritte im Therapieprozess	35
4. Das Zittern des Bankers Wenn Lampenfieber unerträglich wird	41
5. Wie ein scharfes Messer Eine Krebserkrankung bedroht das Leben	73
6. Ich war nicht immer ein dickes Kind Und wieder ein Kilo zugenommen	109
7. Wie eine Uhr ohne Uhrwerk Depression oder wenn man am Leben verzweifelt	125
8. Trauriges Leben im Flüsterton Und plötzlich bleibt die Stimme weg	157
9. Todesangst vor Tiger-Lilly Panik auf Schritt und Tritt	187
10. Auf der bitteren Suche nach Frieden Wenn Schmerzen das Leben zur Qual machen	221
11. Die Schwäche des Gladiators Wenn es beim Sex Probleme gibt	245

Informationen für Therapiesuchende 265

Literaturempfehlungen 275

Glossar... 277

Anmerkungen 283

Vorwort

Ein Mann hält seine Hand in einen Eimer Wasser. Das Wasser ist kalt. Eiskalt. Es vergehen zehn Sekunden. Zwanzig Sekunden. Eine Minute. Eine weitere Minute. Der Mann scheint die Eiseskälte nicht zu spüren. Er liegt völlig entspannt auf einer Liege und schaut seelenruhig auf seine Hand. Er würde noch minutenlang weiter seine Hand ins Eiswasser halten, wenn der neben ihm sitzende Arzt das Experiment nicht beenden und ihn aus der Hypnose zurückführen würde.

Ja sicher habe er das Wasser mit den Eiswürfeln an seiner Hand gespürt, berichtet der Mann anschließend, aber Kälte? Nein, die habe er nicht wahrgenommen. Der Arzt bestätigt, dass auch der Blutdruck, der Herzschlag und die Atemfrequenz des Mannes während der Hypnose weiterhin auf Normalniveau geblieben sind.

Ohne Hypnose dagegen vermochte der Mann die Kälte des Eiswassers nur dreißig Sekunden lang zu ertragen, und sein Blutdruck, sein Herzschlag und die Atemfrequenz reagierten auf diesen körperlichen Stress deutlich erhöht.

Anfang 2006 zeigte das MDR-Fernsehen in seinem Wissenschaftsmagazin »Echt!« dieses Hypnose-Experiment. Mittlerweile vergeht kaum eine Woche, in der nicht über die hilfreiche Wirkung der Klinischen Hypnose in seriösen Medien berichtet wird.

Vom wissenschaftlichen Beirat Psychotherapie (WBP), dem Gutachtergremium von Bundesärztekammer und Bundespsychotherapeutenkammer für die wissenschaftliche Anerkennung von Psychotherapieverfahren, wurde die Hypnotherapie im März 2006 als psychotherapeutische Methode für die Behandlung einer Vielzahl von Schmerzproblemen und von Suchtverhalten (insbesondere zur Raucherentwöhnung) wissenschaftlich anerkannt.[1]

Als ich Mitte der 1990er-Jahre zu meiner verhaltenstherapeutischen Ausbildung auch noch eine hypnotherapeutische Ausbildung absolvierte, wurde die Hypnose im öffentlichen Bewusstsein noch sehr stark mit Esoterik, Zauberei und Magie in Verbindung gebracht. Der »Normalbürger« erlebte die Hypnose mehr als Bühnenvorstellung in Fernsehshows, Diskotheken, Freizeitparks usw. denn als seriöses klinisches Verfahren zur Überwindung von körperlichen oder psychischen Problemen. Das hat sich in den vergangenen Jahren deutlich geändert. Immer mehr Ärzte, Zahnärzte und Psychologen erlernen hypnosetherapeutische Techniken und setzen sie in ihren Berufsfeldern mit zunehmendem Erfolg ein.

Mit diesem Buch möchte ich einen Einblick in die hypnotherapeutische Arbeit in einer psychotherapeutischen Praxis geben. Wie ich persönlich als Verhaltenstherapeutin zu dieser besonderen Therapieform kam, wie sich Hypnose und Hypnotherapie (auch Hypnose-Therapie genannt) theoretisch erklären und welche grundlegenden Verfahren die Therapie bestimmen, erfahren Sie in den ersten drei Kapiteln dieses Buches. Die nachfolgenden Kapitel bilden den Hauptteil des Buches. Darin beschreibe und erkläre ich anhand konkreter Fälle aus der Praxis die therapeutische Arbeit mit Hypnose bei Angst, Panik, Depression, psychisch bedingtem Schmerz und Stimmverlust, Erektionsstörungen und Übergewicht. Eine Extrastellung nimmt die hypnotherapeutische Unterstützung einer an Krebs erkrankten Patientin ein.

Auch wenn die Fallgeschichten jeweils in sich abgeschlossen sind, bauen die einzelnen Kapitel insofern aufeinander auf, als ich die verschiedenen hypnotherapeutischen Techniken nur jeweils einmal ausführlich beschreibe. Die kursiv gesetzten Textpassagen sind die von mir gesprochenen Hypnosetexte.

Hypnotherapie ist kein Wundermittel, das von heute auf morgen jahrelang bestehende psychische Probleme heilt. Aber sie ist ein effizientes psychotherapeutisches Verfahren mit einer relativ hohen Erfolgsquote, was ich mit den beschriebenen Fällen darlegen möchte.

Natürlich sind die Daten und bestimmte Fallumstände der Patienten so verändert, dass von Dritten keine Rückschlüsse auf konkrete Personen gezogen werden können. Den betroffenen Patientinnen und Patienten danke ich sehr für ihre Bereitschaft, ihre Fallgeschichten veröffentlicht zu sehen. Ohne sie hätte dieses Buch nie entstehen können. Sie sind die Hauptpersonen.[*]

Irina Schlicht

---

[*] Um der besseren Lesbarkeit willen werde ich im Text die Bezeichnungen Therapeut/Therapeutin und Patient/Patientin nicht ausschreiben. Vielmehr benutze ich bei allgemeinen Formulierungen ausschließlich die männliche Form, die in dieser Hinsicht als geschlechtsneutral zu betrachten ist.

Kapitel 1
Warum Hypnose?

Das Telefon klingelte. Als ich abnahm und meinen Namen sagte, hörte ich nur ein Knacken und Rauschen in der Leitung, so als würde jemand irgendwo ganz weit entfernt eine Verbindung zu mir aufbauen wollen. Ich rief ein lautes Hallo in den Apparat, hörte aber nur mein Echo. Es knackte und rauschte weiter. Eine Stimme vernahm ich nicht. Ich rief noch mehrere Male »Hallo?« in den Apparat, und gerade als ich auflegen wollte, hörte ich die Stimme meiner Tochter: »Mama, die Verbindung ist so schlecht, ich hör dich kaum. Kannst du mich verstehen?« Sie wartete meine Antwort gar nicht ab und sprach einfach weiter, als ob sie befürchtete, dass die Leitung gleich zusammenbrechen werde. »Mama, ist das okay, wenn ich ein Kätzchen mitbringe?« Ich schluckte. »Ja, Mama, ich weiß, du magst Katzen nicht wirklich, aber Rocío hat mir eine zum Abschied geschenkt, damit ich immer eine Erinnerung behalte, und die ist auch ganz niedlich, noch ganz klein, erst vier Wochen alt, also eigentlich ist es ein Kater, und sie haben auch schon alle Impfungen mit ihm gemacht, damit er mit nach Deutschland kann, und du weißt doch, wie teuer das für sie hier ist. Bitte Mama, sag jetzt nicht nein.« Es knackte ganz laut in der Leitung, und bevor ich eine Antwort geben konnte, brach die Verbindung ab.

Ein Kätzchen wollte meine 16-jährige Tochter von ihrem einjährigen Austauschjahr in Ecuador mitbringen. Ein Kätzchen. Ein Kätzchen, das dann irgendwann richtig groß sein würde, eine ausgewachsene *Katze*, mit der *ich* zusammenleben sollte – ich musste mich setzen und tief durchatmen. Denn seit ich zurückdenken konnte, litt ich unter einer Katzenphobie. Katzen machten mir Angst, dass mir der Schweiß in den Achseln ausbrach, das Herz wild klopfte und der Magen sich verkrampfte. Strichen sie um meine Beine, weil ich sie nicht rechtzeitig bemerkt und mich nicht vor ihnen in Sicherheit gebracht hatte, ergriff mich Panik. Sprangen sie gar an meinem Bein hoch oder versuchten, es sich auf meinem Schoß gemütlich zu machen, konnte ich nicht anders als laut schreien und wegrennen, als würde ich gerade von einem wilden Raubtier angegriffen.

Schon in meinem ersten Lebensjahr – so wurde mir von meiner alten Tante Urschi berichtet – hätte ich wie am Spieß geschrien, nachdem sie mir ein samtig weiches Fellstofftierchen in die Hand gegeben hatte. Ich hätte das Stofftierchen sofort fallen gelassen und es weiter schreiend mit aufgerissenen Augen unentwegt angeschaut, so als erwartete ich, dass es mich gleich anspringen würde. Beruhigt hätte ich mich erst, als das Stofftierchen außer Sichtweite war.

Tante Urschi ging der Sache auf den Grund und fand mein Trauma heraus. In meinen ersten drei Lebensmonaten hatte sich Senta, während ich draußen im Garten schlief, häufig mit ihren Vorderpfoten auf den Rand meines Körbchens gestützt und mit ihrem klobigen Kopf zu mir hineingeglotzt, so dass ich mitsamt dem Körbchen umgefallen war. Nun lag ich auf dem frühlingsfeuchten Rasen im Garten und schrie, bis mich meine Mutter hörte und rettete. Nein – Senta war keine Katze. Senta war eine ausgewachsene Schäferhündin, die schließlich weggegeben wurde, damit ich nicht noch mehr blaue Flecken davontrug, während ich die frische Luft im Garten atmete. Die blauen Flecken heilten schnell ab, meine Haut wurde wieder babyhaft rosa, aber das Erschrecken in der Seele blieb. Jede dem Schäferhund auch nur annähernd ähnliche Fellstruktur löste Angst in mir aus.

Was war passiert?

Sie haben vielleicht schon einmal etwas von den Experimenten des russischen Physiologen Iwan Pawlow gehört, »die Geschichte mit den Hunden, der Wurst, der Glocke und dem Speichelfluss«, wie eine meiner Patientinnen einmal bündig das Ergebnis zusammenfasste. Pawlow (1849–1936) interessierte sich intensiv für die Physiologie der Verdauung und forschte dazu Anfang des 20. Jahrhunderts über den Speichelfluss bei Hunden. Dabei entdeckte er eher zufällig, dass den Hunden der Speichel nicht nur beim Geruch einer Salamiwurst im Maul zusammenlief, sondern dass auch ein ganz neutraler Glockenton den Speichelfluss erzeugen konnte, vorausgesetzt, der Glockenton war den Hunden vorher mehrere Male gemeinsam mit der Wurst präsentiert worden. Der Glockenton wurde also zum Auslöser, zum sogenannten *konditionierten Reiz,* für eine ursprünglich natürliche, reflexartige Reaktion. Damit hatte der Physiologe Pawlow das *klassische Konditionieren* entdeckt, eine der drei wesentlichen Formen des Lernens.

Was haben nun Pawlows Hunde-Experimente mit Sentas ungestümen Bewegungen an meinem Babykorb zu tun?

Nun – ein Baby, das friedlich schlummernd oder ruhend plötzlich aus seinem Körbchen herausfällt, erschrickt natürlich. Diese Schreckreaktion ist eine natürliche, reflexartige Reaktion auf eine plötzliche Bewegung von außen oder das Erleben von Schmerz. Der Körper hat Gefahr wahrgenommen, und sofort wird dieser Wahrnehmungsimpuls an das Zwischenhirn geleitet und löst dort Angst aus, was wiederum ein menschheitsgeschichtlich uraltes Programm im Körper in

Bewegung setzt, das sogenannte *allgemeine Anpassungssyndrom:* Über die Stresshormone Adrenalin und Noradrenalin erhöht sich der Herzschlag, und die Blutfett- und Blutzuckerwerte steigen. Die roten Blutkörperchen, die den Sauerstoff im Blut transportieren, vermehren sich. Die Atmung wird schneller, damit mehr Sauerstoff aufgenommen werden kann. Der erhöhte Herzschlag transportiert das sauerstoffangereicherte Blut schneller in alle Bereiche des Körpers. Hydrocortison unterbindet die Energie verbrauchenden Eigenaktivitäten des Körpers wie zum Beispiel die Verdauung und die Sexualfunktionen. Der gesamte Körper stellt in Bruchteilen von Sekunden maximale Energie für eine extreme Muskelleistung bereit, um der Gefahr mit Flucht oder Kampf adäquat zu begegnen.

Ganz sicher werde ich damals von Angst getrieben mit meinen Ärmchen wild in der Luft herumgefuchtelt haben und dabei mit Sentas Fell in Berührung gekommen sein. Dieses dichte, kurze Fell wurde dann durch die wiederholten Begegnungen zum konditionierten Reiz, das heißt, ich brauchte gar nicht mehr plötzlich aus dem Körbchen zu fallen, allein die Berührung von Fell bedeutete Gefahr und löste Angst und damit den physiologischen Alarmzustand aus.

Über die Jahre hatte ich ein ausgeprägtes Vermeidungsverhalten entwickelt. Pelzmäntel fasste ich nicht an. Sah ich Hunde mit dichtem Fell, wechselte ich die Straßenseite. Freunde, die Katzen besaßen, traf ich im Lokal.

Micifus – in der Indio-Sprache Quechua steht dieser Name für »Kätzchen« – war ein rötlich gestreiftes, quirliges Wollknäuel, das mühelos auf einer Handfläche Platz fand und ohne Zweifel niedlich war. Von fern. Sobald er sich mir näherte, um meine Beine strich, auf meinen Schoß sprang oder gar an meinen Hosenbeinen bis zum Bund hochsauste, litt ich Qualen. Ein Teil meines Gehirns konnte mir noch so vernünftig zureden, dass dies nur ein kleines, harmloses, verspieltes Kätzchen und ich natürlich stärker und jeder Auseinandersetzung mühelos gewachsen sei, der andere Teil meines Gehirns war völlig davon überzeugt, dass es mir gleich an den Kragen gehen würde, und entsprechend war mein Körper auf Hochtouren geschaltet. Zwei Wochen hatte ich mir als Frist gesetzt, diese in der Verhaltenstherapie für begrenzte Phobien durchaus erfolgreiche Form der *Expositionstherapie* auszuhalten.

Die *Verhaltenstherapie* geht von der Grundidee aus, dass alles Verhalten gelernt sei. Egal ob wir eine Fremdsprache beherrschen, beim Autofahren bei Rot auf die Bremse treten, uns selber für hoffnungslose Versager halten und deswegen nur noch depressiv den Kopf in den Sand stecken oder ob wir Angst vor Katzen haben, jede dieser Verhaltensweisen ist gelernt. Wenn nun alles gelernt ist, dann – so sagen die Verhaltenstherapeuten – kann das Problemverhalten auch wieder verlernt werden. Der Depressive kann also lernen, eine andere Meinung von sich zu haben, und aus der inaktiven Opferhaltung herauskommen. Der Phobiker kann lernen, dass das Objekt, vor dem er Angst hat (Katzen, Spinnen, Mäuse usw.), oder die Situation, die ihn in Schrecken versetzt (im Flugzeug fliegen, mit dem ICE fahren, eine Rede halten usw.), gar nicht so schlimm und die Angst völlig irrational ist.

Die Expositionstherapie setzt den Patienten dem angsterregenden Reiz aus; entweder in der Vorstellung (= *in sensu*) oder in der Realität (= *in vivo*). So stellt sich der Höhenängstliche zum Beispiel vor, dass er einen Turm besteigt, oder der Spinnenphobiker erlebt die Spinnen live usw. Dabei kann man in unterschiedlichen Dosierungen vorgehen.

Bei der *systematischen Desensibilisierung* wird dem Patienten so lange der Angst auslösende Reiz in kleinen Dosierungen »verabreicht«, bis er diesem angstfrei begegnen kann. Derjenige, der Panikattacken beim U-Bahn-Fahren erlebt, wird also beispielsweise erst einmal bis zum Bahnhof gehen, dann auf den Bahnsteigen die einfahrenden und abfahrenden Züge beobachten, eine, zwei, drei Stationen fahren und erst, wenn er diese verschiedenen Stufen ohne Angst beherrscht, eine längere U-Bahn-Fahrt unternehmen.

Bei der *Reizüberflutung* (auch *flooding* genannt, vom englischen Wort für überfluten) wird der Patient sofort dem bedrohlichen Reiz in höchster Dosierung ausgesetzt. Der Mäusephobiker wird in einen kleinen, völlig kahlen Raum gesperrt, in dem ein halbes Dutzend oder mehr Mäuse herumflitzen, und da es noch nicht einmal einen Stuhl gibt, auf den er steigen könnte, um sich in Sicherheit zu bringen, muss er es auch ertragen, dass die Mäuse über seine Füße rennen oder vielleicht gar an seinen Beinen hochlaufen. Hinter dieser brachialen Methode steht die Erkenntnis, dass der menschliche Körper im Allgemeinen nicht länger als eine halbe Stunde die Symptome äußerster Erregung produzieren kann. Das heißt, der Patient erlebt eine halbe Stunde extreme Panik, und dann schaltet sein Alarmsystem plötzlich ab, weil der Körper dieses hohe Energieniveau nicht mehr halten kann. In diesem Moment ist der Patient angstfrei, auch wenn sich vielleicht gerade eine Maus an seiner Hosentasche festkrallt, und so erlebt er das erste Mal relative Ruhe, obwohl er mit seinem bisherigen Angstobjekt auf engstem Raum eingesperrt ist. Diese Erfahrung ist so eindringlich, dass der Phobiker dadurch seine Angst überwindet – sagen die Therapeuten dieser Schule.

Die ersten Tage lebte ich in höchster Alarmbereitschaft, wenn ich mit Micifus im selben Raum war. So reizend es hätte sein können, ihm zuzusehen, wie er mit seinen kleinen Pfötchen einen Tischtennisball vor sich hertreibend durch die Wohnung raste – ich schwitzte, wurde kurzatmig und hatte starkes Herzklopfen, als ob *ich* pausenlos durch die Wohnung rennen würde.

Aber allmählich ließ die Angst nach, und nach zwei Wochen konnte ich sogar schon kurz mit dem Zeigefinger über sein Fell streichen, ohne in Panik auszubrechen. Ich gewöhnte mich an ihn, vermied zwar weiterhin, dass er sich auf meinem Schoß einrollte oder um meine nackten Beine strich, hatte aber ganz offenbar mit dieser längeren Expositionsphase die schlimmsten Ausprägungen meiner Katzenphobie überwunden – glaubte ich zumindest.

Drei Wochen Urlaub im sonnigen Süden, drei Wochen Urlaub von Micifus – und das Angstdrama wiederholte sich. Kaum sah ich ihn wieder, litt ich erneut unter all den schon überwunden geglaubten Angstsymptomen. Der Anpassungsprozess dauerte dieses Mal nur drei Tage, aber ich wusste nun, geheilt war ich nicht, vielmehr hatte ich die Angst nur durch Gewöhnung unter Kontrolle. Die Verbindung zur *Amygdala*, dem Angstzentrum im Gehirn, war augenscheinlich durch die Expositionstherapie nicht verändert worden. Einen weiteren Beweis lieferten der Besuch bei meiner Freundin Kathrin und die Begegnung mit ihren beiden wilden Lieblingen Simba und Samba, zwei ausgewachsenen Siamkatzen. Kathrin nahm es mir Gott sei Dank nicht übel, als ich nach wenigen Minuten fluchtartig ihre Wohnung verließ.

Ganz offenbar hatte mich die verhaltenstherapeutisch orientierte Exposition nicht von meiner Katzenphobie befreien können. Gegenüber Micifus blieb ich nur angstfrei, wenn ich ihn täglich erlebte, und andere Katzen jagten mir immer noch wie zuvor den gleichen tiefen Schrecken ein und lösten Panik bei mir aus.

Erst durch eine Hypnose-Sitzung bei einer Kollegin vollzog

sich die grundlegende Veränderung, die Veränderung auf der tieferen Ebene, die mich von da an gegenüber allen Katzen und sonstigen Felltieren und -objekten ruhig bleiben ließ.

Ich lag tief entspannt auf einer Liege, mir war angenehm warm, mein Körper fühlte sich ganz leicht an, meine Arme spürte ich schon gar nicht mehr, mein Kopf war licht und klar, Gedanken waren ganz unwichtig geworden. Meine Kollegin hatte mich mit ihrer warmen, ruhigen Stimme in einen wohltuenden Trancezustand geleitet. Mich erreichten ihre Worte, ohne dass ich mich auf sie konzentrieren musste, und so segelte ich ganz gelöst und frei auf einer weißen Wolke ruhig dahin und schaute von oben im milden Sonnenschein auf eine Lichtung, wo unter einer Birke ein weißes Kätzchen im grünen Gras ruhte. Während ich auf der Wolke ganz langsam und in gebührender Entfernung niederschwebte, betrachtete ich das Kätzchen voll innerer Ruhe. Es schien mir zuzublinzeln, aber vielleicht war das auch nur eine Einbildung. Jedenfalls erlebte ich mich, geführt von den behutsamen Worten meiner Kollegin, wie ich am Boden angekommen von meiner kleinen Wolke abstieg und ganz langsam und entspannt, mit tiefer innerer Gelassenheit auf das weiße Kätzchen zuging und mich direkt neben ihm hinsetzte. Ich fühlte mich immer noch ganz leicht, war sicher und ruhig, und so saßen wir beide da und genossen in trauter Gemeinsamkeit die Sonne, die Luft, die Natur. Es war wie selbstverständlich, dass das Kätzchen sich erhob, sich dehnte und streckte, wie Katzen es so gerne tun, zart und samtig ihre Vorderpfötchen auf meinem Bein abstützte, um dann mit einem kleinen Satz auf meinen Schoß zu springen und sich einzukuscheln. Ich empfand nur wohlige Wärme, Entspannung und Gelassenheit und spürte, wie meine Hand ganz friedlich über das seidige Fell strich. Die Suggestionen, die mir meine Kollegin noch auf den Weg mitgab, nahm ich nicht bewusst wahr, doch nachdem sie mich wieder aus dem Trancezustand herausgeleitet hatte, blieb in mir dieses friedliche Bild eines Kätzchens auf meinem Schoß, was mich mit Ruhe und Gelassenheit erfüllte.

Nichts ist überzeugender als die persönliche Erfahrung. Sie ermutigt uns, den Sprung in einen völlig neuen Bereich zu wagen. War ich bis dahin eine brave Verhaltenstherapeutin gewesen, machte ich nun mit Enthusiasmus eine Ausbildung in klassischer Hypnose und erlernte anschließend die Hypnotherapie nach Milton Erickson.

Seitdem arbeite ich in meiner Praxis mit hypnotherapeutischen Methoden. Mich begeistert nicht nur die Vielfalt an psychotherapeutischen Vorgehensweisen, die mir die Hypnotherapie bietet. Vor allen Dingen berührt mich immer wieder aufs Neue, welche tiefen emotionalen Erfahrungen dem Patienten unter Hypnose möglich sind, die ich als Therapeutin unterstützend begleiten darf.

Kapitel 2
Hypnose und Hypnotherapie –
was ist das überhaupt?

Hypnose ist eines der ältesten Heilverfahren in der Medizin, Psychosomatik und Psychotherapie. Schon im alten Ägypten wurden Patienten mit Hypnosetechniken in Form des Heilschlafes, im antiken Griechenland in Form des Tempelschlafes, behandelt. Im Römischen Reich des 2. Jahrhunderts n. Chr. arbeitete Galen mit Hypnose, wenn er seinen Patienten spezielle Suggestionen für ihre Träume gab. Auch indigene Völker kennen hypnoseähnliche Rituale, um Stress abzubauen und zu gesunden.

Im 18. Jahrhundert magnetisierte (was später auch mesmerisieren genannt wurde) der süddeutsche Arzt und Theologe Franz Anton Mesmer (1734–1815) seine Patienten, und obwohl seine Theorie der magnetischen Energie wissenschaftlich verworfen wurde, wird Mesmers Arbeit heute als der Beginn der Hypnose in der Neuzeit bewertet. Seine in ganz Europa bestaunten Heilungserfolge beruhten letztendlich auf der suggestiven Kraft seiner Methode, was auch heute noch ein tragendes Element der Hypnose ist.

Der Begriff *Hypnose* wurde erst Mitte des 19. Jahrhunderts von James Braid (1795–1860), einem schottischen Augenchirurgen, eingeführt, der damit den Zustand als Schlaf charakterisierte (Hypnos ist der griechische Gott des Schlafes). Dies ließ sich zwar wissenschaftlich nicht halten, aber der Name ist geblieben.

Im ausgehenden 19. Jahrhundert genoss die Hypnose nicht nur in Frankreich und England, sondern auch im deutschsprachigen Raum durchaus wissenschaftliche Anerkennung und wurde an vielen Hochschulen gelehrt und erforscht, wenn ihr auch von den Psychiaterkreisen, die psychische Erkrankungen als ausschließlich körperlich verursacht ansahen, immer wieder Skepsis und Widerstand entgegengebracht wurde.

An sich hätte man erwarten können, dass Sigmund Freud (1856–1939), der Begründer der Psychoanalyse, der »Entdecker« des Unbewussten, die Hypnose voranbringen und weiterentwickeln würde. Tatsächlich ließ er sich auch bei der Entwicklung seiner Theorie maßgeblich von dem Bericht einer erfolgreich angewandten Hypnosebehandlung bei einer hysterischen Patientin beeinflussen, lehnte aber im weiteren Verlauf die Hypnose als therapeutische Technik ab. Ganz entscheidend dürfte dazu beigetragen haben, dass sich Freud selber als schlechten Hypnotiseur einschätzte und er nur wenige Erfolge mit dieser Behandlung erzielte. So wurden Generationen von Psychoanalytikern gegen die Hypnose eingenommen, und sie führte in der ersten Hälfte des 20. Jahrhunderts ein Nischendasein.

Erst Milton H. Erickson (1901–1980), ein amerikanischer Psychotherapeut, gab der Hypnose völlig neue Impulse und begründete damit in den USA ab den 50er-Jahren die Neubelebung und Weiterentwicklung der Hypnose, was in Deutschland ungefähr Mitte der 70er-Jahre einsetzte. Mit 17 Jahren war Erickson an Kinderlähmung erkrankt und konnte nur noch seine Augen bewegen. Im Laufe seiner Krankheit entdeckte er, dass er unwillkürlich hervorgerufene motorische Bewegungen erzeugte, wenn er sich ganz genau vorstellte, wie er einzelne Muskelpartien bewegte. So trainierte er über präzise Vorstellungsbilder die einzelnen Muskelgruppen, bis er schließlich nach einem knappen Jahr wieder mit Krücken laufen konnte. Geprägt von dieser persönlichen Erfahrung, beschäftigte sich Erickson im Laufe seines Psychologie- und Medizinstudiums mit Hypnose und entwickelte hierzu die Grundannahme, dass jeder Mensch über latente, also auf der Bewusstseinsebene verborgene Fähigkeiten und Ressourcen verfüge, die unter Hypnose leichter aktiviert und mobilisiert werden könnten, so dass darüber der Patient zur Problemlösung bzw. Heilung gelange.

Erickson schuf im eigentlichen Sinne keine neue Theorie der Hypnose, sondern erweiterte ihr Repertoire um viele kreative Methoden und Techniken und veränderte den bis dahin üblichen autoritären Sprach- und Beziehungsstil des Therapeuten gegenüber dem Patienten zu einem kooperativen Arbeitsbündnis.

Wenn wir heute von *Hypnotherapie* oder *Hypnosetherapie* sprechen (beide Begriffe meinen dasselbe), beziehen wir uns auf die Hypnoseprinzipien Milton H. Ericksons und meinen damit das psychotherapeutische Verfahren, das die hypnotische Trance nutzt, um Veränderungen auf der psychischen wie auch auf der physiologischen/biochemischen Ebene mit dem Ziel der Heilung zu bewirken. Ohne Erickson und seinen Ideenreichtum hätte die Hypnose als Heilverfahren ganz sicherlich nicht ihren heutigen Stellenwert erreicht. Nicht zu Unrecht wird er daher als der »Hypnosepapst« des 20. Jahrhunderts bezeichnet.

In der Hypnose befindet sich der Patient in einem anderen Bewusstseinszustand, den wir auch *Trance* nennen. Äußerlich gesehen mag dieser Zustand wie Schlaf aussehen, tatsächlich aber unterscheidet sich die Trance vom Wachbewusstsein einerseits und vom Schlaf andererseits.

Das entscheidende Merkmal ist die Einengung der Aufmerksamkeit. Und wir kennen diesen Zustand der eingeengten Aufmerksamkeit durchaus aus dem Alltag, wenn wir beispielsweise »wie in Trance« Auto gefahren sind, während wir uns gedanklich intensiv mit einem (meist emotionalen) Thema beschäftigt haben und bei der Ankunft beim besten Willen nicht beschreiben könnten, wo wir unterwegs vorbeigefahren sind. Oder wenn wir in die spannende Handlung eines Buches so vertieft sind, dass wir Außenreize wie etwa ein Klingeln an der Haustür erst dann wahrnehmen, wenn es wirklich intensiv ist.

In der Hypnotherapie wird der Patient durch die Formulierungen des Therapeuten angeregt, die ihn umgebenden Reize immer mehr auszublenden und seine Konzentration auf das innere Erleben zu lenken. Dadurch gewinnt er Zugang zu seinen inneren Prozessen auf der körperlichen wie auf der emotionalen Ebene, oder, anders ausgedrückt, eine Form der Kommunikation mit dem Unbewussten ist möglich. Die Fähigkeit zur Imagination verstärkt sich, so dass Vorstellungsbilder oder Erinnerungen, die auf der bewussten Ebene in Vergessenheit geraten sind, wieder plastisch erlebt und empfunden werden können. Verloren geglaubte Fertigkeiten und inneres Wissen werden aktiviert.

Das *Unbewusste* wird so verstanden, dass in ihm die gesammelten Erfahrungen und das gesamte Wissen unseres Lebens gespeichert sind, die uns auf der bewussten Ebene in vollem Umfang gar nicht (mehr) alle zugänglich sind.

Wir wären völlig überlastet, wenn wir auf der Bewusstseinsebene auch noch präsent haben müssten, wie beispielsweise unser Körpergefühl als dreijähriges Kind war oder in welcher Tonfolge der Kanarienvogel unserer Großmutter gezwitschert hat oder was das genau für ein Gefühl war, als wir das Freischwimmerzeugnis ausgehändigt bekamen. Das Wachbewusstsein ist dafür zuständig, den aktuellen Alltag zu bewältigen, und muss dafür schon sehr viele Informationen parat haben, so dass alles Überflüssige »abtauchen« kann.

Auch nicht verarbeitete emotionale Belastungen, innere Konflikte, Traumata können so »abtauchen« oder, wie die Psychoanalyse es nennt, verdrängt werden. Nicht verarbeitet heißt dabei, dass die mit dem belastenden Ereignis einhergehenden Gefühle bisher innerlich abgewehrt und nicht in das Gesamterleben integriert worden sind. Es kann aber unter bestimmten Konstellationen passieren, dass ein aktuelles Ereignis die alten, belastenden Gefühle wieder auslöst und diese so stark werden oder man selber aufgrund der aktuellen Lebenssituation gerade so schwach ist, dass sie nicht wieder verdrängt werden können, sondern nun das aktuelle Leben völlig vereinnahmen.

Jeder, der einmal eine Angsterkrankung durchgemacht hat oder an Depressionen leidet, weiß um diese Intensität von Gefühlen, die irrational, also dem realen Geschehen in keiner Weise angemessen, sind und trotzdem während der Krankheitsphase das Lebensgefühl ausschließlich bestimmen.

Die Hypnotherapie wie auch jede andere Form der Psychotherapie versucht, die das aktuelle Leben überschattenden Gefühle und die daraus entstehenden gedanklichen und verhaltensmäßigen Probleme zu verändern, zu reduzieren, zu überwinden, so dass das Leben wieder lebenswert wird.

Der Unterschied der Hypnotherapie zu anderen psychotherapeutischen Verfahren ist, dass hier im Zustand der hypnotischen Trance die emotional belastenden Ereignisse mit den entsprechenden Empfindungen aufgesucht, nachempfunden und restrukturiert werden und über die Aktivierung der inneren Stärken und Ressourcen die Belastungen dann verarbeitet werden können. Das heißt nach erfolgreicher hypnotherapeutischer Bearbeitung erinnert sich zum Beispiel ein Patient dann durchaus noch an die Angst, die er vor den Schlägen seiner herrschsüchtigen Mutter gehabt hat, doch er fühlt diese Angst nicht mehr derartig intensiv, dass sie sein aktuelles Verhalten gegenüber der Mutter oder anderen weiblichen Autoritätspersonen bestimmt. Er ist der Angst also nicht mehr ausgeliefert, sondern hat sie in sein Gesamterleben als eine autobiografische Erinnerung integriert so wie beispielsweise seine Erinnerung, Messdiener in der Kirche gewesen zu sein, und so kann er nun im aktuellen Lebenskontext seiner immer noch despotisch auftretenden Mutter oder seiner Chefin angstfrei und selbstsicher entgegentreten.

Ein entscheidender Motor für diese Veränderung ist die Vorstellungskraft, die in der Hypnose um ein Vielfaches erhöht ist. Indem sich der Patient, vom Therapeuten geleitet, den erwünschten Zustand vorstellt, erfährt er ihn direkt körperlich und seelisch, so dass dadurch die angestrebte Veränderung in Gang gesetzt wird. Der Veränderungsmechanismus kann aber auch allein über die unbewusste Ebene wirken, ohne dass der Patient ein konkretes Vorstellungsbild dazu erlebt. Vielmehr können vom Therapeuten auch über ausschließlich implizit wirkende Metaphern, Anekdoten u. Ä. oder auch über die Arbeit mit *ideomotorischen Signalen* (kleine, unwillkürliche motorische Bewegungen, die ich im weiteren Verlauf noch detailliert erklären werde) innere Veränderungsprozesse angestoßen werden, deren Wirkung der Patient dann an der Veränderung bzw. Lösung seines Problems erkennt.

Patient und Therapeut sind während der Hypnose miteinander über den sogenannten *Rapport* in Kontakt, das heißt, der Patient nimmt die Stimme des Therapeuten wahr und reagiert darauf, und der Therapeut geht wiederum genau auf die Reaktionen des Patienten ein.

So könnte beispielsweise der Therapeut ein wohliges, tiefes

Ausatmen des Patienten mit den Worten widerspiegeln: »Wie angenehm das ist, so tief auszuatmen und einfach loszulassen!« Der Patient dürfte sich mit diesem Satz einerseits sehr verstanden fühlen, und andererseits wäre er darüber hinaus durch die in den Worten »einfach loszulassen« ausgesprochene *Suggestion* angeregt, die Entspannung in sich zu verstärken. Suggestionen sind therapeutische Anregungen und bilden den wesentlichen Bestandteil der Hypnotherapie. Der Begriff kommt vom lateinischen *sub-gerere* oder *suggerere*, was wörtlich übersetzt »unterschieben« heißt und somit eher einen negativen Beigeschmack auslöst, den wir auch im Deutschen kennen, wenn wir »suggerieren« mit »jemandem etwas einreden« oder »einflüstern« übersetzen. Und manchmal habe ich das schon erlebt, dass ein Patient genau diese Formulierung mir gegenüber benutzte, nachdem er ganz begeistert von dem durchschlagenden Erfolg der letzten Hypnosesitzung berichtete: »Da haben Sie mir wirklich was Gutes eingeredet, Frau Schlicht!«

Dass dem Patienten etwas eingeredet wird und er gar keine andere Wahl mehr hat, als sich danach zu richten, ist aber gerade nicht das Konzept der Suggestion in der Hypnotherapie. Vielmehr ist die Suggestion im hypnotherapeutischen Prozess ein Angebot zur inneren Lösung des Problems und knüpft damit sprachlich eher an das englische *to suggest* oder an das spanische *sugerir* an, was mit »empfehlen« oder »anregen« übersetzt wird.

Eine Empfehlung oder eine Anregung ist aber nur eine von mehreren Möglichkeiten zur Problemlösung und lässt auch andere Lösungsvarianten zu. Suggestionen werden während der Hypnose zur Vertiefung des Trancezustandes und zur Anregung innerer Such- und Lösungsprozesse eingesetzt. Sie können auch als *posthypnotische Suggestionen* (*post* aus dem Lateinischen = nach oder nachfolgend) formuliert werden, so dass die gegebene therapeutische Anregung erst nach der Hypnose ihre Wirkung entfaltet – wenn überhaupt. Denn ob ein Patient eine Suggestion übernimmt und umsetzt, wird auf der Ebene seines Unbewussten entschieden, das heißt, wenn die vom Therapeuten ausgesprochene Suggestion nicht passend oder nicht stimmig ist, wird sie keine Wirkung haben oder wird innerlich so umgedeutet, dass sie passend gemacht wird. Insofern ist es entscheidend, dass der Therapeut spürt, was der Patient auf der unbewussten Ebene an Unterstützung braucht, und dieses auch in eine Sprache fasst, die das Unbewusste gut versteht.

Das Unbewusste verarbeitet Informationen anders als das Bewusstsein, was wir beispielsweise anhand unserer Träume, die ja ein Ausdruck des Unbewussten sind, leicht nachvollziehen können. Wenn zum Beispiel einer Sekretärin ein Kritikgespräch mit ihrem cholerischen Chef bevorsteht, wird sie auf der bewussten Ebene ganz knapp formulieren: »Mir graut vor diesem Gespräch.« Wenn sie dann aber nachts davon träumt, könnten ihr Bilder erscheinen, in denen der Chef zu einem Riesen mutiert ist, der in einem Wald die Bäume einfach nur so umhaut, und sie als Zwergin ständig auf der Hut sein muss, dass sie nicht von irgendeinem dieser Riesenstämme erschlagen wird.

Das Unbewusste bedient sich also eher einer bildhaften, symbolischen Sprache, und so ist es für den hypnotherapeutischen Prozess hilfreich, wenn der Therapeut seine Suggestionen in Bildern, Metaphern, Anekdoten oder kleinen Geschichten transportiert. Wenn es bezogen auf das vorstehend genannte Beispiel darum ginge, diese Sekretärin mittels Hypnose für das Gespräch mit ihrem Chef zu stärken, würde das Unbewusste eine direkt formulierte Suggestion wie »Sie werden morgen mit Selbstsicherheit Ihrem Chef gegenübertreten« viel weniger annehmen können, als wenn der Therapeut ein Bild entwirft, in dem die Patientin beispielsweise selber eine

Riesin geworden ist, während der Chef ihr kleinwüchsig und kleinlaut gegenübersitzt.

Auf der geistig-seelischen Ebene ist der Patient in der Hypnose hellwach, während der Körper völlig auf Entspannung umgestellt hat, so dass beispielsweise Pulsfrequenz, Atemgeschwindigkeit, Blutdruck und die Muskelspannung sinken und gleichzeitig Stresshormone reduziert bzw. gar nicht mehr ausgeschüttet werden. In der rechten Hirnhälfte treten verstärkt Alphawellen auf, die typisch für Entspannungszustände sind. Die für die Immunabwehr wichtigen Blutkörperchen nehmen zu. Der hypnotische Zustand ist eine Phase tiefer Erholung und entkrampft körperlich und seelisch.

Wie Hypnose überhaupt möglich ist und wie die einzelnen Trancephänomene entstehen, ist bis heute in keiner Weise eindeutig wissenschaftlich geklärt. Vielmehr gibt es abhängig von der jeweiligen theoretischen Orientierung unterschiedliche Grundannahmen, die sich teilweise widersprechen, teilweise ergänzen.

So meint beispielsweise die Psychoanalyse, dass der Patient während der Hypnose auf eine kindlichere Bewusstseinsstufe zurückfällt, so dass er die Anregungen des Therapeuten mit weniger Widerstand aufnehmen kann.

Dahingegen wird in der Verhaltenstheorie die Hypnose, angelehnt an das klassische Konditionieren, als Lernvorgang beschrieben. Der Therapeut löst beim Patienten zum Beispiel durch seine monotone Stimme Schläfrigkeit aus und benennt das mit den Worten »Du spürst eine wohltuende Müdigkeit in dir«, was wiederum die ursprünglich nur durch das monotone Sprechen ausgelöste Entspannung vertieft.

Andere Wissenschaftler begründen die Entstehung des Trancezustandes durch die veränderte Aufmerksamkeitsverteilung. Sobald unsere Aufmerksamkeit auf etwas zugespitzt oder aber auch erweitert wird, verändert sich der sonst übliche Bewusstseinszustand zur Trance.

Weitere Wissenschaftler erklären die Trance als *Dissoziation* (= Abspaltung) und gehen davon aus, dass es unterschiedliche kognitive (geistige) Verarbeitungssysteme im Menschen gibt, die normalerweise aufeinander bezogen wirken, aber während der Hypnose voneinander getrennt oder abgespalten, eben dissoziiert sind, so dass sie isoliert angesprochen werden können.

Wiederum andere Wissenschaftler betonen die kognitiv-sozialpsychologische Komponente in ihrer Theorie, dass nämlich der Hypnotisand (die Person, die hypnotisiert wird) bestimmte Vorstellungen von der Hypnose hat, der er auch gerecht werden will, um den Hypnotiseur oder den Therapeuten nicht zu enttäuschen.

So verwirrend und vielfältig die unterschiedlichen Erklärungsmodelle sein mögen – und ich habe hier nur einen kurzen Ausschnitt der Theoriediskussion wiedergegeben –, so einhellig und einmütig bestätigen alle Forscher die besonderen Phänomene der Hypnose. Und wahrscheinlich sind genau diese besonderen Phänomene dafür verantwortlich, dass die Hypnose nicht nur als Heilmethode bekannt geworden ist, sondern auch mit Budenzauber und Magie assoziiert wurde und in Kriminalromanen als Erklärungsmuster für kriminelle Handlungen oder in Showhypnosen zur Belustigung des Publikums noch heute herhalten muss. Denn wenn der Hypnotisand beispielsweise körperlich starr geworden ist (*Katalepsie*) oder unwillkürlich seine Hand oder seinen Arm hebt (*Levitation*) oder keinen Schmerz verspürt, obwohl ihm eine Nadel in die Hand gestochen wird (*Analgesie*), oder auf bestimmte Fragen über unwillkürlich gesteuerte Fingerzeichen (*Ideomotorik*) Antworten gibt, dann wirkt das auf den ersten Blick so befremdlich, dass es sicherlich schwerfällt, damit eine seriöse Heilbehandlung in Verbindung zu bringen.

Aber tatsächlich werden diese Trancephänomene in der hypnotherapeutischen Behandlung erfolgreich genutzt, was ich bei der Beschreibung der einzelnen Therapiefälle genauer darlegen werde.

Kapitel 3
Die ersten Schritte im Therapieprozess

Am Anfang steht das Erstgespräch, in dem der Patient und ich uns kennenlernen. Er bekommt einen ersten Eindruck von mir, so dass er feststellen kann, ob er sich mit mir menschlich wohlfühlt und sich die therapeutische Arbeit mit mir überhaupt vorstellen kann.

Tatsächlich spielt die Qualität der Therapeut-Patient-Beziehung eine nicht zu unterschätzende Rolle für den Verlauf jeder Psychotherapie. Wie durch viele wissenschaftliche Studien belegt wurde, ist ein Therapieerfolg erheblich wahrscheinlicher, wenn Patient und Therapeut ihre Beziehung als positiv einschätzen, als wenn die therapeutische Beziehung als negativ erlebt wird, ganz unabhängig vom jeweiligen Therapieverfahren.

Ich bekomme im Vorgespräch eine erste Idee vom Problem des Patienten, so dass ich entscheiden kann, ob ich mit meinem psychotherapeutischen Wissen geeignet bin, ihn bei der Überwindung seines Problems unterstützen zu können.

Natürlich stelle ich einige Fragen zur Entstehung des Problems: Seit wann existiert es? In welcher Situation ist es das erste Mal aufgetreten? Was hat der Patient bisher schon dagegen unternommen? Gibt es auch problemfreie Phasen? Inwiefern unterscheiden sich diese Phasen von den Problemphasen? Warum kommt der Patient gerade jetzt in die Therapie? Und sofern es für mein Verständnis des Problems wichtig ist, frage ich auch nach der aktuellen Lebenssituation und der lebensgeschichtlichen Entwicklung. Allerdings halte ich mich hier am Anfang bewusst zurück, um dem Patienten, der mich ja bisher kaum kennt, erst einmal Vertrauen in die therapeutische Situation gewinnen zu lassen, bevor er mir seine Lebensgeschichte mit all ihren Belastungsthemen anvertraut.

Aufgrund der Schilderungen des Patienten entwickle ich einen vorläufigen Therapieplan, den ich ihm erkläre. Und da kommt dann die Hypnose ins Spiel, die ich in den allermeisten Fällen als therapeutische Methode erster Wahl in meiner Praxis anwende. Fast immer hat mich der Patient gezielt wegen dieser speziellen Therapierichtung ausgesucht und ist nun schon ganz gespannt auf sein erstes Hypnoseerleben.

Das findet in der Regel in der folgenden Stunde statt, wenn wir die sogenannte *Ruhehypnose* durchführen, in der der Patient die Hypnose erst einmal kennenlernt und für sich einen inneren Ort der Ruhe und Sicherheit, den »*safe place*« (sicheren Platz), wie Erickson ihn nannte, imaginieren kann, an dem er sich rundherum wohl und geborgen fühlt.

Doch führe ich in den meisten Fällen vorher noch eine Prüfung zur *Hypnotisierbarkeit* durch, also zu der Frage, ob und in welchem Maße der Patient überhaupt die Fähigkeit besitzt, auf hypnotische Suggestionen zu reagieren und sie zu übernehmen.

Die Hypnose steht damit neben anderen Psychotherapieformen als einzigartig da, denn weder in der Verhaltenstherapie noch in der Psychoanalyse oder der Gesprächspsychotherapie gibt es Testmöglichkeiten, die prüfen können, ob und wie der spezielle Patient für die entsprechende Therapieform empfänglich ist, so dass sich das dann erst am Ende einer Therapie erkennen lässt. In der Hypnoseforschung wird die Hypnotisierbarkeit der untersuchten Personen durch sogenannte Suggestibilitätsskalen gemessen, die aber in der klinischen Praxis so gut wie gar nicht angewandt werden. So arbeite ich auch in meiner Praxis nur mit einfachen Vorbereitungstests zur Hypnose, durch die ich die Empfänglichkeit des Patienten für hypnotische Suggestionen leicht erkennen kann.

Bei bestimmten psychischen Störungen, wie zum Beispiel bei akuten Psychosen, bei Schizophrenie und bei einigen Formen von Persönlichkeitsstörungen, ist Hypnose kontraindiziert, das heißt, hier ist sie nicht nur nicht angezeigt, sondern kann sogar zu unerwünschten Wirkungen führen.

Es sind circa 90 Prozent der Bevölkerung für Hypnose empfänglich, die einen stärker, die dann als hochsuggestibel, die anderen schwächer, die als niedrigsuggestibel bezeichnet werden. Ganz offenbar gibt es Zusammenhänge zwischen der Fähigkeit zur Imagination und einer hohen Suggestibilität, was auch erklärt, dass Kinder im Allgemeinen eine hohe Hypnotisierbarkeit aufweisen.

Und wie kommt der Patient dann in Hypnose? Es gibt die verschiedensten *Hypnose-Induktionen* (Einleitungstechniken in die Hypnose), wobei ich ein sanftes Hineingleiten in den Trancezustand bevorzuge, indem ich den Patienten gedanklich durch seinen Körper führe und immer wieder entspannungsinduzierende Suggestionen mit entsprechenden Bildern und Metaphern formuliere.

Doch im Einzelfall sind auch andere Hypnose-Induktionen angebracht, wie zum Beispiel die in der klassischen Hypnose meist angewandte *Augenfixationsmethode,* bei der der Patient ein paar Minuten einen bestimmten Gegenstand fixiert, also seine Augenmuskulatur hochgradig anspannt; wenn er seine angestrengten und müden Augen endlich schließen darf, erlebt er eine wohltuende Erholung und Entspannung. Diese Methode nutzt das Spannungsgefälle zwischen Anspannung und Entspannung, denn Entspannung wird umso intensiver erlebt, je mehr Anspannung vorher aufgebaut wurde.

Auch die *fraktionierte Hypnose* bedient sich des Prinzips Anspannung-Entspannung und ist eine hilfreiche Methode, um den Tranceprozess zu vertiefen. Dabei wird der Patient, der nun schon in Hypnose ist, gebeten, dem Therapeuten auf Fragen zu antworten. Wenn der Patient recht tief entspannt ist und nun plötzlich mit dem Kopf nicken oder den Kopf schütteln oder ein Ja oder Nein sagen soll, muss er dafür wieder ein gewisses Spannungspotenzial aufbauen, was dann, wenn das Befragen vorbei ist, wieder ein Zurücksinken in die Entspannung gestattet, die nun noch tiefer als vorher erlebt wird. Darüber hinaus werden die jeweiligen Antworten des Patienten vom Therapeuten zurückgemeldet und damit verstärkt, so dass sich auch über diesen Mechanismus der Tranceprozess noch zusätzlich vertieft.

Wenngleich sich auch nach dem Erstgespräch und der ersten Ruhehypnose die weitere Vorgehensweise in den jeweiligen Therapien sehr unterscheiden kann, so rate ich fast jedem Patienten, die Hypnose auch zu Hause zu machen – nach Möglichkeit täglich. Hierfür gebe ich individuell für ihn erstellte Hypnose-CDs mit, die auf Aufnahmen aus bestimmten Therapiesitzungen basieren. Zwar hat die über ein Wiedergabegerät gehörte Hypnose nicht die gleich starke Wirkung wie die direkt erlebte Hypnose in der Therapie, sie ist aber trotzdem eine wichtige und hilfreiche Unterstützung, um weiter an der Überwindung des Problems zu arbeiten. Dies gilt insbesondere für Probleme, die mehr oder weniger selbstverständlicher Bestandteil des eigenen Verhaltens und Erlebens geworden sind, was ja leider für die meisten Problemfelder zutrifft. Das Minderwertigkeitsgefühl, sobald man eine hübsche Frau sieht, die Angst, wenn man nur daran denkt, mit der U-Bahn zu fahren, oder die körperliche Erregung, wenn man sich überfordert fühlt, sind alles Verhaltens- und Erlebensmuster, die über einen längeren Zeitraum »eingeübt« und dadurch im Gehirn durch entsprechende Zellnetzwerk-Strukturen verankert worden sind.

Eine einmalige Hypnose-Sitzung reicht nicht aus, um diese durch Wiederholung entstandene Verankerung zu löschen. Vielmehr bedarf es hier wiederholter Hypnosen, um eine neue Struktur im Gehirn zu bahnen, so dass die alten Bahnungen überlagert werden, dass man eben Stärke spürt, wenn man eine hübsche Frau sieht, oder innere Sicherheit erlebt, wenn man ans U-Bahn-Fahren denkt, oder Gelassenheit empfindet, auch wenn sich die Aufgaben vor einem auftürmen.

Während man früher annahm, dass im erwachsenen Gehirn keine entscheidenden Veränderungen mehr erfolgen, weiß man seit wenigen Jahrzehnten, dass diese Annahme unhaltbar ist. Vielmehr reorganisieren sich zeitlebens die Strukturen zwischen den einzelnen Nervenzellen neu, je nachdem welche Verschaltungen gebraucht werden bzw. in Benutzung bleiben. Die grundlegende Erkenntnis der Hirnforschung ist heute: Alles, was nicht benutzt wird, verblasst. Das heißt, je öfter ein Patient erfährt, dass er eine bisher als ängstigend erlebte Situation entspannt erlebt, umso eher werden sich die Bahnungen zum Angstzentrum zurückbilden – wie ein Feldweg, der immer weniger befahren wird und irgendwann so zugewachsen ist, dass er sich von dem angrenzenden Feld nicht mehr unterscheidet.

Ob dieses neue Erleben nun real oder vorgestellt ist, kann im Gehirn nicht unterschieden werden. Es werden gleichermaßen die elektrischen Potenziale an den Nervenzellen und ihren Verbindungssträngen ausgelöst und aufgebaut. Insofern lohnt es sich, mittels regelmäßiger Selbsthypnosen oder dem Hören von Hypnoseaufnahmen, aber auch über neue Bilder und Gedanken auf der bewussten Ebene die problemerzeugenden Strukturen zu überlagern.

Wie ich im Einzelfall therapeutisch arbeite, wie ich das Therapiegespräch führe, mit welcher Induktion ich den Patienten in die Hypnose geleite, welche hypnotherapeutischen Techniken ich anwende, welche Bilder, Metaphern oder Anekdoten ich erzähle, welche Suggestionen ich formuliere usw., kann sich von Patient zu Patient sehr unterscheiden. Sein Problem, sein Wesen und seine Erfahrungen auf der einen Seite und mein Verständnis von alledem auf der anderen Seite bestimmen mein Vorgehen. Mit den nachfolgenden Fallgeschichten will ich das im Einzelnen darlegen und dabei die Unterschiedlichkeit von Patienten und ihren Problemen sowie die Vielfalt der hypnotherapeutischen Vorgehensweise illustrieren.

Kapitel 4
Das Zittern des Bankers
Wenn Lampenfieber unerträglich wird

Sicherlich wäre Sven nie bei mir erschienen. Wahrscheinlich hätte er nie eine Therapie gebraucht, wäre vermutlich nie in Hypnose gegangen ... wenn da nicht diese neue Stelle gewesen wäre.

Svens Leben verlief an sich perfekt. Mit 34 Jahren hatte er sich gerade gemeinsam mit seiner Frau Nicole eine Eigentumswohnung gekauft, groß genug für die geplante Familiengründung. Als Bankkaufmann verfügte er über ein gutes Einkommen, und auch seine Frau sicherte als Sachbearbeiterin in einer Versicherung ihren überdurchschnittlichen Lebensstandard mit ab. Die Arbeit in der Bank machte Sven Spaß. Mit seinen Kollegen und Chefs kam er gut zurecht. Sven und Nicole waren nun schon acht Jahre zusammen, davon vier Jahre verheiratet, und immer noch miteinander glücklich. Sie begeisterten sich gemeinsam für deutsche Schlager, spielten Tennis und unternahmen am Wochenende gerne Radtouren in die Umgebung von Berlin. Ihr Freundeskreis war groß, so dass sie viele Verabredungen hatten. Auch traf sich Sven noch regelmäßig mit seinem alten Kumpel aus der Schulzeit, der so wie er nach dem Abitur nach Berlin gezogen war. Im Winter leisteten sich Sven und Nicole seit mehreren Jahren immer einen kostspieligen Skiurlaub in der Schweiz. Im Sommerurlaub fuhren sie meistens an die Nordsee, wo die Eltern von Nicole ein kleines Häuschen hatten. Auch mit seinen Eltern verstand sich Sven gut. Sein Vater war durch die Wende schon vorzeitig aus dem Arbeitsleben ausgeschieden und half ihnen häufig mit handwerklichen Arbeiten, die sich gerade jetzt in der neu erworbenen Wohnung häuften. Mit seinen beiden Brüdern hatte Sven nur wenig Kontakt, aber nicht, weil er sie nicht mochte, sondern weil sie einfach in alle Winde verstreut lebten. Hätte man ihn gefragt, ob er glücklich und zufrieden sei, er hätte es ohne Abstriche bejaht.

Und dann kam dieses Angebot von seinem Chef, in der Bank eine neue Position zu bekleiden, eine Stelle in der Vermögensberatung für Großkunden. Er hätte schwören können, dass der Chef ihm von den Vorträgen nichts erzählt hatte, aber, so dachte er manchmal im Nachhinein, wenn er dann nachts schlaflos im Bett lag, vielleicht hatte er es auch einfach nur nicht hören wollen. Denn die Stelle wurde gut bezahlt. Er verdiente ein Viertel mehr als vorher, und sein Status in der Bank hatte sich erheblich verbessert. Er war nun angesehen, und irgendwie war den Kollegen deutlich geworden: Der Sven, das ist der, den die Geschäftsleitung aufsteigen lässt, der, der wirklich gut ist.

Aber er war eben nicht gut, wenn es darum ging, Vorträge über Anlagestrategien vor den Kunden oder vor den Mitarbeitern der Filialen zu halten. Am Anfang hatte er sich noch eingeredet, dass er sein altes Problem jetzt als erwachsener Mann bestimmt überwinden und mit zunehmender Übung sicherer werden würde. Aber nachdem er die ganze Woche vor dem dritten Vortrag auch wieder unruhig geschlafen und die Nacht davor überhaupt kein Auge zugetan hatte und ihm dann, als er vor die circa 20 Zuhörenden trat, wieder die Beine so zitterten, dass er sogar schon die Begrüßung im Sitzen machen musste, und er es kaum schaffte, in der Powerpoint-Präsentation den Cursor mit der Maus so zu bewegen, dass er mit seiner zitternden Hand die richtigen Einstellungen traf, da war er überzeugt, dass er seine Angst nie verlieren würde. Abends, als er neben Nicole auf dem Sofa wie ein Häufchen Elend saß, weinte er nur noch hemmungslos und war entschlossen, am nächsten Tag zu seinem Chef zu gehen und sich in die alte Position zurückversetzen zu lassen. Nicole, die nicht der Typ war, so schnell aufzugeben, hatte ganz fest den Arm um ihn gelegt und fragte ihn: »Sag mal, Sven, hast du denn in der Schule nie Referate halten müssen, und wie war das da?« Und er erzählte ihr, dass er es immer irgendwie geschafft habe, sich davor zu drücken, und dass er dabei ausgesprochen findig gewesen sei.

»Ja, einmal, das war schon in der Berufsschule, ziemlich am Anfang der Ausbildung, wo die Lehrer uns noch nicht besonders gut kannten und ich dieses blöde Referat auch nicht abwimmeln konnte, da habe ich einfach so getan, als hätte ich eine Stimmbandentzündung. Schon ein paar Tage vor dem Referat fing ich mit dem Husten an, und am Tag selber habe ich mich nur noch krächzend, von Hustenattacken unterbrochen, verständigt. Es war gar nicht so leicht, das die ganze Zeit durchzuhalten, aber der Lehrer hat dann selber meine schriftliche Ausarbeitung vorgetragen.«

Sven wurde fast ein bisschen stolz darauf, als er da so kläglich auf dem Sofa saß, wie toll er damals den Lehrer gelinkt hatte. Aber der Gedanke, dass er in zehn Tagen wieder einen Vortrag halten müsste, schnürte ihm die Kehle zu, und er schmiegte sich ganz fest an Nicole. »Ich kann das nicht. Ich kann das einfach nicht. Ich habe eine solche Angst davor, als ob da was ganz Schlimmes passieren würde.«

Er erinnerte sich, dass er in der Nacht nach dem Bewerbungsgespräch einen Traum gehabt hatte, wo er auf einer Schaukel saß, auf der er in weiten Schwüngen hoch hinausschaukelte und weit über Felder, Wiesen, Wälder und Seen schaute, so als wäre er inmitten seiner mecklenburgischen Heimat. Und dann plötzlich, während er da so frei und sicher und genussvoll, so erhaben über der Landschaft hin- und herschaukelte, befiel ihn eine wahnsinnige Angst, und er spürte, wie sein Herz klopfte und die Beine und Arme anfingen zu zittern, und er musste sich ganz verkrampft an den Seilen der Schaukel festhalten, damit er nicht heruntergeschleudert würde. Natürlich hörte er sofort mit den ausladenden Beinbewegungen auf, hing da kümmerlich auf dieser Schaukel fest und wartete nur darauf, dass sie stoppen würde und er abspringen könnte. Noch nach dem Aufstehen unter der Dusche hatte er dieses Traumbild in sich gespürt, die austrudelnde Schaukel, auf der er festgekrallt an den Seilen hing und wartete, dass es vorbei war. Er hatte jetzt auch wieder genau diesen Satz im Kopf: dass es vorbei ist.

An dem Morgen damals hatte er Nicole nichts von diesem Traum erzählt. Sie war ein Morgenmuffel, und er hatte sich in den Jahren des Zusammenlebens darauf eingestellt, so dass sie morgens nur das Nötigste miteinander sprachen und sich dann abends nach der Arbeit, wenn sie sich wiedersahen, ganz ausführlich austauschten. Aber da hatte er den Traum schon vergessen gehabt.

Er war vormittags in der Bank gleich zur Geschäftsleitung gerufen worden, und sie hatten ihm dort feierlich seine Beförderung eröffnet. Er hatte es noch ganz genau im Ohr:

»Herr Wiese, wir freuen uns sehr, Ihnen sagen zu können, dass wir uns für Sie entschieden haben, denn wir sind überzeugt davon, dass Sie diese Position fantastisch ausfüllen werden.« Noch bevor er irgendetwas hatte erwidern können, hatten ihm sein Chef und die beiden Herren der Geschäftsleitung kräftig die Hand geschüttelt und ihn beglückwünscht.

Und nun würde er morgen zu ihnen gehen und sagen müssen, dass sie sich geirrt hätten, dass er der Stelle nicht gewachsen sei, dass er, wenn er einen Vortrag halten müsse, vor Angst zusammenbreche. Ja, das müsse er ihnen sagen.

»Nein«, sagte Nicole. »Nein. Es kommt mir so absurd vor. Du hast doch sonst keine Angst. Wenn du da mit einem Multimillionär zusammensitzt, der wieder eine weitere Million anlegen will, und du ihn berätst, in welche Aktien oder Fonds oder Wertpapiere er investieren soll, da bist du ganz natürlich, ganz locker. Mit deinen Chefs redest du auch ganz souverän. Und wenn du uns in der Clique mal den einen oder anderen deiner Kunden mit seinen Marotten vorspielst, bist du auch überhaupt nicht aufgeregt. Nur weil du drei-, viermal im Monat einen Vortrag halten musst, willst du diese Stelle aufgeben? Nein, ich sehe das einfach nicht ein. Es muss irgendeine andere Möglichkeit geben, dass du diese bekloppte Angst verlierst.«

So kam Sven zu mir. Mit einer *spezifischen Phobie* (besondere oder spezielle Angst), nämlich der Angst, vor Publikum fachlich aufzutreten. Denkbar wäre auch die Diagnose *soziale Phobie* (Angst vor Begegnungen mit anderen Menschen) gewesen, doch dann wäre Sven generell im Kontakt mit Gruppen, mit Kollegen, mit seiner Clique, im Familienkreis scheu und ängstlich gewesen und hätte auch diese Situationen gemieden. Aber hier lag ganz offenbar irgendein Ereignis in der Kindheit oder Jugend vor, das ihn genau in diesem speziellen Punkt, sein Fachwissen vor Publikum darzulegen, traumatisiert hatte. Und die Betonung lag auf *vor* dem Publikum, denn als ich ihn fragte, ob er auch mit Angst reagiert habe, wenn er in der Schule oder bei den Fortbildungsseminaren der Bank drangenommen und etwas gefragt worden sei, schüttelte Sven nur den Kopf: »Nein, das war überhaupt kein Problem. Im Gegenteil, in meinen Zeugnissen stand immer so etwas wie ›war aufmerksam‹ oder ›gab dem Unterricht Impulse‹. Nur wenn ich nach vorne vor die Klasse oder vor die Leute treten musste, da war es dann aus.«

Der Begriff *Phobie* kommt aus dem Griechischen und steht für unangemessene Furcht vor bestimmten Situationen oder bestimmten Objekten. Unter spezifischer Phobie wird die Angst vor eng umschriebenen Situationen verstanden. Meine seinerzeitige Katzenphobie, die weit verbreiteten Spinnen-, Mäuse- oder Schlangenphobien, die Flug- und Höhenangst, die Angst vor dem Zahnarzt oder eben Svens Angst, Vorträge vor dem Publikum zu halten, sind alles Formen einer spezifischen Phobie.

Angelehnt an den Begriff des Schläfers in der Spionage oder bei Terrororganisationen, könnte man spezifische Phobien auch als »Schläfer-Phobien« bezeichnen, da sie häufig jahrzehntelang, manchmal sogar ein ganzes Leben im Verborgenen schlummern und nur dann »aktiv« werden, wenn im aktuellen Leben genau die spezielle Angst auslösende Situation auftritt. Das Vermeidungsverhalten, dass man sich also der bedrohlichen Situation unter keinen Umständen aussetzt, ist über die Jahre häufig so intensiv entwickelt worden, dass die Betroffenen ihre Phobie als völlig selbstverständlich ansehen und auch ihre Umgebung mit dieser »kleinen Macke« liebevoll umgeht. Erst wenn die Phobie das Leben der Betroffenen bzw. das ihrer Angehörigen massiv einschränkt, entstehen überhaupt der Anlass und der Wunsch zu lernen, diese irrationale Angstreaktion zu überwinden. Ich selber hätte nie an meiner Katzenphobie gearbeitet, hätte ich nicht plötzlich mit einer Katze unter einem Dach leben sollen.

Wie oft habe ich es erlebt, dass Patienten mit Flugangst ihre Reisen auf Ziele beschränkten, die sie angstfrei mit dem Auto oder der Bahn erreichen konnten, und dass der jeweilige Partner über Jahrzehnte damit einverstanden war, selbst wenn er vielleicht von einer Reise zu den Galapagos-Inseln oder nach Marokko träumte. Solange die beiden aber noch damit beschäftigt waren, die Kinder großzuziehen und das eigene Häuschen abzubezahlen, war die Flugangst kein Thema und im Lebensalltag irrelevant. Erst wenn es nur noch die Flugangst war, die den Traum von der Fernreise einen Traum bleiben ließ, geriet der phobische Partner unter Druck und bemühte sich um eine Therapie. So wie auch Sven mit seinem Problem erst therapeutische Hilfe aufsuchte, als es um einen sehr relevanten Bereich seines Lebens ging und Nicole nicht lockerließ.

Als ich Sven die Praxistür öffnete, musste ich aufschauen. Er war groß und schlank, hatte ein offenes, freundliches Gesicht und sah mir fest in die Augen. Mit kräftigem Händedruck begrüßte er mich. Seine Kleidung war förmlich, dunkler Anzug, hellblaues Hemd, dezente Krawatte. Sven war gleich nach der Arbeit zu unserem ersten Termin gekommen. Seine Stimme war recht hell für einen Mann, aber fest und sicher, wie überhaupt seine ganze Erscheinung Lockerheit und Souveränität ausstrahlte – bis er mir von seinem Problem erzählte. Da kauerte er sich fast in den großen, blauen Praxissessel und machte auf mich den Eindruck eines verschüchterten Schuljungen, der einfach einen Riesenschiss hatte.

Nachdem ich Svens Problem verstanden hatte, machten wir eine Prüfung zur Hypnotisierbarkeit. Ich bat Sven, sich ohne sich anzulehnen ganz gerade im Sessel aufzurichten und seine Arme nach vorne, rechtwinklig zum Oberkörper auszustrecken, so dass sich die Handflächen in einem Abstand von ungefähr 20 Zentimetern befanden.

»Und jetzt schließen Sie bitte die Augen und spüren Ihre ausgestreckten Arme. Stellen Sie sich vor, dass in Ihren Handflächen

links und rechts jeweils Magneten befestigt sind, die sich gegenseitig anziehen.«

Ich sprach in ruhigem, monotonem Ton zu ihm, wiederholte noch einmal das Vorstellungsbild der sich anziehenden Magneten und redete nach einer kleinen Pause weiter.

»*Sie werden vielleicht schon merken, wie eine innere Kraft beginnt, die Hände aufeinander zugehen zu lassen.*«

Svens Arme zitterten ein bisschen, die Hände bewegten sich ganz leicht aufeinander zu, und gleich darauf federten sie wieder nach außen, fast als ob da ein Widerstand zu überwinden wäre.

»*Vielleicht spüren Sie schon ein leichtes Zittern in Ihren Armen ...*«, (die drei Pünktchen stehen jeweils für eine kleine Pause, die ich zwischen meinen Worten einlege), »*und Sie mögen sich weiterhin vorstellen, wie in Ihren Handflächen links und rechts starke Magneten befestigt sind, die sich gegenseitig anziehen ... und lassen Sie sich davon einfach überraschen, wie Ihre Arme aufeinander zustreben.*«

Und da begann schon der Mechanismus der Ideomotorik. Svens Arme bewegten sich ruckartig in ganz kleinen Schritten aufeinander zu, während über sein Gesicht ein Lächeln huschte. Ich sprach weiter.

»*Der Prozess hat schon begonnen ... sehr schön ... und die Hände streben immer weiter zueinander ... und sobald sie sich berühren, können Sie Ihre Arme auf dem Schoß ablegen und die Augen öffnen.*«

Die kleinen, ruckartigen Bewegungen setzten sich fort, der Abstand zwischen seinen Händen wurde immer schmaler, und schließlich berührten sie sich an den Fingerspitzen. Sven legte die Arme auf den Schoß, öffnete die Augen und sprudelte gleich los: »Das ist ja ein Ding. Also, ich hab das nicht bewusst gemacht. Im Gegenteil, ich dachte, lass sie doch reden, das klappt sowieso nicht. Magneten in meinen Handflächen, na, ich weiß nicht. Aber als dann diese erste Bewegung kam, war ich doch verdutzt, und irgendwie dachte ich, ach, dann lass es doch einfach mal geschehen. Das ging so ruckartig aus den Schultern heraus. Schon sehr komisch.«

»Herr Wiese, Sie sind gut hypnotisierbar. Ihr Unbewusstes hat das, was ich gesagt habe, übernommen und das entsprechende Bild, das ich ihm angeboten habe, nämlich die sich gegenseitig anziehenden Magneten, innerlich repräsentiert, was zwangsläufig dazu führte, dass sich die Hände aufeinander zubewegten. Wir können gut miteinander arbeiten. Sie sind für hypnotische Techniken empfänglich, wie die meisten Personen.«

Wie erklärt sich nun dieses Phänomen der Ideomotorik? Sobald wir uns eine Bewegung vorstellen oder auch bei jemand anderem wahrnehmen, wird die dazugehörige motorische Reaktion (= Bewegungsreaktion) minimal ausgelöst. Dieser Bewegungsimpuls ist messbar und auch wahrnehmbar, ist aber auf der bewussten Ebene nicht steuerbar, sondern wird über das innere Vorstellungsbild unterbewusst erzeugt. Ähnlich wie wir beispielsweise in einem Gespräch, noch bevor wir irgendetwas sagen, die Stirn runzeln, wenn uns unser Gegenüber gerade beschreibt, wie er seinen Partner hintergangen hat, und wir so etwas missbilligen. Das Stirnrunzeln ist weder bewusst gesteuert, noch sind wir uns dieser mimischen Bewegung bewusst. Vielmehr wird hier unsere innere Einstellung durch einen unbewusst gesteuerten Bewegungsimpuls wiedergegeben.

Wenn Sven auf der unbewussten Ebene keine Bereitschaft gehabt hätte, meine Suggestionen zu übernehmen, hätte ich lange und viel reden können, seine Arme wären in der Ausgangsposition verharrt. Das habe ich mit anderen Patienten durchaus erlebt, dass auf der unbewussten Ebene Machtprobleme oder die Angst vor Kontrollverlust anfangs die Empfänglichkeit für Hypnose störten und sich der Patient erst dann richtig darauf einlassen konnte, wenn sein Unbewusstes begriffen hatte, dass es die Kontrolle gar nicht abgibt bzw. die Macht behält, weil ohne seine Bereitschaft die hypnotischen Techniken wirkungslos bleiben.

Bei Svens Problem standen wir unter Zeitdruck. In sieben Tagen würde er wieder einen Vortrag halten müssen, und allein der Gedanke daran führte dazu, dass er starkes Herzklopfen bekam, dass seine Hände und Beine leicht zitterten und die Stimme piepsig wurde.

»Abgesehen von den Vorträgen, Herr Wiese, wie gefällt Ihnen denn sonst diese neue Stelle?«

Nachdem er die Angst ein bisschen abgeschüttelt hatte, richtete er sich gerade auf, und seine Stimme wurde fest. »Das ist die Stelle schlechthin. Jeder würde sich darum reißen, und die Arbeit macht mir wahnsinnig viel Spaß. Wissen Sie, wenn Sie da so einen Millionär vor sich haben, der ja auch nur ein ganz normaler Mensch ist, vielleicht einen schickeren Anzug anhat, Armani oder was weiß ich, und der vertraut Ihnen, dass Sie es mit seinem Geld richtig machen, dass Sie ihn gut beraten, dass er die richtigen Anlagen macht, also Sie bestimmen quasi mit darüber, ob der zukünftig noch weiter in Armani-Anzügen rumlaufen kann oder für ein Abendessen einfach mal 800 Euro ausgibt oder auf seiner millionenschweren Motorjacht durchs Mittelmeer schippert. Das ist schon ein tolles Gefühl.« Seine Augen leuchteten richtig, als würde er selber die Millionen besitzen. »Auch der Kontakt mit den Kollegen, da bin ich jetzt noch viel akzeptierter als vorher. Na, und gut finde ich auch, dass ich jetzt viel mehr rauskomme. Bei vielen dieser Vermögensberatungen fahr ich ja zu den Leuten hin, in deren Unternehmen oder Edelvillen. Das ist einfach spannend, ich könnte mir keine bessere Arbeit vorstellen. Und das Geld, das ich jetzt verdiene, ist natürlich auch schön. Viel mehr als vorher. Nicole und ich, wir wollen doch Kinder haben, und da will sie in der ersten Zeit zu Hause bleiben, wird also nichts verdienen. Da kam das gerade recht mit der Stelle. Wirklich, ich könnte mir keine bessere Arbeit vorstellen – wenn da nicht diese schrecklichen Vorträge wären.«

Es lastete also ein ziemlich starker Druck auf Sven, diese Stelle zu behalten. Nicht nur sein beruflicher Spaß und sein Ansehen in der Bank standen auf dem Spiel, auch die Frage der Familiengründung hing ein bisschen daran. Klar würde er sich beim nächsten Vortrag erst einmal krankmelden können, um Zeit zu gewinnen. Aber Sven hatte für sich eindeutig entschieden, wenn er das Problem nicht in den Griff kriegen sollte, würde er auf jeden Fall die Stelle aufgeben, egal wie enttäuscht Nicole und die Eltern von ihm wären und was seine Kollegen und der Chef von ihm halten würden.

Er war bereit, hart an der Problemüberwindung zu arbeiten, und nachdem ich ihm meine Therapiestrategie dargelegt hatte, verabredeten wir unser allererstes Therapieziel. »Okay«, er schluckte etwas, als er das Ziel für sich aussprach, »ich werde den nächsten Vortrag halten.«

»Sehr schön, Herr Wiese. Ich weiß, das hört sich erst einmal nach ganz viel Überwindung an, aber Sie sind ja jetzt auch der erwachsene Sven, der schon lange aus seiner alten Kinderkleidung herausgewachsen ist.«

Sven schaute mich ein bisschen verdutzt an.

Das Problem jeder Angsterkrankung ist natürlich erst einmal das bedrohliche Ereignis als solches, weil das ja die Angst auslöst. Doch je öfter die Angst auslösende Situation vermieden wird, umso chronischer wird die Angsterkrankung, weil die vorgestellte Angst um vieles mächtiger wird als die tatsächlich erlebte. Das heißt, wenn ein Patient nie wieder die Erfahrung zulässt, sich der Angstsituation auszusetzen, produziert er seine Angst alleine durch seine Angstfantasien, und wie das Fantasien nun einmal so an sich haben, orientieren sie sich eben nur noch wenig am realen Geschehen und ufern aus. Auch als ich in meiner Praxis noch ausschließlich verhaltenstherapeutisch arbeitete, haben mir Patienten häufig beschrieben, dass sie sich die Konfrontation mit der Angstsituation tausendmal schlimmer ausgemalt hätten, als es dann in Wirklichkeit gewesen sei.

Bei Svens Angst vermutete ich, dass sie aufgrund irgendeines traumatischen Ereignisses in seiner Kindheit entstanden war. Er konnte mir nicht sagen, seit wann genau er dieses Problem hatte.

»So lange ich zurückdenken kann. Ich erinnere mich an eine Situation, ich glaube, ich war in der dritten Klasse, da sollten wir Gedichte vor der Klasse aufsagen. Ich hab mich nicht von meinem Platz gerührt, ich blieb einfach sitzen. Der Lehrer rief dann nachmittags meine Mutter auf der Arbeit an und sprach mit ihr. Warum ich so eine Angst hatte und wann das alles begann, ich weiß es einfach nicht.« Sven schüttelte den Kopf.

Bevor wir in der Hypnotherapie das traumatische Ereignis bearbeiten würden, war es notwendig, dass Sven mit der Hypnose vertraut wurde. Wir machten eine Ruhehypnose, und Sven suchte sich eine bequeme, halb liegende Position im Sessel, indem er die Rückenlehne etwas nach hinten verstellte. Ich deckte ihn noch mit einer leichten Decke bis zur Taille zu, da der Körper während der Hypnose häufig etwas auskühlt, und bat ihn, die Hände mit den Handflächen nach unten auf die Sessellehnen oder auf seine Oberschenkel auf die Decke zu legen, je nachdem, was für ihn am bequemsten sei.

»Und nun schließen Sie bitte die Augen oder, wenn Ihnen das unangenehm ist, fixieren Sie irgendein schönes Blatt von dem großen Ahornbaum, der da draußen vor dem Fenster wächst ... Prüfen Sie ruhig noch mal, ob Sie eine angenehme Position gefunden haben. Sie können sie jederzeit verändern, so dass Sie ganz locker, ganz entspannt ruhen mögen.«

Sven räkelte sich noch etwas, die Augen hatte er schon längst geschlossen, und ich führte mit ruhiger und monotoner Stimme die Induktion, die Einleitung, in die hypnotische Trance fort.

»All die Geräusche, die von außen an Ihr Ohr dringen, werden weniger und weniger wichtig ... allein meine Stimme, meine Worte mögen Sie tragen ... versetzen Sie sich in die Lage eines ruhenden Beobachters ... lassen sich treiben ... vielleicht spüren Sie einfach mal Ihrem Atem nach ... wie Sie einatmen ... und wie Sie ausatmen«,

und ich passte meine Worte Svens Atemrhythmus an,

» ... wie Sie einatmen ... und wie Sie ausatmen ... und ganz allmählich mag der Atemrhythmus ruhiger werden ... der Körper beginnt auf Entspannung umzustellen ... vielleicht spüren Sie das schon ... wie Füße und Beine entspannen ... wie Sie tiefer in den Sessel einsinken ... immer wieder loslassen.«

Sven atmete jetzt ganz ruhig in regelmäßigen, langen Zügen.

»Auch Ihr Rücken mag entspannen ... Sie mögen ihn gedanklich durchgehen ... vom Becken bis zum Nacken ... und überall dort, wo Sie noch Anspannung finden, können Sie diese jetzt lösen ... vielleicht so, als würde man verknotete Schnüre aufbinden ... lösen ... dass alles wieder ganz frei fließen kann ... ganz frei fließen ... ...

Auch die Schultern werden freier ... werden leichter ... Alles das, was auf den Schultern lastet, kann jetzt abfließen ... sich lösen ... so dass die Schultern ganz frei ... ganz leicht werden mögen ... und vielleicht spüren Sie, wie die Schultern ganz leicht nach hinten sinken ... und der Brustkorb freier wird ... und noch freier atmen kann ... ...

Und auch Ihre Arme mögen entspannen ... ganz locker aufliegen ... ... und wenn Sie sich ganz genau auf Ihre beiden Arme konzentrieren, spüren Sie vielleicht, welcher der leichtere Arm und welcher der schwerere ist ... und wenn Sie da einen Unterschied empfinden, dann mögen Sie weiterhin spüren, wie der als leichter erlebte Arm noch leichter wird ... wie die Hand leichter wird ... wie die Finger leichter werden ... leicht und leichter ... vielleicht so, als würde eine unsichtbare Kraft Ihre Hand am Handgelenk nach oben ziehen wollen ... oder als ob ein mit Gas gefüllter Luftballon an Ihrem Handgelenk befestigt wäre und die Hand zum Schweben bringt ... und langsam mag Ihre Hand nach oben schweben ...«

Ich hatte mit den Suggestionen zur *Handlevitation* begonnen, um die Trance noch zu vertiefen. Die Handlevitation gehört auch zu den ideomotorischen Reaktionen, bei der die Willkürmotorik durch entsprechende Suggestionen beeinflusst wird. Sofern das Unbewusste diese Suggestionen übernimmt, heben sich die Hand und der Arm ganz langsam von alleine, so dass die Hand in der Luft zu schweben beginnt. Diese Bewegungen werden von dem Betroffenen als willentlich nicht steuerbar erlebt, so als ob der Arm bzw. die Hand eigenständig vom Körper agierte.

Svens rechte Hand begann leicht zu zucken, dann hin und her zu wackeln, und plötzlich erhob sie sich von der Sessellehne mit einem kleinen Ruck und begann in winzigen, ruckartigen Bewegungen nach oben zu steigen.

»Sehr schön«, ich bestätigte diesen Prozess, *»die Hand ist nun so leicht ... so schwebend leicht ... steigt mühelos höher und höher ...«*, und die kleinen, ruckartigen Bewegungen setzten sich fort. Svens Handfläche schwebte nun schon ungefähr 20 Zentimeter über der Sessellehne und stieg Stück für Stück höher.

»Und nun spüren Sie mal, wie leicht die rechte Hand ist ... und wie schwer dagegen die linke ... und auch wenn sich beide Hände jetzt noch ganz unterschiedlich anfühlen, so können sie wieder gleich schwer werden ... und die rechte Hand mag wieder langsam auf die Sessellehne zurücksinken ... und wird nun schwerer und schwerer ... sinkt hinunter ... Stück für Stück tiefer ... und sobald die Hand wieder aufliegt, mögen Sie noch tiefer in Hypnose gehen ... wohlig ... angenehm ... tief entspannt.«

Svens Hand verharrte schwebend in der Luft, als ich die Suggestionen zur Schwere formulierte, fast wie unschlüssig über dieses Hin und Her, bis sie dann nach einer kleinen Weile »mit dem Abstieg« begann und Stufe um Stufe hinuntersank. Als sie schließlich auf der Lehne angekommen war, atmete Sven lang und tief aus.

»Jaaa ...«, ich nahm diesen befreienden Atemzug in meinen Worten auf, *»nach so einer Anstrengung ist es einfach nur wohltuend, ganz loszulassen ... überhaupt alle Anstrengung hinter sich zu lassen ... sich frei und leicht zu fühlen ... frei und leicht zu sein ...«*

Wenn auch die Hand bei der Handlevitation durch unwillkürlich ablaufende Mechanismen bewegt wird, auf die das Bewusstsein keinen Einfluss hat, so werden hier natürlich auch muskuläre Spannungspotenziale aufgebaut, über die die Bewegung dann letztendlich ausgeführt wird. Diese Anspannung erleben die meisten Menschen im Oberarm- bzw. Schulterbereich, und je flacher sich Hand und Unterarm über der Unterlage erheben, umso mehr werden die einzelnen Muskeln dieser Region angespannt und damit angestrengt. Insofern ist die Handlevitation in der oben beschriebenen Form für Personen, die an körperlichen Problemen im Oberarm- oder Schulterbereich leiden, nicht geeignet. Auf der anderen Seite ermöglicht gerade die Lösung der Anspannungsphase, wenn also die Hand wieder entspannt auf die Unterlage zurücksinkt, den Entspannungsprozess um ein Vielfaches zu vertiefen.

Sven ruhte tief entspannt im Sessel – zumindest wirkte er so auf mich. Seine Bauchdecke hob und senkte sich im langsamen Rhythmus der Atmung. Seine Gesichtszüge waren glatt und entspannt.

»*Und ich werde Sie gleich fragen, was Sie empfinden, was Sie spüren, und Sie mögen mir mit Kopfnicken oder Kopfschütteln, mit Ja oder Nein, mit Wörtern oder ganzen Sätzen antworten … so wie es für Sie angenehm ist … und Sie werden danach noch tiefer in die Hypnose gehen …*«

Ich setzte das Mittel der fraktionierten Hypnose ein, um einerseits zu überprüfen, ob sich Sven auch wirklich, so wie ich es von außen wahrnahm, entspannt fühlte, und um andererseits erneut den Entspannungsprozess zu vertiefen.

»*Und ich frage Sie jetzt, ist Ihnen angenehm warm?*«

Es dauerte etwas, bis mir Sven mit einem ganz leichten Kopfnicken antwortete.

»*Schön … und spüren Sie Schwere im Körper?*«

Wieder antwortete er mit einem leichten Kopfnicken.

»*Und spüren Sie auch Leichtigkeit?*«

Erneutes Nicken.

»*Ist Ihnen alles angenehm?*«

Auch diese Frage bejahte Sven.

»Dann mögen Sie spüren, wie Sie jetzt noch tiefer in die Hypnose gehen ... mit jedem Atemzug tiefer ... und da, wo Sie Schwere im Körper spüren, mögen Sie noch schwerer werden ... wohlig angenehm schwer ... und da, wo Sie Leichtigkeit erleben, mag sich auch dieses Empfinden weiter ausbreiten ... leicht und gelöst ... vielleicht wie eine Feder, die vom Wind getragen wird ... federleicht ... oder wie eine kleine, weiße Wolke, die am blauen Himmel schwebt ... wolkenleicht ... federleicht ... schwebendleicht ... ...

Auch Kopf und Gedanken mögen ganz leicht werden ... leicht und frei ... vielleicht ist es noch so, dass Gedanken vorbeiziehen ... Sie können sie ziehen lassen ... so dass Kopf und Gedanken frei werden ... und leicht werden ... frei und leicht.«

Sven ruhte mit tief entspannten Gesichtszügen im Sessel, auch seine Augenlider waren nun ganz ruhig geworden.

»Und Hypnose ist ein anderer Bewusstseinszustand, der ganz natürlich ist ... in dem Sie ganz frei sind ... in dem Sie nach innen konzentriert sind ... mehr und mehr Zugang zu sich selber finden ... Ihre Stärken, Ihre Fähigkeiten, Ihre Kräfte aktiviert werden ... und vielleicht mögen Sie sich vorstellen, an Ihrem inneren Ruheort zu sein, dort, wo Sie sich wohlfühlen ...«

Sven hatte mir vor der Hypnose beschrieben, wie wohl er sich an der Nordsee fühle, wie ihn der weite Blick auf das Wasser und der regelmäßige, kräftige Wellenschlag beruhigten und entspannten.

»Es ist ein schöner Sommertag ... Sie können die Sonne auf Ihrer Haut spüren ... vielleicht schauen Sie aufs Meer hinaus ... und sehen die Weite des Meeres ... ganz weit kann Ihr Blick gehen ... bis zum Horizont, da, wo Himmel und Meer sich zu berühren scheinen ... ganz weit ... und diese Weite mögen Sie auch innerlich spüren ... weit und frei ... und vielleicht hören Sie auch die Wellen ans Ufer schlagen ... mit innerer Kraft ... und wie das Wasser wieder gluckernd zurückfließt ... in steter Regelmäßig-

keit ... *ganz sicher ... Welle um Welle ... regelmäßig ... kräftig ... sicher ... und Sie mögen auch die Seeluft riechen ... die salzhaltige, frische Brise ... die das Atmen so frei werden lässt ... den Körper so schwerelos ... das Empfinden so gelassen ... das Denken so sicher ... und warum sollte nicht auch Ihr Inneres die Kräfte nutzen, die ihm innewohnen, und sich von alten Belastungen befreien ... so wie ein Vogel, dessen Gefieder verklebt ist ... die Flügel hin- und herbewegt ... und all das Belastende abstreift ... dass er die Flügel wieder weit ausbreiten kann ... befreit ... und sich in die Luft schwingt ... ganz frei ... ganz beseelt ... ganz beschwingt ...»*

Ich ließ Sven ganz in Ruhe einige Minuten lang diesen tief entspannenden Zustand genießen, gab ihm dann einige posthypnotische Suggestionen (siehe Kapitel 2) zur Erholung und Stärkung mit auf den Weg und führte ihn schließlich mit entsprechend aktivierenden Formulierungen aus der Trance zurück.

Die Augen noch geschlossen, bewegte Sven erst einmal seine Finger hin und her, fast wie prüfend, ob sie noch alle dran waren und er wieder Herr über seine Bewegungen war. Nachdem er sich geräkelt und gestreckt hatte, öffnete er langsam die Augen und schaute versonnen durch das Fenster ins Grüne hinaus.

Schließlich wandte er seinen Blick zu mir und lächelte. »Das war sehr schön und was sehr Besonderes.«

Es überraschte ihn, dass wir fast am Ende der Therapiestunde waren, da er die Hypnosedauer als viel kürzer eingeschätzt hatte – ein ganz typisches Zeichen für die verzerrte Zeitwahrnehmung in der Trance.

Wir verabredeten für den übernächsten Tag die nächste Sitzung, und Sven drückte mir zum Abschied fest die Hand. »Ich bin jetzt viel zuversichtlicher, Frau Schlicht.«

In der nächsten Sitzung führten wir eine *Gegenkonditionierung* unter Hypnose durch. Bisher hatte Sven das Vorträgehalten – aus welchen Gründen auch immer – ausschließlich mit Angst verbunden. Er brauchte sich nur vorzustellen, dass er einen Vortrag zu halten hätte, schon sprang sein inneres Alarmsystem wie ein Motor an, und alle seine Angstsymptome stellten sich abrupt ein.

Hier lag also eine klassische Konditionierung vor. Irgendwann in seinem Leben muss er in einer Situation, wo er vor Publikum stand und etwas vorzutragen hatte, ganz starke Angst bekommen haben, die sich nun genau mit dieser Situation als konditioniertem Reiz fest verbunden hatte. Mein Ziel war, noch bevor Sven seinen nächsten Vortrag zu halten hatte, diese feste Konditionierung aufzuweichen, so dass sich seine Ängste spürbar reduzierten und sein Glaube an die Überwindung des Problems wachsen konnte.

Gegenkonditionierung ist eine therapeutische Technik, die ursprünglich aus der Verhaltenstherapie kommt, wo im Rahmen der systematischen Desensibilisierung bei der schrittweisen Bewältigung von hierarchisch gestuften, Angst auslösenden Situationen so lange Entspannung aufgebaut wird, bis der Patient bei der entsprechenden vorgestellten Situation angstfrei bleibt. Dann kann die nächstschwierige Situation in Angriff genommen werden. War also bisher Angst die konditionierte Reaktion, wird nun Entspannung als neue Reaktionsmöglichkeit eingeübt.

Als wesentliches Prinzip steht dahinter, dass Angst und Entspannung zwei physiologisch nicht zu vereinbarende Zustände sind. Sind wir entspannt, atmen wir ruhig und tief, unser Herzschlag ist langsam, die Blutgefäße sind geweitet, uns ist angenehm warm usw. Sind wir dagegen angespannt und haben Angst, läuft physiologisch das genaue Gegenteil ab: Unsere

Atmung ist schnell und flach, der Herzschlag schnell, die Blutgefäße verengen sich usw. Entspannt ängstlich zu sein, ist einfach nicht möglich.

In der Hypnotherapie wird nun über den verhaltenstherapeutischen Ansatz hinaus nicht nur Entspannung gegenkonditioniert, sondern die inneren Ressourcen und Stärken des Patienten werden über entsprechende Vorstellungsbilder mobilisiert und damit auf die bisher Angst auslösende Situation übertragen.

Und welche Ressourcen aktivierte Sven, um seiner Angst mit Stärke zu begegnen? Er überlegte.

»Also – da gibt's einige Situationen, in denen ich mich richtig sicher und selbstbewusst fühle.«

Dies ist sicherlich eine Antwort, die nicht gerade häufig in einer psychotherapeutischen Praxis vorkommt, aber Sven konnte sich glücklich schätzen, nicht nur über viele Ressourcen zu verfügen, sondern sich auch derer bewusst zu sein.

Für viele Menschen ist nämlich gerade das Letztere das Problem. Über Ressourcen und Stärken verfügt jeder Mensch, und das können die unterschiedlichsten Dinge sein. Da hat der eine seinem Wellensittich das Sprechen beigebracht, eine andere erinnert sich, bei ihrem achten Geburtstag alle acht Kerzen auf der Torte mit einem Mal ausgepustet zu haben, eine Dritte denkt daran, wie sie einen wütenden Kunden am Telefon beruhigen und zufriedenstellen konnte, ein Vierter vergegenwärtigt sich, wie er das Ausgleichstor in der Jugendmannschaft geschossen hat. Tatsächlich meistern wir dank unserer Stärken und Ressourcen jeden Tag die verschiedensten Situationen, erkennen es aber bedauerlicherweise häufig nicht.

Sven erinnerte sich an ein Tennismatch im Sommer vor zwei Jahren.

»Mein Gegner war an sich der bessere Spieler. Ich bin ja als Kind des Ostens nicht mit dem Tennisschläger groß geworden wie die meisten anderen Spieler dort, sondern bin erst durch Nicole zum Tennisspielen gekommen. Bis dahin hatte ich noch nie gegen den Typen gewonnen, aber an dem Tag war ich einfach besser als er. Ich hetzte ihn mit den Bällen von einer Seite zur anderen, und irgendwann wurde er schlapp und machte von da an nur noch Fehler. Nach gut zwei Stunden musste er mir zum Sieg gratulieren. Das war Wahnsinn. Da fühlte ich mich sehr stark. Seitdem hab ich übrigens immer öfter gegen ihn gewonnen, so als ob das damals der Durchbruch war.«

Was für eine ressourcenträchtige Situation! Nicht nur dass Sven jenes Match gewonnen hatte, sondern dies war auch noch der Beginn eines häufigeren Siegens über seinen Gegner. So konnte auch Angst besiegt werden.

Nach der Einleitung in die Trance und einem kleinen Ausflug an die Nordsee – Sven ruhte wieder tief entspannt im Sessel – bat ich ihn, sich genau die Situation des Tennismatches vorzustellen, mit allen Sinnesmodalitäten,

»Sie mögen ganz genau den Platz sehen ... das Netz ... den Gegner auf der anderen Seite ... ... und vielleicht können Sie auch die Sie umgebende Luft riechen ... sommerlich ... staubig ... ... und Sie hören von den umliegenden Plätzen das Abschlagen der Bälle ... das Klacken auf dem Boden ... das Zählen ... die kurzen Ausrufe ... ... und jetzt spüren Sie mal sich selber ... wie Sie sich federnd und sicher bewegen ... den Ball fixieren ... den Tennisschläger fest in Ihrer Hand ... ganz souverän ... wie Sie laufen und stoppen ... jeden Ball parierend ... Vorhand ... Rückhand ... voller Kraft und Stärke ... treffsicher ... sicher ... alles im Griff ... ...«

Sven bestätigte mir per Kopfnicken, dass er voll in der Situation sei und sich stark und sehr sicher fühle.

»Und nun mögen Sie innerlich eine zweite Bühne aufmachen … ganz getragen von dem Gefühl des Starkseins … des Souveränseins … und Sie mögen beobachten … wie da ein Mann in Ihrem Alter vor einer Gruppe von Menschen steht … souverän … gelassen … sicher … einen Vortrag hält … etwas erklärt … auf seine PowerPoint-Präsentation verweist … souverän … gelassen … sicher …«

Sven blieb völlig entspannt, er atmete weiterhin ganz ruhig. Einen ungefähr gleichaltrigen Mann beim Vortrag zu beobachten, beunruhigte ihn in keiner Weise.

Wie würde er nun reagieren, wenn er sich selber in der Vortragssituation erleben würde? Ich verstärkte noch einmal sein Gefühl der Sicherheit und Souveränität, indem ich ihn bat, erneut in das Tennismatch einzutauchen, den schlapper werdenden Gegner und alles andere um sich herum wahrzunehmen und sich selbst zu spüren, seine Stärke, seine Souveränität usw.

Und dann eröffnete ich die nächste Bühne: Sven vor Publikum, Sven als Vortragender. Für einen kurzen Moment beschleunigte sich seine Atmung, um dann wieder in den bisherigen ruhigen, entspannten Rhythmus zurückzufinden. Ich forderte Sven auf, die Vortragssituation von Anfang bis Ende zu imaginieren und immer dann zum Tennismatch zurückzuwechseln, sobald er sich unsicher zu fühlen beginne, um danach wieder frisch gestärkt den Vortrag in der Vorstellung fortzuführen. Begleitend unterstützte ich diesen Prozess mit stärkenden Suggestionen.

Svens ruhige, tiefe Bauchatmung wurde während dieses Prozesses anfangs immer wieder durch einzelne flache Atemzüge kurz unterbrochen – Phasen, in denen er ganz offenbar wieder Unsicherheit verspürte, die er aber selbstständig durch den Wechsel in die Ressourcensituation unter Kontrolle bekam.

Schließlich atmete er wieder durchgängig ruhig und war tief entspannt.

»*Vergessen Sie auch nicht, sich zum Schluss den Applaus des Publikums vorzustellen ... Sie mögen das Händeklatschen richtig hören ... und wie gut das tut, zu erfahren ... dass Sie es gut gemacht haben ... auf der tieferen Ebene zu wissen ... dass Sie es gut machen ... dass Sie es können ...*«

Nach einigen weiteren posthypnotischen Suggestionen zur inneren Stärkung führte ich Sven noch einige Minuten an seinen Ruheort zum Ausruhen und Erholen und geleitete ihn dann wieder aus der Hypnose in den normalen Spannungszustand zurück.

»Puuh, das war ganz schön anstrengend«, Sven räkelte und streckte sich noch, »jedenfalls am Anfang, als ich selber den Vortrag halten sollte. Das gab mir erst mal richtig einen Stich, als Sie das sagten. Diese plötzliche Unruhe legte sich dann aber auch gleich wieder, und im weiteren Verlauf war es immer so ein Aufflackern von Unsicherheit. Als ich mir zum Beispiel vorgestellt habe, wie ich mit der Maus auf eine Tabelle in der PowerPoint-Präsentation zeige, spürte ich diese Unsicherheit. Da hab ich doch bisher immer so gezittert. Ich bin dann gedanklich sofort zum Tennisspiel gegangen, und danach ging es wieder. Nach einer Weile ließ auch dieses unsichere Aufflackern nach, und irgendwann wurde ich richtig ruhig. Und, völlig verrückt – Sie werden jetzt bestimmt lachen –, dann hat mir das Vortragen sogar ein bisschen Spaß gemacht. Mir kam da plötzlich der Gedanke, was ist der Vortrag denn anderes als eine Vermögensberatung? Eben bloß in der Gruppe, also eine Gruppen-Vermögensberatung. Und Vermögensberatung kann ich wirklich gut. Deswegen klappte das dann auch mit dem Applaus. Ich hab die Leute laut klatschen hören. – Na, ich bin vielleicht gespannt, wie das alles funktionieren wird. In fünf Tagen wissen wir mehr.«

Jetzt musste ich wirklich lächeln. Vor zwei Tagen hatte sich Sven nur mühsam durchringen können, überhaupt den nächsten Vortrag halten zu wollen, und nun schien er fast darauf zu brennen, endlich die nächste »Gruppen-Vermögensberatung« zu machen. Ganz typisch für die Arbeit des Unbewussten unter Hypnose war hier eine neue Begrifflichkeit entstanden, die Sven von der Angst weg- und direkt zu seinen Ressourcen hinführte. »Vermögensberatung kann ich wirklich gut«, hatte er gerade gesagt; also müsste doch auch die Vermögensberatung in der Gruppe gut werden. Ich war ebenfalls gespannt.

Diese Hypnosesitzung hatte ich aufgenommen und schickte Sven die fertige CD am nächsten Tag per Post. So konnte er sie noch vor dem Vortrag mehrmals hören; am besten einmal am Tag, hatten wir verabredet.

»Na, Herr Wiese, wie kam Ihre Gruppen-Vermögensberatung denn an?« Sven saß mir wieder gegenüber auf dem Praxissessel, der Vortrag lag zwei Tage hinter ihm, er sprach mit fester Stimme, allerdings etwas zögerlich.

»Och, die Leute fanden das schon ganz gut, glaube ich. Jedenfalls haben sie am Schluss nett applaudiert, und als ich meine Sachen zusammenräumte, kam sogar ein älterer Herr auf mich zu und meinte: ›Richtig interessanter Vortrag, junger Mann, hab heut viel gelernt – vielen Dank.‹ Das tat natürlich gut, aber zufrieden bin ich nicht wirklich. Der Vortrag hätte besser laufen können. Irgendwie war ich immer noch zu unruhig.«

»Also, wenn Sie es daran messen, wo Sie hinwollen, gibt's noch was zu tun?«

Sven nickte.

»Und wie sieht's aus, wenn Sie es vom Anfang her betrachten, also von wo Sie gekommen sind?«

Es war nicht so schwer, Svens Blick für die positiven Veränderungen zu öffnen. Er hatte in der Nacht vor dem Vortrag bis zwei Stunden vor dem Weckerklingeln gut geschlafen. Er hatte die Leute im Stehen begrüßt. Die PowerPoint-Präsentation war ihm ohne Probleme gelungen. Er hatte sich sogar zweimal getraut, mit dem Laserstab auf eine Tabelle zu zeigen; seine Hand zitterte dabei nicht. Nachdem seine Stimme sich anfänglich sehr piepsig angehört hatte, war sie nach ein paar Minuten doch fester geworden. Die Zunge hatte ihm nicht mehr am Gaumen festgeklebt, sondern er hatte genügend Speichel, um flüssig zu sprechen. Hier hatte Sven meinen Ratschlag beherzigt, vor dem Vortrag möglichst sauren Saft zu trinken, um die Speichelproduktion anzuregen.

Ich konnte diese Positivliste noch ergänzen: Er berichtete mir gerade ganz gelassen von dem Vortrag, hatte den ängstlichen Schuljungen aus der ersten Therapiestunde völlig hinter sich gelassen, und das Wichtigste, er dachte überhaupt nicht mehr daran, sich auf seine alte Stelle zurückversetzen zu lassen. Auch wenn er auf dem derzeitigen Stand stehen bliebe, so meinte er, käme er mit den Vorträgen klar. Damit hatten wir das Therapieziel erreicht.

Aber Sven wollte jetzt darüber hinausgehen: am Vortragstag nicht schon zwei Stunden früher aufwachen, von Anfang an fest stehen und sicher sprechen, seine Hände einfach benutzen, ohne auch nur über ein mögliches Zittern nachzudenken, und vor allen Dingen das mulmige Gefühl, das ihn morgens vom Aufwachen an bis zum Ende des Vortrages begleitet hatte, endlich loswerden. Er hatte sein neues Therapieziel klar formuliert.

Wir hätten jetzt natürlich weitere Hypnosesitzungen zur Gegenkonditionierung durchführen können, und die Angst wäre allmählich völlig verblasst. Doch warum sollte es nicht möglich sein, die Ursprungssituation, die Situation, in der Sven das erste Mal der Angst ausgesetzt gewesen war, herauszufinden, und diese dann mit einem neuen Bild zu überschreiben?

Ich bat Sven, es sich im Sessel wieder bequem zu machen. Nachdem er in Trance war, forderte ich ihn auf, zu dem Tag zurückzugehen, an dem er seinen vorletzten Vortrag gehalten hatte, also den Vortrag, bei dem er die Angst noch so massiv gespürt hatte. Svens Atmung ging sofort schneller. Ich saß neben ihm und legte meine Hand auf seinen Unterarm.

»*Sie sind hier in meiner Praxis, es ist heute Donnerstag, der 12. September. Ich bin bei Ihnen und unterstütze Sie.*«

Sven sollte wissen, dass er auch während dieses Angsterlebens sicher und geschützt war.

»*Sie mögen jetzt die Angst von jenem Tag richtig intensiv spüren ... das schnelle Herzschlagen ... den Druck auf der Brust ... das Zittern in den Händen ... Sie sehen die Leute vor sich ...* »

Mir gelang es, Svens Angst zu vergrößern. Er atmete flach und schnell, der Körper vibrierte leicht.

»*Sie spüren die Angst jetzt ganz genau.*«

Sven nickte angespannt.

»*Ich bin bei Ihnen und halte Sie fest am Arm ... Sie sind hier in meiner Praxis ... können spüren, wie Sie in meinem Sessel ruhen ... und gleichzeitig können Sie wie auf einer fernen Leinwand Ihr Leben rückwärtslaufen lassen und schauen, woher der Sven diese Angst kennt. Und lassen Sie den Film bis dahin abspielen, wo er das erste Mal diese Angst erlebt hat.*«

Svens geschlossene Augenlider flatterten. Er schien auf die einzelnen Episoden dieses Films zu schauen.

»*Und Sie sind in der Lage zu reden, und ich bitte Sie auch, das zu tun. Was sehen Sie jetzt?*«

Svens Stimme war noch heller als sonst und ganz gepresst. »Ich sehe den Klassenraum. Ich soll ein Gedicht aufsagen. Aber ich kann nicht. Ich sitze in meiner Bank, wie gelähmt.« Leise wiederholte er noch einmal: »Ich kann das einfach nicht.«

»*Du würdest gerne nach vorne gehen und das Gedicht aufsagen, aber es geht einfach nicht. Du bist wie festgeklebt auf deinem Sitz.*«

Sven nickte heftig.

»*Ich bin bei Ihnen. Sie spüren meine Hand auf Ihrem Unterarm ... lassen Sie den Film da auf der fernen Leinwand noch weiter abspielen, bis dahin, wo der kleine Sven vor allen steht ... ... Sagen Sie mir bitte, wo ist der Junge jetzt?*«

Svens Stimme war kläglich, seine Arme zitterten. »Er steht vor der Klasse. Ich bin da noch ganz klein. Die Tafel ist gleich hinter mir. Ich hab gerade was aufsagen müssen, und ich hab mich versprochen. Alle lachen. Ganz laut. Auch der Lehrer. Sie brüllen vor Lachen. Ich fühl mich so schlecht und hab solche Angst.«

Ich hielt Sven fest am Arm.

»*Das ist bestimmt ein ganz schreckliches Gefühl. Du da vorne vor allen, so ganz allein, dieses laute Lachen, und keiner steht dir bei.*«

»Ja, und die hören auch gar nicht auf. Es ist so ein verächtliches Lachen, als ob ich was ganz Schlimmes getan hätte. Schrecklich. Ich will, dass es vorbei ist.«

Aha, daher stammte also dieser Satz, der ihm auch im Traum gekommen war.

»*Hat denn der kleine Sven was Böses getan? Muss er sich schlecht fühlen?*«

Sven begann zu weinen. Stockend, mit tränenerstickter Stimme antwortete er: »Die Katze vom Nachbarn ist tot. Ich hab sie auf dem Schulweg im Gebüsch gesehen. Alle viere von sich gestreckt. Es ist meine Schuld. Ich hab ihr diese scheußliche Leberwurst von meinem Abendbrot zu fressen gegeben. Jetzt klagen sie mich alle an.« Er schluchzte auf. Die ersten Tränen tropften auf seinen Pullover.

Ich hielt Sven weiter fest am Arm.

»*Herr Wiese, Sie sind hier in meiner Praxis, können den Sessel spüren, in dem Sie sitzen, und ich frage Sie, muss sich der Kleine für den Tod der Katze verantwortlich fühlen?*«

Sven schüttelte den Kopf, während ihm die Tränen weiter das Gesicht hinunterliefen.

»*Also, der erwachsene Sven weiß, dass er keine Schuld hat, aber der Kleine da vorne vor der Klasse fühlt das ganz anders, weil die alle so anklagend lachen?*«, fragte ich ihn. Sven nickte heftig.

»*Was meinen Sie, kann der erwachsene Sven, der hier im Sessel sitzt und sich das auf der fernen Leinwand anschaut, dem Kleinen irgendwie helfen, dass die anderen mit dem Lachen aufhören und er spürt, dass er unschuldig ist?*«

Sven schien eine Weile zu überlegen und schüttelte dann resigniert den Kopf.

»*Ich hab da eine Idee, Herr Wiese, probieren Sie mal aus, ob das dem kleinen Sven helfen könnte. Besorgen Sie ihm von irgendwoher Heftpflaster und lassen Sie ihn dann alle Münder zukleben. Dann kann keiner mehr lachen.*«

Sven wirkte nicht überzeugt. »Kann ich ja mal versuchen.«

Wir waren eine kleine Weile miteinander still. Ich beobachtete, dass seine Atmung etwas ruhiger wurde und die Tränen versiegten.

»*Und, wie sieht's aus? Geht das so mit dem Heftpflaster, und kommt der kleine Sven voran?*«

»Ja, von den Schülern lacht keiner mehr, alle Münder von denen hab ich zugeklebt. Nur der Lehrer, der lacht noch. Ich komm nicht an den ran. Ich bin doch noch so klein.«

»Steig auf den Tisch, Sven, dann bist du auch so groß wie der Lehrer.«

Kurz danach begannen sich Svens Gesichtszüge zu entspannen, und ich fragte wieder nach.

»Wie geht's dir jetzt, Sven? Hat alles geklappt?«

»Ich steh immer noch auf dem Tisch. Ich bin ziemlich groß. Es ist jetzt ganz still. Keiner kann mehr lachen. Auch der Lehrer nicht. Ich glaub, die sind alle nicht sehr froh mit dem Pflaster.«

»Und, hast du noch Angst?«

»Nein, gar nicht mehr. Die können ja nicht mehr lachen.«

»Fühlst du dich noch schuldig wegen der Katze?«

Sven schüttelte den Kopf.

»Das hat der kleine Sven wirklich gut gemacht ... mit Unterstützung des großen ... sehr schön.«

Ich ließ den kleinen Jungen noch ein paar Minuten diese neu gestaltete, von ihm kontrollierte Situation erleben, bis ich dann wieder nur den erwachsenen Sven ansprach, ihn zu seinem Ruheort geleitete und ihn dort, bevor ich die Hypnose beendete, längere Zeit ausruhen und Energie schöpfen ließ, während ich von dem kleinen Jungen erzählte, der nun groß geworden sei, der jetzt ein erwachsener Mann sei, der alle alten, einengenden Gefühle nun endgültig abgelegt habe, so wie er längst schon seine Kinderkleidung von damals abgelegt habe.

Nach der Rücknahme der Hypnose schnäuzte sich Sven erst einmal kräftig, trocknete sich das noch tränennasse Gesicht und analysierte frei von Emotionen das Erlebte.

»Das mit der Katze hatte ich völlig vergessen, wie überhaupt diesen schrecklichen Tag. Jetzt sehe ich sie wieder richtig dort im Gebüsch liegen. Mohrle hieß sie. Den ganzen Vormittag in der Schule konnte ich nur an den Tod der Katze denken, und dass ich schuld daran war. Wahrscheinlich hatte ich mich deswegen auch versprochen, weil ich so durcheinander war. Das

Lachen war bestimmt gar nicht so schlimm gewesen, aber ich hab es wie eine riesige Anklage empfunden, und es hatte mir eine solche Angst gemacht. – Es hat sich übrigens dann später herausgestellt, dass die Katze an Rattengift gestorben war. Deswegen wusste der erwachsene Sven auch, dass den Kleinen keine Schuld traf.«

Mit einem langen Ausatmen beendete Sven diese Rückschau und wandte sich mir neugierig zu.

»Wie sind Sie denn überhaupt auf die Idee mit dem Heftpflaster gekommen?«

Ich zuckte mit den Schultern. Ich wusste es selber nicht. Auch ich bin während der Hypnose eines Patienten in einem ganz leichten Trancezustand und damit für Bilder und innere Vorstellungen viel empfänglicher.

Doch jetzt, während ich diese Zeilen gerade schreibe, dämmert es mir. Die Zeit ist um ungefähr 50 Jahre zurückgedreht. Ich bin im Kindergarten und höre, wie Tante Hildegard – oder war es Tante Ursula? – zu uns 15 bis 20 kleinen Mädchen und Jungen ärgerlich ruft: »Wer jetzt immer noch nicht still sein kann, der kriegt ein Heftpflaster auf den Mund geklebt.« Was damals eine Bedrohung war, hatte sich nun in eine Ressource für Sven verwandelt.

»Und wie fühlen Sie sich jetzt, Herr Wiese?«

Sven lächelte mich an. »Zwischendurch war das schon ziemlich heftig, aber jetzt fühl ich mich unheimlich gut, irgendwie so leicht, so befreit.«

Augen und Nase waren vom Weinen noch gerötet, aber seine Gesichtszüge waren so entspannt, wie ich ihn noch nie vorher erlebt hatte.

Warum hatte ich während dieser Hypnosesitzung Sven mal als Erwachsenen und mal als Jungen angesprochen?

Bei der von mir in diesem Fall angewandten Form der hypnotherapeutischen Trauma-Bearbeitung ging es einerseits darum, dass Sven das belastende Gefühl von damals noch einmal durchlebte, dieses aber andererseits so abgeschwächt erfuhr, dass er nicht ein weiteres Mal durch das Nacherleben dieser Szene traumatisiert wurde. Insofern war hier therapeutisch eine Gratwanderung zu meistern: Sven musste zum einen im Hier und Jetzt abgesichert werden (»Sie sind hier in meiner Praxis … gleichzeitig können Sie wie auf einer fernen Leinwand …« usw.), zum anderen aber das seinerzeitige Gefühl deutlich genug erleben können (»Das ist bestimmt ein ganz schreckliches Gefühl. Du da vorne vor allen, so ganz allein, dieses laute Lachen, und keiner steht dir bei.«).

In den weiteren Fallbeschreibungen werde ich auch andere Möglichkeiten der Trauma-Bearbeitung beschreiben, die beispielsweise nur unbewusst gesteuert werden. Jeweils abhängig vom Patienten und seiner Symptomatik bieten sich ganz unterschiedliche Vorgehensweisen an. Insofern ist Hypnotherapie immer eine maßgeschneiderte Therapie.

Die heilende Wirkung hypnotherapeutischer Arbeit am Trauma besteht generell darin, dass der Patient gefühlsmäßig erlebt, wie er durch Veränderung der Szenerie – bewusst, halbbewusst oder unbewusst – die Situation unter Kontrolle bekommt und dadurch den seinerzeit überflutenden, negativen Gefühlen nicht mehr ausgeliefert werden kann.

In Svens Fall kann man es vielleicht auch so formulieren: Stand bisher im inneren Drehbuch die Regieanweisung »Schüler und Lehrer lachen lauthals und klagen mich an« mit den entsprechenden emotionalen Auswirkungen auf die Hauptfigur, so lautet die neue Regieanweisung »Schüler und Lehrer bleiben stumm mit zugeklebten Mündern, und die Hauptfigur steht unschuldig und erhaben auf dem Tisch«.

Die Szene ist gefühlsmäßig mit einem neuen Bild überschrieben worden. Der Patient erinnert sich nach der Hypnose zwar noch genau an die ursprüngliche Situation, aber sie berührt ihn nicht mehr emotional, sie ist – wie die Psychoanalyse es nennen würde – verarbeitet worden.

Und so war es auch. Bei seinem nächsten Vortrag hatte Sven anfangs nur noch die innere Anspannung, die wir allgemein als Lampenfieber bezeichnen. Das frühere, während des gesamten Vortrages schwelend mulmige Gefühl hatte er vollständig überwunden. Seine Hände konnte er sicher einsetzen. Einmal spürte er wie ein Aufblitzen sogar Spaß an der Aufgabe, so wie er es unter der Hypnose zur Gegenkonditionierung schon erfahren hatte.

Da er psychisch insgesamt sehr stabil und in der Lage war, auf viele innere Ressourcen zurückzugreifen, war Sven in nur wenigen hypnotherapeutischen Sitzungen »diese bekloppte Angst« losgeworden.

Kapitel 5
Wie ein scharfes Messer
Eine Krebserkrankung bedroht das Leben

Krebs! Eine Diagnose wie ein scharfes Messer, die das Leben in zwei Hälften zu teilen scheint: die Zeit vor dem Krebs und die Zeit mit dem Krebs, bedrohlich, beängstigend, ungewiss.

Manchmal – meistens gibt es eine Vorphase. Tage oder Wochen zehrender Ungewissheit zwischen Hoffen und Bangen, während der alle möglichen Untersuchungen ablaufen, um den Verdacht auf Krebs zu klären. Da hat vielleicht die Frauenärztin bei der Vorsorgeuntersuchung einen Knoten in der Brust entdeckt, der gleichermaßen eine gutartige Geschwulst, aber eben auch ein bösartiger Tumor sein kann. Ultraschall, Mammographie, möglicherweise sogar eine Biopsie (Entnahme einer Gewebeprobe) sind hier die Diagnoseinstrumente, und irgendwann wird dann aus dem Verdacht Gewissheit.

Bei Christine kam die Krebsdiagnose über Nacht – ohne jede Vorwarnung und innere Vorbereitung. Sie war gerade nach einer Notoperation wegen Darmverschlusses aus der Narkose erwacht. Der Arzt stand an ihrem Krankenbett.

»Frau Schuster, Sie haben Darmkrebs. Wir mussten 30 Zentimetert Ihres Darmes entfernen. Es waren auch schon zwei Lymphknoten befallen. Die haben wir zwar auch herausgenommen, aber Sie sollten auf jeden Fall noch eine Chemotherapie machen. Dann vergrößern sich Ihre Chancen. Doch jetzt erholen Sie sich erst einmal von der Operation.«

Christine war zu keiner äußeren Reaktion fähig. Wie versteinert sah sie den Arzt an. »Sie können mich jederzeit hier auf der Station ansprechen, wenn Sie irgendwelche Fragen haben, Frau Schuster.« Flüchtig tätschelte der Arzt sie am Ärmel und ging schnell aus dem Krankenzimmer hinaus.

Christine blieb starr liegen, während innerlich die Gedanken wild durcheinanderwirbelten. Ich habe Krebs? Ich muss Rainer benachrichtigen. Was meinte er mit Chancen vergrößern? Muss ich sterben? Deswegen also keine Kinder. Werden mir die Haare ausgehen? Rainer muss im Blindenverein Bescheid geben, dass ich jetzt länger ausfalle. Oder für immer? Sie fror. Es überkam sie eine unendliche Angst. Angst vor allem, was jetzt kommen würde. Sie hatte das Gefühl, weinen zu müssen, aber die Tränen schienen wie festgefroren. Erst viel, viel später konnten die Tränen dieses Diagnose-Schocks fließen.

Nicht immer sind Diagnose-Eröffnungen so brutal. Es gibt sehr viele Ärzte in der *Onkologie,* dem medizinischen Fachgebiet, das sich mit Krebs befasst, die ihren Patienten einfühlsam und bedacht erläutern, was in ihrem Körper geschehen ist und was jetzt medizinisch unternommen werden sollte, die ihnen Sicherheit geben und Zuversicht verbreiten. Aber es gibt eben auch die Ärzte, denen der Kontakt mit dem Patienten schwerfällt, die zwar das kranke Organ bestens versorgen und behandeln, aber das persönliche Gespräch meiden, weil sie die emotionalen Reaktionen des Patienten scheuen oder vielleicht aufgrund des langjährigen, hochbelastenden Klinikalltags einfach nicht mehr verkraften. Für die Patienten sind diese Begegnungen schlimm, sie graben sich tief in der Seele ein und werden immer wieder erinnert, oft im genauen Wortlaut oder

Tonfall, und sind mit Gefühlen wie Minderwertigkeit, Hilflosigkeit, Ohnmacht, Resignation und Angst verbunden – negative und belastende Gefühle, die durch die Krebserkrankung schon zur Genüge hervorgerufen werden.

Christine war 45 Jahre alt, als sie an Darmkrebs erkrankte. Sie wäre vorher nie auf die Idee gekommen, dass gerade sie, die sich immer gesund ernährte, viel frisches Obst und Gemüse, wenig Fleisch und Wurstaufschnitt und selten Kuchen oder Süßigkeiten aß, jemals im Leben Darmkrebs bekommen würde. Wenn sie überhaupt mit irgendeiner Krebserkrankung gerechnet hatte, war es Brustkrebs, an dem immerhin circa jede neunte Frau in Deutschland erkrankt.[2] Daher nahm sie regelmäßig die Vorsorgeuntersuchungen bei ihrem Gynäkologen wahr und ließ sich auch von ihm beruhigen, als sie sich wunderte, dass sie im Vergleich zu früher nicht mehr täglich, sondern nur noch alle zwei bis drei Tage Stuhlgang hatte. »Das sind die hormonellen Veränderungen, Frau Schuster. Da müssen Sie sich keine Gedanken machen«, hatte er ihr erklärt – ziemlich genau zwei Jahre vor der Krebsdiagnose.

Christine war verheiratet, »glücklich und solide« seit 20 Jahren, wie sie ihre Ehe in unserem Erstgespräch charakterisierte. Ihr Mann und sie hätten gerne eine Familie gegründet, aber die Erfüllung des Kinderwunsches blieb ihnen versagt. Von Beruf war Christine Chemielaborantin. Sie hatte über zehn Jahre lang im Labor eines kleineren Krankenhauses gearbeitet und täglich Blutproben auf die verschiedensten Werte hin untersucht. Die Arbeit war schon ein bisschen langweilig gewesen, aber der wirklich enge und freundschaftliche Kontakt mit den Kolleginnen ließ sie jeden Tag gerne zur Arbeit gehen. Wenn sich die Arbeitsorganisation dort nicht so verändert hätte, mit vielen Überstunden und hohem Arbeitsdruck, und

Rainer nicht auch dringend in seinem kleinen Handwerksbetrieb Unterstützung bei den Büroarbeiten gebraucht hätte, sie hätte bestimmt nicht gekündigt. Aber so arbeitete sie nun schon seit neun Jahren in ihrem kleinen Büroraum zu Hause, nur von Akten, dem PC und Excel-Tabellen umgeben, hatte wenig Außenkontakt und – war frustriert. »Lebensfreude war damals ein Fremdwort für mich«, beschrieb sie es später. Klar, sie hatte versucht, aus dem einsamen Alltagstrott ein bisschen herauszukommen, und hatte eine ehrenamtliche Arbeit beim Blindenverein angenommen, ging zweimal in der Woche ihre beiden »Patenkinder«, zwei blinde alleinstehende ältere Frauen, besuchen, um sie bei Besorgungen zu unterstützen, ihnen vorzulesen usw. Aber häufig war es so, dass sie nur noch zwischen Büro, Haushalt und der ehrenamtlichen Aufgabe hin und her hetzte und an nichts mehr Spaß hatte.

Im Nachhinein kam es ihr so vor, als ob sie sich damals auf einer durch graues Ödland führenden, nicht enden wollenden Betonstrecke befand – nur vorwärtseilend und dabei immer müder und lustloser werdend. Die Krebsdiagnose setzte das Stoppsignal. Knallhart.

Und genau so wird es von vielen Krebspatienten empfunden: Krebs als die Diagnose, die einen zwingt, Bilanz zu ziehen und herauszufinden, was einem wirklich guttut, was der Körper braucht und was die Seele braucht, um wieder zu Kräften zu kommen und das Leben neu zu leben. *Diagnose Krebs: Wendepunkt und Neubeginn* ist der in diesem Zusammenhang so treffende Titel eines Buches des amerikanischen Psychologen und Psychoanalytikers Lawrence LeShan (Jahrgang 1920)[3]. Er gilt als einer der Pioniere der *Psychoonkologie*, des Fachgebiets, welches sich mit der seelischen Seite von Krebserkrankungen beschäftigt. Als einer der Ersten beschrieb er schon vor über 30

Jahren, wie Patienten mit Hilfe von Psychotherapie in ihrem Kampf gegen den Krebs gestärkt werden können.

Die Psychoonkologie beschäftigt sich aber nicht nur damit, wie krebskranke Patienten im stationären und ambulanten Bereich psychisch unterstützt werden können, sondern versuchte auch immer wieder der Frage nachzugehen, inwieweit seelische Faktoren die Erkrankung möglicherweise mitverursachen. So wurde in den 1970er-Jahren die These von der sogenannten Krebspersönlichkeit aufgestellt, nach der vermehrt die Personen an Krebs erkranken würden, die besonders uneigennützig, hilfsbereit und aufopferungswillig seien.

O. Carl Simonton und Stephanie Matthews Simonton[4], er Radiologe und sie Psychologin, beschrieben ungefähr zur selben Zeit, dass nach ihren Erfahrungen überzufällig häufig ungefähr anderthalb Jahre bis ein halbes Jahr vor der Krebsdiagnose der Patient einem sehr belastenden Ereignis wie Tod eines nahen Angehörigen oder Freundes, Trennung oder Scheidung vom Partner, Verlust des Arbeitsplatzes usw. ausgesetzt gewesen sei. Sie kamen daher zu der Annahme, dass der durch ein derartig belastendes Ereignis ausgelöste Stress den Krebs mitverursacht habe. Allerdings konnten diese Hypothesen wissenschaftlich nicht belegt werden, weil eben auch gleichermaßen Personen, die zur Selbstaufopferung neigten oder von einem besonders schweren Schicksalsschlag getroffen wurden, nicht an Krebs erkranken.

Krebs, so weiß man heute sicher, ist ein multikausales Geschehen, wo verschiedenste Faktoren zusammenwirken und dazu führen, dass das Immunsystem des Körpers gegenüber den entarteten Zellen kapituliert hat, so dass sie sich wuchernd im Körper ausbreiten können.

Worauf man aber bisher eben noch keine wissenschaftlich gesicherte Antwort geben kann, ist die Frage, welche Faktoren im Einzelnen (zum Beispiel Umwelteinflüsse, Ernährung, Lebensweise, Stresserleben, Gesamtkonstitution, Lebensalter oder genetische Bedingungen) wie ineinander wirken und unter welchen Umständen sie Krebs erzeugen. Ohne jede Frage gibt es mittlerweile sehr eindeutige Studien, die zum Beispiel belegen, dass Tabakkonsum das Risiko, an Lungenkrebs zu erkranken, um ein Vielfaches erhöht, und gleichzeitig kennen wir aus der Diskussion um die Schädlichkeit des Rauchens den »Vorzeige-Raucher«, der sich 81-jährig immer noch bester Gesundheit und seiner täglichen 25 Zigaretten erfreut. Jede Krebserkrankung ist also ein sehr individuelles Geschehen, und die häufig formulierten Selbstvorwürfe von Patienten sind fehl am Platz.

Vier Wochen nach der Operation begann Christine mit der Chemotherapie. Jede Woche bekam sie in einer onkologischen Schwerpunktpraxis eine Infusion, sechs Wochen hintereinander. Nach zwei Wochen Pause begann der nächste Sechs-Wochen-Zyklus. Insgesamt hatte sie drei Zyklen zu bewältigen, die sie tapfer bis zum Ende durchhielt. Während sie auf der Liege in der Praxis beobachtete, wie die rote Lösung aus der Infusionsflasche in den Schlauch zu ihrer Vene tropfte, beschäftigten sie immer wieder dieselben Fragen: Warum gerade ich? Was habe ich falsch gemacht? Werde ich überleben? Was muss ich ändern?

Christine kam das erste Mal in meine Praxis, als sie sich gerade in der Mitte ihrer insgesamt sechsmonatigen chemotherapeutischen Behandlungsphase befand. Gesund sah sie nicht wirklich aus: sehr dünn, sehr blass, mit glanzlosen Augen. Aber sie brachte die Sonne mit! Nach wochenlangem wolkenverhangenem Winterhimmel stand sie bei strahlendem Sonnenschein vor mir, als ich ihr die Tür öffnete, und irgendwie sollte das die anderthalb Jahre dauernde Therapie begleiten.

Was erhoffte sich Christine von Hypnose und Hypnotherapie? »Seit vier Monaten weiß ich nun, dass ich Krebs habe, und es vergeht kein Tag, an dem ich nicht daran denke. Mein erster Gedanke morgens und mein letzter Gedanke abends vor dem Einschlafen ist Krebs. Ich habe eine solche Angst, dass ich es nicht schaffen könnte. Manchmal schnürt es mir richtig die Kehle zu. Wenn ich wieder von irgendjemandem in der Zeitung lese, der an Krebs gestorben ist, durchfährt mich ein tiefer Schrecken, das könntest auch du sein. Ich muss mich dann total ablenken, um nicht mit meinen Gedanken durchzudrehen. Ich weiß mittlerweile sehr genau, dass ich falsch gelebt habe, dass ich viel zu viel für andere da war und zu wenig an mich selber gedacht habe. Aber es fällt mir so schwer, nein zu sagen, wenn meine Mutter mich braucht oder im Betrieb was Dringendes zu tun ist oder die mich vom Blindenverein bitten, kurzfristig einzuspringen, oder irgendeine Freundin meine Hilfe benötigt. Jetzt ist es natürlich kein Problem, da werde ich geschont. Krebs, Chemotherapie – da will mich keiner belasten. Aber ich befürchte, dass irgendwann der ganze Kreislauf wieder von vorne beginnt, und wenn ich da nichts ändere, dann sind wahrscheinlich die Metastasen vorprogrammiert. Und wissen Sie, das Verrückte ist, noch vor vier Monaten, also vor der Krebsdiagnose, da war ich überzeugt davon, dass ich nur noch einige Jahre zu leben haben werde, und ich fand diesen Gedanken auch gar nicht schlimm, weil ich das Leben sowieso schon seit Jahren nur noch als Last empfand. Aber jetzt, wo mir die Pistole auf die Brust gesetzt worden ist, da bin ich endlich aufgewacht, und ich will jetzt leben und lang leben. Warum nicht 98 Jahre alt werden?« Christine lächelte verschmitzt. »Ich muss also lernen, mehr für mich einzutreten, aber ich glaube, allein schaffe ich das nicht. Das ist so in mir drin, brav zu funktionieren und eben all das zu machen, was so ansteht, auch wenn ich vielleicht viel mehr Lust hätte, was ganz anderes zu tun. So brauche ich professionelle Hilfe, und deswegen bin ich hier. Und natürlich will ich jetzt ganz konkret daran arbeiten, mein Immunsystem zu stärken, denn wenn meine Abwehrkräfte gut funktionieren, dann haben die Krebszellen, die in meinem Körper vielleicht noch umherstreuen, schlechtere Karten. Ich hab viel über dieses Simonton-Programm gelesen, aber ich komme damit nicht alleine klar.«

Christine gehörte zu der Gruppe von Patienten, die sich über ihre Krebserkrankung umfangreich – meist übers Internet – informieren und versuchen, sich mit dem Geschehen aktiv auseinanderzusetzen. Das sind auch genau die Patienten, die überhaupt um psychotherapeutische Unterstützung nachsuchen, wobei Christine hier noch besonders herausragte, weil sie sich gleich nach der Ersterkrankung um die von ihr skizzierten Themen kümmern wollte. Viele andere Patienten beschreiben diesen zusätzlichen Behandlungsweg erst, wenn der Tumor wieder auftritt oder Metastasen festgestellt werden. Mit der Beschreibung ihrer Erwartungen an die Therapie hatte Christine genau das wiedergegeben, was in der Psychoonkologie heute zu den wesentlichen Konzepten gehört:

- die Selbstheilungskräfte des Körpers über die persönliche Selbstverwirklichung anregen, was bedeutet, ebendas zu tun, was man wirklich tun möchte, oder, wie LeShan es ausdrückt: »Welche Art von Leben und welcher Lebensstil könnten dazu führen, dass sie [die Krebspatienten] am Morgen gerne aufstehen und abends gerne schlafen gehen, was würde ihnen ein Maximum an Schwung und Begeisterung bringen?«[5]

- das Immunsystem über die Visualisierung innerer Bilder stärken, was neben Entspannung, körperlicher Aktivität und der Entwicklung einer positiven Zukunftsorientierung ein wesentlicher Baustein des *Simonton-Programms* ist, das die Simontons Anfang der 1970er-Jahre aufgrund ihrer Arbeit mit Patienten im fortgeschrittenen Krebsstadium entwickelt haben. Auch wenn die Visualisierungstechnik stark angezweifelt wurde – sicherlich nicht zuletzt wegen der in ihrem Buch *Wieder gesund werden* Heil versprechenden Propagierung als Selbsthilfemethode –, halte ich die Visualisierung für eine ganz wichtige Unterstützung des Immunsystems, allerdings kombiniert mit Hypnose. Denn wie wir ja zum Beispiel aus der Behandlung von Schmerzpatienten mit Hypnose wissen, sind die inneren Ruhebilder unter der Hypnose geeignet, das Schmerzerleben zu reduzieren. Das heißt, innere Bilder unter Hypnose bewirken körperliche Veränderungen, was zur Stärkung des Immunsystems gut genutzt werden kann.

Nach Erhebung der Anamnese, Suggestibilitätsprüfung und einer erster Ruhehypnose begannen wir ab der dritten Sitzung an der Stärkung des Immunsystems zu arbeiten.

Christine hatte es sich im Sessel bequem gemacht, die Beine auf einen Stuhl hochgelegt und die warme Wolldecke bis zum Hals hochgezogen. Nur ihre Hände schauten aus der Decke heraus und lagen locker auf den Armlehnen, damit die Finger gegebenenfalls ein Zeichen geben konnten.

Ich führte Christine mit ruhiger Stimme in die Hypnose, wie sie das schon von der Ruhehypnose her kannte, bat sie, sich auf ihren Atem zu konzentrieren, und »durchwanderte« mit Entspannung suggerierenden Formulierungen ihren Körper von den Füßen bis zum Kopf. Ihre Atmung wurde merklich ruhiger, ihre Gesichtszüge entspannten sich, sie bestätigte mir auf meine kurzen Fragen, dass ihr angenehm warm sei, sie sowohl Schwere als auch Leichtigkeit im Körper verspüre, sie sich sehr wohlfühle.

»... *und vielleicht gönnen Sie sich einen kleinen Ausflug an Ihren inneren Ruheort ... mögen die großen und starken Bäume dieser schönen Allee vor Ihrem geistigen Auge sehen ... die breiten, kräftigen Baumstämme ... die ausladenden Kronen ... welche Kraft und welche Stärke in ihnen ist ... und es ist so ein milder, ruhiger Sommertag ... und Sie können die Wiese hinter der Allee hinunter zum See gehen ... das weiche Gras unter Ihren Füßen spüren ... oder vielleicht sich auch einladen lassen, innezuhalten und auszuruhen ... sich einen schönen Ruheplatz auf der Wiese suchen ... es sich in dem sonnenwarmen Gras bequem machen ... so wohlig ruhen ... die stille Sommerluft genießen ... und von dort so ganz entspannt und frei auf den See hinunterschauen ... wo sich die Wasseroberfläche ganz leicht kräuselt ... und sich das Schilf am Ufer wiegt ... obwohl kein Windchen zu wehen scheint ... als ob da innere Kräfte am Werke seien ... sicher und wirksam ... die Bewegung und Veränderung ermöglichen ... und so mögen Sie mit einigen tiefen Atemzügen noch tiefer in Hypnose gehen ... und sich mit Ihrer Aufmerksamkeit ganz nach innen richten ... und Ihr inneres Auge durch den Körper wandern lassen ... von oben nach unten ... sich Zeit nehmen ... und ganz in Ruhe den Körper erforschen ... in Augenschein nehmen ... und vielleicht sehen Sie etwas ... ...*«

Christine bewegte ihre Lippen, als würde sie etwas sagen wollen, und ich ermutigte sie:

»*Und Sie können sprechen, wenn Ihnen danach ist ... Sie sind in der Lage zu reden.*«

Sie räusperte sich etwas, bevor sie zu sprechen anfing. »Ich sehe dunkle und helle Stellen.«

»*Hm, dunkle und helle Stellen*«, wiederholte ich und schloss die Frage an: »*Können Sie denn erkennen, wie eine Krebszelle aussieht?*«

Es dauerte etwas, bis Christine den Kopf schüttelte: »Nein, ich sehe gar keine.«

»*Na, umso besser! ... Und können Sie erkennen, wie eine Abwehrzelle aussieht?*« fragte ich weiter.

»Ja, sie sind kleine Sonnen und voller Licht.« Und Christine schien noch weiter den Körper zu durchwandern, denn plötzlich meinte sie fast ein bisschen freudig erregt: »Und im Darmbereich ist es ganz hell!«

»*Was für ein gutes Zeichen! Sehr schön ... Und so mag das Immunsystem in dieser Hypnose und mit jeder weiteren Hypnose tief gestärkt werden ... und vielleicht beobachten Sie einfach mal, wie Ihre kleinen, lichten Sonnen sich ständig vermehren ... Sonne um Sonne ... vielleicht wie ein sprudelnder Sonnenquell, der immer weiter und immer aufs Neue kleine Sonnen produziert ... so dass sie im ganzen Körper unterwegs sein mögen ... in jedem Bereich ... in jedem Organ ... um dort Stärkung und Heilung zu bewirken ... mögliche Belastungszellen aufspüren ... die sogleich ausgelöscht werden ... und dann wie mit einem Schlackentransport aus dem Körper gespült werden ... so dass gesunde Zellen wieder nachwachsen können ... ... und entspannen Sie sich ruhig noch ein Weilchen an Ihrem Ruheort ... genießen die Wärme ... genießen das Licht ... während Ihr Immunsystem weiterhin so engagiert und aktiv für Sie arbeitet ... ... und vielleicht haben Sie Lust, dann zum Abschluss wie ein kleines Mädchen mit weit ausgebreiteten Armen die Wiese zum See hinunterzulaufen ... so frei ... so sicher ... so stark ... das Leben umarmend ...*«

Nach einer kleinen Ruhepause gab ich Christine noch einige posthypnotische Suggestionen zur Stärkung des Immunsystems und zur inneren Lebensbejahung mit auf den Weg und holte sie dann wieder aus der Hypnose zurück. Sie war so erfüllt von dem inneren Licht, dieser intensiven Helligkeit und der wohligen Wärme in sich, dass sie sich ganz »beglückt und beseelt« aus dieser Sitzung verabschiedete.

In der von O. Carl Simonton entwickelten Visualisierungstechnik wurde der Patient aufgefordert, für die Krebszellen und die Abwehrzellen in seinem Körper Bilder zu entwickeln, die den Sieg der Abwehrzellen über die Krebszellen darstellen. So beschreibt er in seinem Buch beispielsweise, wie ein Patient die Abwehrzellen als gefräßige Piranhas sieht, die die schlammähnlichen, zottigen Krebswucherungen auffressen. So kämpferisch und kriegerisch muss es nicht zugehen, vielmehr möchte man hier meinen, dass die aggressive innere Imagination den Körper auch schwächen könnte und es mehr darum gehen sollte, innere Bilder des Friedens und der Ruhe zu finden. Letztendlich wird aber jeder Patient unter Hypnose das Bild für sich finden, das für ihn und zu diesem Zeitpunkt adäquat ist.

Dass Christine auf der inneren Ebene keine Krebszelle erkennen konnte, aber für die Abwehrzelle sofort ein Bild parat hatte, war ein beruhigendes Zeichen, ließ es doch vermuten, dass der Körper durch den chirurgischen Eingriff und die aktuell laufende Chemotherapie tumorfrei geworden war.

Inwieweit aber die innere Sicht von Bildern objektiv die Realität des Organismus widerspiegelt, vermag ich nicht mit letzter Sicherheit zu beurteilen. Aus meiner praktischen Erfahrung spricht vieles dafür. Bei der Arbeit mit Patienten mit psychosomatischen Erkrankungen, die an vielen körperlichen Beeinträchtigungen gleichzeitig litten, habe ich häufiger eine hypnotherapeutische Technik durchgeführt, bei der der Körper von Kopf bis Fuß auf organische Störungen vom Patienten durchleuchtet wird. Soweit dann das Unbewusste des Patienten rein körperlich bedingte Probleme signalisiert hatte, wurden diese auch bei der nachfolgenden ärztlichen Untersuchung bestätigt und konnten von den psychosomatischen Erkrankungen getrennt behandelt werden.

Auch mein ärztlicher Kollege, Dr. Peter Karl Wirth, der als Onkologe in einem mittelgroßen Krankenhaus u. a. auch hypnotherapeutisch tätig ist, bestätigte mir, dass seine Krebspatienten unter Hypnose mit der »Technik des dritten Auges«, des Auges, das nach innen schaut und den Körper auf Krebszellen hin untersucht, recht genau neue Krebsherde lokalisieren können, die dann anschließend in der Krebsdiagnostik jedes Mal erhärtet wurden. Allerdings sind dies jeweils subjektive Erfahrungen; wissenschaftliche Untersuchungen liegen nach meinem Kenntnisstand dazu bisher noch nicht vor.

»Frau Schuster, Sie haben mir ja nun beschrieben, dass Ihr Leben vor der Krebserkrankung öd und leer war, dass Sie schon über Jahre hinweg ohne Freude, Spaß oder Begeisterung gelebt haben.«

Nach der Immunstärkung über die innere Visualisierung, die Christine nun zu Hause über eine eigens für sie erstellte CD täglich durchführte, wollte ich mit ihr daran arbeiten, ihre inneren Selbstheilungskräfte über folgende Fragen anzuregen: Was wäre ihr wirklich wichtig im Leben? Was gäbe ihrem Leben Sinn? Was würde sie täglich bereichern und begeistern können?

»In einer der letzten Stunden haben Sie gesagt, warum nicht 98 Jahre alt werden. Und ich möchte Sie jetzt fragen, warum 98 Jahre alt werden? Wofür würde es sich für Sie lohnen, so lange zu leben? Welche Gründe gibt es, überhaupt zu leben?«

Christine überlegte eine Weile. »Ich hab natürlich übertrieben mit den 98, aber ich möchte jetzt so alt werden, wie es nur geht. Nicht weil ich jetzt irgendwie etwas Großartiges auf die Beine stellen will. Nein, es geht mir um das Leben schlechthin. Ich glaube, wenn man einmal erfahren hat, dass es auf der Kippe steht, und man weiterhin davon bedroht bleibt, dann ist es schon gut, überhaupt zu leben.«

»Heißt das, Frau Schuster, dass es auch in Ordnung wäre, wenn das Leben den gleichen Rhythmus und Inhalt hat wie all die Jahre, bevor Sie an Krebs erkrankt sind …?«

»Nein, um Gottes willen«, Christine war mir ins Wort gefallen, »natürlich nicht. Das hat mich ja erst krank gemacht. Jedenfalls glaube ich das.«

»Ob Sie das alleinig krank gemacht hat, wissen wir nicht wirklich. Aber wir können zumindest sicher sein, dass Sie in diesen vielen Jahren durch die innere Unzufriedenheit letztendlich einem dauerhaften Stress ausgesetzt waren, der Ihr Immunsystem geschwächt hat. Doch ich frage mich eben, hat sich denn jetzt für Sie etwas geändert? Leben Sie denn jetzt das Leben, das Sie wirklich wollen?«

Christine atmete tief ein. »Na ja, zur Zeit lebt mich der Krebs oder die Bekämpfung des Krebses. Ich nenn das jetzt einfach mal so. Einmal in der Woche Chemo. Ich hab ja Glück, dass ich die ganz gut vertrage, aber der Tag ist auf jeden Fall weg. Da läuft nicht mehr viel, wenn ich von der Praxis nach Hause komme. Ach, und die anderen sechs Tage zum Yoga, zur Meditation, hier zu Ihnen und täglich spazieren gehen, vormittags die Hypnose zur Immunstärkung, nachmittags lege ich mich noch mal hin, ganz bisschen arbeite ich auch schon wieder im Büro.«

»Das hört sich für mich so ein bisschen wie ein Programm an, was jetzt Schritt für Schritt abgehakt werden muss«, meinte ich.

»Ja, na klar, ich will mir später nichts vorwerfen lassen müssen. Hättest du mal noch dies oder das gemacht.«

»Also quasi wie eine Rückversicherung, dass Sie keine Schuld trifft, wenn Sie nicht krebsfrei bleiben?«

Christine nickte. »Ja, genau so.«

»Macht Ihnen denn das alles Spaß, Frau Schuster? Yoga, Meditation, die tägliche Hypnose, das Spazierengehen usw.?«

»Also auf Yoga und die Meditation könnte ich herzlich gerne verzichten, das bringt mir gar nichts, finde ich. Aber meine Freundin hat mich da hingeschleppt. ›Du musst was für deine Gesundung tun‹, hat sie mir gepredigt. ›Yoga und Meditation, das bringt dich innerlich weiter, stärkt deine Abwehrkräfte.‹ Neulich meinte sie sogar, dass mir das mit dem Krebs vielleicht nicht passiert wäre, wenn ich so wie sie schon mal früher damit angefangen hätte.« Auf Christines Stirn erschien zwischen den Augenbrauen eine senkrechte Falte.

»Ich mag mich ja vielleicht irren, aber ärgern Sie sich über Ihre Freundin?« fragte ich.

»Ärgern?« Christine schnaubte kurz auf. »Na klar ärgere ich mich! Alle erzählen sie mir, was ich tun und lassen soll. Meine Mutter, mein Mann, meine Freundin. Jeder scheint zu wissen, was das Richtige ist.« Sie hielt einen Moment inne und sprach dann ruhig weiter. »Ich meine, ich kann es ja auch verstehen. Die machen sich große Sorgen und meinen es nur gut. Aber manchmal würde ich am liebsten allen ganz klar sagen: Nun lasst mich doch endlich in Ruhe mit euren klugen Ratschlägen und eurem Drängen. Aber ich trau mich das einfach nicht. Ich will ja auch Rainer oder meine Mutter und natürlich auch meine Freundin nicht verärgern.«

»Hört sich so an, als ob die den Krebs haben und geschont werden müssen.«

Christine schaute mich überrascht an. »Sie meinen, ich sollte mal äußern, wie mich das alles nervt?«

»Das müssen Sie entscheiden, Frau Schuster. Ich stell mir gerade nur so vor, wie Sie da beim Yoga und beim Meditieren auf Ihrer Matte liegen, neben Ihnen liegt Ihre Freundin, beobachtet wahrscheinlich noch fürsorglich, dass Sie auch alle Übungen richtig machen, und Ihr innerer Groll wird immer größer.«

»Ja, manchmal bin ich schon richtig ein bisschen pampig ihr gegenüber, aber sie denkt natürlich, das liegt an der Krankheit, dass ich nicht mehr so sanft bin wie früher.« Christine schwieg eine Weile und sprach dann leise weiter. »Sie haben schon Recht, Frau Schlicht, ich sollte meiner Freundin sagen, dass ich auf ihr Yoga und ihre Meditation einfach keine Lust habe und mich damit nur quäle.«

»Und wenn Sie sich das jetzt mal vorstellen, Frau Schuster, wie geht's Ihnen dabei?«

Christine knetete ihre Finger. »Ehrlich gesagt, gar nicht gut. Ich hab einfach Angst davor. Was ist, wenn sie mir dann die Freundschaft kündigt? Wir kennen uns seit knapp 30 Jahren, und sie ist wirklich meine beste Freundin, und sie ist doch auch eine ganz Liebe, hat mich jeden Tag im Krankenhaus besucht. Sie würde alles für mich tun.«

Wenn die Freundin alles für Christine tun würde, würde sie natürlich auch ihre Entscheidung, nicht mehr am Yoga und an der Meditation teilnehmen zu wollen, respektieren. Aber ich erreichte Christine nicht mehr mit diesem rationalen Gesprächsstil. Sie hatte einfach nur noch Angst, und so konzentrierte ich mich darauf.

»Sie befürchten einfach, dass Ihre Freundin Sie als undankbar empfindet und sich abwendet, nicht?«

Christine nickte ängstlich.

»*Schließen Sie mal die Augen, Frau Schuster, und machen Sie es sich bequem ... Sie spüren ja gerade diese Angst, dass Ihre Freundin Ihnen die Freundschaft kündigen könnte, wenn Sie ihr ehrlich sagen, was Sie denken und empfinden ...*«

Christine nickte mit dem Kopf.

»*Das ist bestimmt kein so angenehmes Gefühl, das Sie da jetzt empfinden ... aber das ist bestimmt auch ein vertrautes Gefühl ... das Sie schon lange kennen ...*«

Christine nickte wieder bestätigend.

»*Und während Sie jetzt mit jedem Ausatmen tiefer in Hypnose gehen ... mit jedem Ausatmen ... tiefer ... und tiefer ...*« – ich passte meinen Sprechrhythmus ihrem Atemrhythmus an – »*... mag vor Ihrem inneren Auge die Person erscheinen, bei der es Ihnen besonders schwerfiel, für sich einzutreten und zu sagen, was Sie wollten ...*«

Christine atmete etwas schwerer. Ich hatte mich schon längst neben sie gesetzt und legte meine Hand auf Ihren Unterarm.

»*Und Sie spüren meine Hand auf Ihrem Unterarm ... sind gehalten und geschützt ...*«

Christines Atmung beruhigte sich wieder, sie räusperte sich und beschrieb ihr inneres Bild. »Es ist mein Vater ... Ja, vor ihm hatte ich immer Angst ... Ich bin noch ein Kind, und er verlangt, dass ich Tante Frieda besuchen soll ... So eine schreckliche, alte Tante, die ich überhaupt nicht mochte, weil sie immer nur schimpfte.«

Christine sprach sowohl in der Kindform als auch aus der Distanz der Erwachsenen und regulierte damit perfekt den Grad des inneren Angsterlebens. Während die Sätze des Kindes ängstlich klangen, sprach die Erwachsene *dissoziiert*, das heißt abgetrennt oder abgespalten von den Emotionen des Kindes im sachlichen Ton einer Berichterstatterin. Aus dieser Erwachsenenrolle heraus schlug sie auch vor, wie das Kind gegen seine Angst angehen könnte: »Soll jetzt einfach mal die Kleine versuchen, ihm zu sagen, dass sie die Tante nicht besuchen will?«, fragte sie.

»*Ja, gute Idee*«, antwortete ich ihr und unterstützte diese innere Konfrontation zwischen Kind und Vater mit begleitenden

Suggestionen. »*Und vielleicht ist das erst einmal schwierig … dem Vater zu sagen, was man nicht will … aber die kleine Christine kann das … denn an sich kann das doch schon jedes Baby … Bescheid geben, wenn ihm etwas nicht passt …*«

Christine atmete wieder etwas unruhiger, als würde sie sich anstrengen müssen, dem Vater zu widersprechen. Nachdem ihre Atemzüge wieder ruhiger wurden, berichtete sie erleichtert, »ich hab's ihm jetzt gesagt … Das fiel der Kleinen ganz schön schwer …« Und nach einer kurzen Weile stellte sie überrascht fest: »Das ist ja erstaunlich – er schimpft gar nicht – er lässt die Kleine gewähren – ist in Ordnung, meint er – bestimmt findet er Tante Frieda auch doof.« Christine lächelte.

»*Sehr schön, Frau Schuster … da hat die kleine Christine eine wichtige und beruhigende Erfahrung gemacht … sie weiß jetzt, dass sie sagen kann, was sie nicht will … oder auch sagen kann, was sie will … dass das in Ordnung ist … dass es so richtig ist … sie kann da jetzt ganz sicher sein … ganz frei sein … … und was ist das doch für ein befreiendes Gefühl, nun auf der tieferen Ebene zu wissen: Es ist gut und richtig, wenn ich für mich eintrete … mich selber ernst nehme … meine Bedürfnisse spüre und artikuliere … … und mit diesem neuen Wissen mögen Sie sich vergegenwärtigen, wie Sie morgen oder übermorgen Ihrer Freundin erzählen, dass Sie nicht mehr zum Yoga und Meditieren kommen werden … ganz sicher … ganz frei …*«

Die nach dieser Aufforderung leicht beginnende Anspannung in Christines Mimik verwandelte sich nach einigen Sekunden in ein Lächeln, das sie auch noch nach der Rückkehr aus der Hypnose beibehielt.

»Na, Frau Schuster, wie hat Ihre Freundin reagiert?« Zwei Wochen waren vergangen, und wir saßen uns im Praxisraum wieder gegenüber; die Sonne schien.

»Sie waren sich ja wohl ganz sicher nach der letzten Hypnose, dass ich es schaffen würde, mit ihr zu reden, oder?«
Ich nickte. Christine spannte mich auf die Folter.
»Es war für mich schon unter der Hypnose locker gewesen, ihr gegenüber meinen Unmut über diese Kurse auszudrücken, und ich hatte da so über ihr verdutztes Gesicht lächeln müssen, was mir als Bild gekommen war, nachdem ich alles gesagt hatte. Aber wissen Sie, als ich ihr nun real nach dem Yoga so etwas umständlich erklären wollte, warum mir das nicht gefällt und ich nicht mehr weitermachen will, unterbrach sie mich und meinte nur: ›Ist doch kein Problem, Tine, aber was machen wir denn dann?‹ Und ich weiß nicht, wie ich darauf kam, aber die Antwort platzte förmlich aus mir heraus: ›Kaffee trinken gehen!‹ Wir mussten beide schallend lachen, und seitdem sind wir jetzt jede Woche zum Kaffeetrinken verabredet. Ist das nicht verrückt? So richtig schön ungesund. Mit Kuchen und Schlagsahne.«

Toll! Christine begann zu leben! Es war in einer der vorigen Stunden gewesen, wo sie mir von ihrer strengen Antikrebs-Diät berichtet hatte, die ihr jeglichen Zuckerkonsum untersagte und an die sie sich bisher strikt gehalten hatte. Dass sie nun so völlig spontan, aus dem Unbewussten heraus, auch diese strenge Regel unterlief, war ein weiterer Befreiungsschlag. Es war bei ihrer grundsätzlich disziplinierten Haltung auch wirklich nicht zu befürchten, dass sie nun alle gesundheitsorientierten und durchaus berechtigten Ernährungsregeln[6] über den Haufen werfen und täglich Schokolade, Kuchen oder Kekse in größeren Mengen verdrücken würde.

»Und noch eine Erfolgsmeldung, Frau Schlicht! Die vom Blindenverein haben mich angerufen und gefragt, wann sie denn wieder mit meinem Einsatz rechnen könnten, weil doch die beiden alten Damen ab und zu nach mir fragen würden. Ich hätte es nie gedacht, dass ich das fertigbringen würde, aber ich weiß schon seit ein paar Wochen, dass ich diese Arbeit nicht mehr machen will, und«, Christine lächelte triumphierend, »ich konnte es ihnen ganz klar sagen. Ich hatte zwar schon ein schlechtes Gewissen dabei, aber ich hab gesagt, was ich wollte. Die Reaktion auf der anderen Seite war vollstes Verständnis, was ich nun wieder gar nicht erwartet hatte – wie bei der Szene mit meinem Vater. Also, ich finde, es geht voran!«

Zweifellos, Christine hatte sich verändert, was ihr auch Rainer und ihre Freunde bestätigten: Sie sei jetzt viel lockerer, fröhlicher, selbstbewusster als früher. Sie würde mehr genießen und nicht mehr nur der brave Pflichtmensch sein, wurde ihr attestiert. Sie gönnte sich jetzt sogar einmal in der Woche das Aquarellmalen, was sie zuletzt als Jugendliche gemacht hatte. Rainer und sie verbrachten mehr Freizeit miteinander, unternahmen an den Wochenenden Ausflüge ins Umland und gingen öfter einmal ins Theater oder Konzert. Und Christine hatte im Verlauf weiterer Therapiegespräche eine Vision für ihr Leben formuliert: Ausgelöst durch ihre eigene Krebserkrankung hatte sie begonnen, sich intensiv mit Naturheilkunde und Homöopathie zu beschäftigen, und diese Themen wurden ihr zum Herzensanliegen. Jedes Mal, wenn sie wieder ein neues Fachbuch las und sich ihr weitere medizinische Zusammenhänge erschlossen, war sie begeistert und brannte darauf, noch mehr zu erfahren. »Ich weiß noch nicht genau, wie ich es realisieren werde, aber ich will unter allen Umständen eine Heilpraktikerausbildung machen. Das ist mir wirklich wichtig für mein Leben.«

Die Sonne schien wieder aus voller Kraft, als ich Christine zu einer weiteren Therapiesitzung die Tür öffnete. Aber ihre sonst schwungvolle Begrüßung fiel matt aus, sie ließ die Schultern hängen, ihr Gesicht war blass.

»Sie haben zwar heute wieder die Sonne mitgebracht, Frau Schuster, aber gut scheint es Ihnen nicht zu gehen«, begann ich das Therapiegespräch.

»Nein, das kann man wirklich nicht sagen«, bestätigte sie mir meinen Eindruck mit müder Stimme und verfiel in Schweigen.

Ich dachte natürlich sofort an die Mammographie, die sie in der vergangenen Woche als reguläre Kontrolluntersuchung wahrzunehmen hatte, und nachdem Christine sich weiterhin nicht erklärte, fragte ich direkt nach.

»Ist irgendetwas mit der Mammographie gewesen, Frau Schuster?«

Sie schaute mich resigniert an. »Ich hab das Ergebnis noch nicht, aber ich bin sicher, da ist etwas.«

»Sie sind sich sicher, dass Sie Brustkrebs haben?«

Christine nickte.

»Worauf stützen Sie Ihren Verdacht?«

»Na, erstens hätte mir doch sonst der Radiologe gleich nach der Untersuchung gesagt, dass alles in Ordnung sei. Er wollte aber die Bilder noch mit seinem Kollegen besprechen, und der war in der letzten Woche zur Fortbildung, und zweitens sterben sie sowieso alle weg.«

Ich war mir ziemlich sicher, dass sich hier zwei Themen miteinander verhakt hatten, denn aus meiner Sicht gab es nicht den geringsten Anhaltspunkt dafür, dass Christine wieder an Krebs erkrankt sein würde. Gerade in einer der letzten Sitzungen, als wir wieder einmal die Hypnose zur Immunstärkung durchgeführt hatten, die ich regelmäßig immer wieder einschob, hatte sie ein blendend funktionierendes Abwehrsystem gesehen; im wahrsten Sinne des Wortes, denn ihre unzähligen, kleinen Sonnen schienen wieder licht und hell, und von Krebszellen war keine Spur.

»Kannten Sie denn den Radiologen schon von den früheren Kontrolluntersuchungen?«

»Nein, der scheint neu zu sein, war auch sehr jung. Kann ja sein, dass er unsicher gewesen ist, meine Bilder alleine zu beurteilen. Meine Freundin meinte das. Aber mich jetzt eine Woche hängen zu lassen!« Sie seufzte.

»Da kommt wieder die alte, starke Angst der ersten Monate hoch, nicht?«, fragte ich sie.

»Ja, es ist fürchterlich. Ich glaube, das werde ich nie loswerden. Eine 60-prozentige Überlebenswahrscheinlichkeit nach 10 Jahren haben sie mir damals im Krankenhaus prophezeit. Und weil ich die vorbeugende Chemo gemacht habe, darf ich noch mal 10 Prozent draufpacken.«

In der Fachsprache wird die Chemotherapie, die Christine bekommen hatte, als *adjuvante Chemotherapie* bezeichnet. Es ist eine vorbeugende Maßnahme, um mögliche Krebszellen, die sich durch den Befall der Lymphknoten im Körper schon verbreitet haben könnten, sofort abzutöten, bevor sie irgendwelche Tochtergeschwülste entwickeln können.

»Aber wer weiß denn, zu welcher Gruppe ich gehören werde? Zu den 70 Prozent der Darmkrebspatienten, die nach zehn Jahren noch leben, oder zu den 30 Prozent, die dann schon tot sind? Wissen Sie, ich komme mir so vor wie die Leute in der Todeszelle, die auf die Vollstreckung des Todesurteils warten. So kann man doch nicht leben!« Christine war verzweifelt.

»Frau Schuster, ich stelle nun bestimmt eine harte Frage«, ich sprach langsam und ruhig, »aber nehmen wir einmal den unwahrscheinlichen Fall an, Sie würden zu der Gruppe der 30 Prozent gehören, also zu denen, die die Zehnjahresmarke nicht mehr erreichen – was würde Sie dabei am meisten ängstigen?«

Christine schaute mich unverwandt mit großen Augen an, und nun redeten wir über das schwierige Thema Tod und Sterben und über die Angst davor.

Wäre Christine tatsächlich vom baldigen Sterben bedroht gewesen, so hätte meine therapeutische Aufgabe jetzt darin bestanden, ihr sowohl im Gespräch als auch unter Hypnose die Möglichkeit zu geben, sich mit ihrem Leben in all seinen Facetten auseinanderzusetzen, die Höhepunkte und Tiefpunkte, die Freuden und Enttäuschungen, die erfüllten und die unerfüllten Wünsche Revue passieren zu lassen, um darüber das eigene Leben – so wie es war – anzunehmen und versöhnt sterben zu können.

Doch das war nicht unser Thema.

In den Tagen nach der Mammographie, deren Ergebnis ungeklärt im Raume stehen geblieben war, hatte Christine in der Zeitung die Nachrufseite aufgeschlagen, eine Rubrik, die im *Berliner Tagesspiegel* jeden Freitag auf sehr persönliche Weise das Leben von drei Personen beschreibt, die kürzlich verstorben sind. Christine hatte sofort erfasst, dass zwei der dort Beschriebenen nicht älter als 50 Jahre alt geworden waren, und bevor sie noch die Todesursache am Ende der Artikel schwarz auf weiß las, war sie sich sicher, dass die beiden auch Krebs gehabt hatten – so wie sie. Am nächsten Tag hatte ihre Mutter angerufen und ihr jammernd von der alten Nachbarin erzählt, die nun doch ihrer Krebserkrankung erlegen sei, und zu guter Letzt war sie gestern benachrichtigt worden, dass ein Freund, mit dem sie noch in der letzten Woche telefoniert hatte, plötzlich über Nacht gestorben sei – »zwar nicht an Krebs, sondern an Herzversagen. Aber tot ist tot.«

Hypnose war angesagt:

»Machen Sie es sich doch bitte wieder bequem, Frau Schuster … genießen Sie es, die Beine hochzulegen … so wohlig und warm

von der Decke eingekuschelt zu sein ... und Sie sind ja nun schon sehr hypnoseerfahren ... können sich von Ihrem Atem in die Hypnose hineintragen lassen ... mit jedem Einatmen an Leichtigkeit gewinnen ... mit jedem Ausatmen tiefer einsinken ... ... und Sie mögen einfach mal zehn Jahre weitergehen ... das Leben um zehn Jahre vorspulen ... und so sind Sie jetzt 56 Jahre alt ... und vielleicht können Sie spüren, wie Sie im Liegestuhl auf Ihrer Terrasse in der Sonne ruhen ... es ist ein milder Sommertag ... angenehm warm ... die Vögel zwitschern ... das frisch gemähte Gras duftet ... ein leichter Wind streicht durch die Blätter der großen Buche ... es geht Ihnen gut ... Sie sind zufrieden ... fühlen, wie Sie in sich ruhen ... erfüllt sind ... ausgefüllt sind ... Ihres Lebens froh sind ... und irgendwann mögen Ihre Gedanken zurückgehen ... es ist so ein Tag, der zum Rückblick einlädt ... so ruhig ... so erhaben ... und so mögen Sie sich erinnern ... wie Sie vor über zehn Jahren ganz plötzlich wegen Verstopfung ins Krankenhaus kamen ... und sofort operiert werden mussten ... »

Christine verspannte sich etwas.

»*Und Sie ruhen ganz entspannt in Ihrem Liegestuhl ... schauen aus der Ferne zurück ... und sehen jetzt vielleicht auch, wie der Arzt an Ihrem Krankenbett steht ... Sie sind gerade aus der Narkose aufgewacht ... und er sagt Ihnen, dass Sie Darmkrebs haben ...*«

Christines geschlossene Augen begannen unruhig zu flattern, die ersten Tränen quollen aus ihren Lidern hervor und flossen nach und nach still über ihre Wangen. Ich hielt sie am Arm.

»*... und da mögen Tränen fließen ... still und leise ... bisher ungeweinte Tränen ... die sich nun lösen können ... Tränen ... die jede von belastenden Erfahrungen erzählen mögen ... von der Angst ... der Unsicherheit ... der Ungewissheit ... der Ohnmacht ... von dem Nichtwissen, was wird ... *»

Ich ließ Christine Zeit zum Weinen.

»... *und es mag so wohltuend ... so befreiend sein ... diese alte Tränenlast abzulegen ...* «

Der Tränenstrom war nun versiegt.

»*Und wie Sie da so in Ihrem Liegestuhl ruhen ... und genau wissen ... dass diese harte Zeit von damals endgültig vorbei ist ... dass Sie sich gut fühlen können ... gut fühlen ... dass das Leben wieder Freude macht ...* «

Ich ließ die Hypnose mit stärkenden Suggestionen ausklingen. Christine wirkte befreit, fast heiter und hatte wieder Lebensmut gefasst, der in den nächsten Tagen noch einmal medizinisch untermauert wurde: Die Mammographie ergab keinen Befund, auch die weiteren Kontrolluntersuchungen – Darm, Lunge, Leber – waren ohne krankhaften Befund, und die Laboruntersuchung, also die Blutwerte, waren »nicht nur gut, sondern SUPER«, wie sie mir in einer kurzen Mail freudig mitteilte.

Trotzdem wollte ich Christine noch durch eine weitere Hypnose stärken, damit sie sich gegenüber negativen und belastenden Nachrichten besser abgrenzen könne.

Wir wissen alle, dass Wahrnehmung ein aktiver Prozess ist, das heißt, dass uns in unserer Umgebung in erster Linie das auffällt, was uns gerade beschäftigt, was aktuell unser eigenes Thema ist, was uns umtreibt. Sollten Sie zum Beispiel gerade beabsichtigen, sich ein Auto zu kaufen, und Sie haben auch schon eine bestimmte Marke im Auge, so werden Sie ganz sicherlich diesen Autotyp plötzlich viel häufiger wahrnehmen als vorher, so als ob sich allein durch Ihre gedankliche Beschäftigung damit diese Autos über Nacht vermehrt hätten.

Ein an Krebs erkrankter Mensch beschäftigt sich über lange Zeit intensiv mit dem Thema Krebs, und es verfolgt ihn auf Schritt und Tritt. Schlägt er die Zeitung auf, liest er über

Stoffe, die krebserregend sind. Sieht er fern, stirbt in einem Fernsehspiel gerade jemand an Krebs. Liest er die Todesanzeigen, fällt sein Blick sofort auf die Zeile: »Statt Blumen erbitten wir Spenden für die Deutsche Krebshilfe«. Was der Nichtkrebskranke gar nicht wahrnimmt oder gleich wieder vergisst, trifft den Krebskranken ungeschützt und beschäftigt ihn. Sind es positive Nachrichten, bauen sie auf und machen Mut. Die negativen Nachrichten aber verunsichern, schwächen, lassen resignieren. Christine war häufig wütend über die aus ihrer Sicht negativ verzerrte Berichterstattung, die Krebs und Tod allzu häufig gleichsetzt. »Wann wird denn einmal von den 70 Prozent Überlebenden berichtet?«, fragte sie nicht zu Unrecht.

Basierend auf der Entspannungshypnose »Das Kastell« von der Münchener Hypnotherapeutin Agnes Kaiser Rekkas[7], machte ich mit Christine eine Hypnose zur Wahrnehmungslenkung.

»... und Sie gehen tiefer und tiefer in Hypnose ... und Hypnose ist ein anderer Bewusstseinszustand, der ganz natürlich ist ... in dem Sie ganz frei sind ... in dem Sie nach innen konzentriert sind ... mehr und mehr Zugang zu sich selber finden ... Ihre Stärken ... Ihre Fähigkeiten ... Ihre Kräfte aktiviert werden ... ... und vielleicht stellen Sie sich vor ... es ist ein schöner Sommertag ... und Sie liegen da auf der Wiese an Ihrem See ... das Licht der Sonne spiegelt sich auf dem Wasser ... Sie können den Sommer, die Sonne geradezu riechen ... während Sie so entspannt ruhen ... und in den Himmel hineinschauen ... der Himmel ist blau ... und vielleicht sind da einige kleine weiße Wolken ... die vorbeiziehen ... die Sie sich genauer anschauen ... und eine dieser kleinen Wolken mag die Form wie ein Kastell, wie eine Burg haben ... und Sie schauen näher hin ... mögen die Burgzinnen ... und die Türme ... und die schützende Mauer drumherum ganz genau sehen ... und diese Wolke ...

so leicht und luftig wie sie ist … ist ein ganz sicheres Kastell … eine ganz sichere Burg … und mag ganz allmählich auf Sie zuwandern … und der Boden dieser Wolke geht wie magisch auf … so dass Sie schließlich in diesem Kastell sind … umgeben von diesem lichten … aber dichten und sicheren Gemäuer … und der Boden verschließt sich dann wieder … und Sie mögen spüren … wie Sie ganz gesichert … ganz geschützt sind … ganz bei sich sind … ganz gesichert … ganz geschützt … und vielleicht schauen Sie mal hier, mal da aus den Burgfenstern hinaus … oder öffnen auch das eine oder andere Fenster … und sehen hinaus … was dort so vor sich geht … und sind in der Lage, ganz bei sich zu bleiben … den Schutz, die Sicherheit dieses Kastells zu spüren … ganz fest in sich verankert zu sein … und nur das an Reizen, an Situationen aufzunehmen … was für Sie wichtig ist und was Ihnen guttut … und so mag Ihr Blick ganz geschärft werden … und Ihr Empfinden sensibilisiert werden … und Ihr Gehör ganz fein werden … dass es Ihnen möglich ist … genau das von da draußen aufzunehmen und wahrzunehmen … was für Sie wichtig ist und was Ihnen guttut … … und so wird es Ihnen von Mal zu Mal leichter fallen … die bisher belastenden Botschaften so zu filtern … dass Sie das für sich herausziehen, was Ihnen guttut … und was Sie weiterbringt … mit dem Gespür … ganz gestärkt … und ganz sicher in diesem Kastell zu sein … einem Empfinden … das Sie auch über die Hypnose hinaus immer wieder wachrufen können …«

Ganz offenbar hatte das Bild des sicheren Wolkenkastells verbunden mit den Suggestionen zum Filtern all der Botschaften, die von draußen hereinkommen, Christines Unbewusstes erreichen können. Zumindest beschrieb sie mir in der nächsten Therapiestunde, dass ihr seit dieser Hypnose negative Krebsnachrichten viel gleichgültiger geworden seien. Von der Sitzung hatte ich auch eine CD erstellt, und ich bat Christine, diese Hypnose in unregelmäßigen Abständen zu Hause durchzuführen. Die tiefe Lebensverunsicherung, die die Diagnose Krebs auslöst, und die Angst vor einer ja durchaus real möglichen Wiedererkrankung sind so tiefgehend, dass eine einmalige Hypnose hier nicht dauerhaft entlasten kann, sondern Wiederholungen immer wieder notwendig sind.

»Der Esel geht immer voran.« »Schuster, bleib bei deinen Leisten.« »Vögel, die am Morgen pfeifen, frisst am Abend die Katz.« »Das dicke Ende kommt noch.« – Christine hatte beim Rückblick auf ihre Kindheit festgestellt, wie Selbstbewusstsein, Lebensfreude und Zuversicht in einem Geflecht von Regeln und Sprichwörtern nur geringe Entwicklungschancen gehabt hatten. Nachdem sie im Laufe der letzten anderthalb Jahre viel selbstsicherer und lebensfroher geworden war, hatte sie diese Spruchweisheiten längst kreativ und intelligent umformuliert: »Der Esel geht immer voran, welch mutiges Tier!« »Schuster, bleib bei deinen Leisten und bau dir eine Schuhfabrik!« »Vögel, die am Morgen pfeifen, pfeifen der Katz eins am Abend.« So hatten fast alle alten Sprichwörter ihre negative, einengende Wirkung auf Christine verloren. Nur ihre alte Mutter schaffte es immer noch, ihr einen Dämpfer zu verpassen, wenn sie sich gerade so richtig fit und gut fühlte. Christine war sich zwar sicher, dass ihre Mutter diese »Holzhammersprüche« bestimmt nicht böse meinte, sondern dass diese negativen Sätze eher ihrer ungelenken Art und ihrer Angst, das Schicksal mit so viel Freude und Elan zu frech herauszufordern, zuzuschreiben waren. Aber wenn Christine dann hörte: »Freu dich bloß nicht zu früh, das dicke Ende kommt noch«, konnte sie sich nicht der suggestiven Kraft dieser Sätze entziehen und wurde mutlos. Mittlerweile beobachtete sie an sich, dass ihr auch völlig unabhängig von der Mutter, sobald sie sich besonders gut fühlte, eine dieser Negativprophezeiungen ganz von selbst in den Sinn kam und sie sich, als würde ein Schalter umgelegt werden, gleich schlechter fühlte.

»Schließen Sie doch mal bitte die Augen, Frau Schuster ... machen es sich bequem ... und gehen mit einigen ruhigen Atemzügen in Hypnose ... spüren vielleicht schon, wie sich Entspannung im Körper ausbreitet ... die Muskeln sich lockern ... Sie immer wohliger in den Sessel einsinken ... der Kopf ganz frei wird ... ganz leicht wird ...«

Ich brauchte nur noch wenige hypnoseinduzierende Suggestionen zu formulieren. Christine ging durch die täglich zu Hause praktizierte Selbsthypnose schnell in Trance.

»Und wir haben ja eben über diese Sprichwörter gesprochen ... und ich möchte Sie jetzt bitten, ein inneres Bild entstehen zu lassen, das den Titel trägt ›Das dicke Ende kommt noch‹ ... und sobald Sie vor Ihrem geistigen Auge dieses Bild sehen, bitte ich Sie, es mir zu beschreiben ... und Sie sind in der Lage zu reden ...«

Es dauerte nicht lange, und Christine beschrieb ein Bild, in dem sich von unten links wie Dampf aus einer Lokomotive eine riesige, braune Wolke über die ganze Bildfläche verteilte. »Das Bild ist hässlich und eklig«, befand sie.

»... Okay, Frau Schuster, und nun mögen Sie das Bild sich verändern lassen ... denn es hat sich nämlich auch der Titel des Bildes verändert ... es geht da nur um ein Wort ... aber wie wichtig ist es manchmal, ein Wort zu verändern ... um Dinge zum Guten zu wenden ... aus dem Wort ›dicke‹ ist das Wort ›schöne‹ geworden ... und so kann jetzt ein inneres Bild entstehen, das den Titel trägt ›Das schöne Ende kommt noch‹ ... und sobald Sie dieses neue Bild in sich sehen, mögen Sie als Zeichen für mich mit dem Kopf nicken ...«

Bald nickte Christine, und ich fragte sicherheitshalber noch nach, ob das Bild auch schön sei, was sie mir wieder nickend bestätigte.

» ... *Dann mögen Sie dieses schöne Bild genießen ... ganz tief in sich aufnehmen ... davon getragen sein ... und auf der tieferen Ebene Mut ... und Kraft ... und Vertrauen spüren ... was Ihnen keiner nehmen kann* ...«

Nach weiteren Suggestionen zur Stärkung und der Rücknahme aus der Hypnose berichtete mir Christine mit noch ganz verklärtem Blick, kaum habe sich der Titel des Bildes geändert, seien wie von selbst, wieder von links unten hochkommend, Sterne wie aus einem Füllhorn über das Bild geschüttet worden; silbrige, glänzende Sterne, die das gesamte Bild in einen hellen, lichten Schein getaucht hätten, und sie hätte sich gar nicht sattsehen können, so schön sei das Bild gewesen.

Wir waren am Ende unserer gemeinsamen therapeutischen Arbeit angekommen. Christine ging es körperlich und seelisch gut. Sie arbeitete noch regelmäßig zu Hause mit der Selbsthypnose und wollte das auch beibehalten. Sie hatte gelernt, gut auf sich zu achten, sich selber und ihre Bedürfnisse ernster zu nehmen, sich von negativen Prophezeiungen unabhängiger zu machen, und sie hatte Lebensfreude entwickelt und ein Lebensthema gefunden, das sie begeisterte. So konnten wir voneinander Abschied nehmen, und doch bat ich Christine bei unserem letzten Termin, ihr in circa einem Jahr einen Brief schicken zu dürfen, nicht als ihre Therapeutin, sondern in der fiktiven Rolle einer guten alten Freundin, die sich um ihr weiteres Wohlergehen sorgte.

Liebe Christine,
heute schreibe ich Dir nun, wie vor einem Jahr angekündigt, obwohl Dir das schon komisch vorkommen mag. Aber

vielleicht ist die Idee von Frau Schlicht auch gar nicht so schlecht, dass Du von mir Post bekommst, und wenn Du dann diese Zeilen liest, noch einmal überprüfen kannst, ob Du Dich auf dem richtigen Weg befindest.

Meine allererste große Frage ist natürlich: *Wie geht es dir?* Und denke jetzt mal nicht, dass das so eine Frage ist, die Dich wahrscheinlich in den vergangenen zwei Jahren viele nur pflichtschuldigst gefragt haben, um kurz Deine schlimme Erkrankung zu streifen und dann schnell wieder zur Tagesordnung überzugehen. Nein, Christine, ich will wirklich wissen: Wie geht es Dir? Wie fühlst Du Dich? Was macht Dein Leben?

Damals, als wir uns in der Praxis von Frau Schlicht verabschiedeten, da hatte ich den Eindruck, dass es Dir wirklich gut ging. Du warst zwar noch dünn – klar –, aber Deine Augen leuchteten so erwartungsvoll. Du warst so lebensfroh, motiviert, dynamisch; voller Aktivitäten und Pläne.

Und wie ist es jetzt? Bist du immer noch so enthusiastisch? Stehst Du jeden Morgen mit Begeisterung auf und freust Dich auf den Tag und auf das, was er Dir bringen wird? Ich hab das damals richtig bewundert, wie Du, man kann wohl zu Recht sagen: wie Phönix aus der Asche nach diesen langen grauen Jahren und der wütenden Krankheit in die Farben des Lebens eingetaucht bist. Und was Du alles in Angriff genommen hattest! Das Aquarellmalen, die Beschäftigung mit der Homöopathie, die Wochenendausflüge mit Rainer, der wöchentliche Café-Treff mit Deiner Freundin, die Selbsthypnose, das Nein-sagen-Können, eben so leben, wie es Dich beglückte – so hattest Du das jedenfalls formuliert, als wir uns das letzte Mal sahen. Wer schafft das schon?

Und nun sag mal, Christine, kannst Du das jetzt immer

noch so sagen, lebst Du Dein Leben immer noch so, dass es Dich glücklich, dass es für Dich Sinn macht?

Ist es Dir gelungen, die weiteren Pläne, die Du damals hattest, realisieren zu können? Wie weit bist Du mit Deinem Vorhaben, Heilpraktikerin zu lernen, und kannst Du heute überhaupt noch so wie damals sagen, das ist es? Das will ich wirklich, dafür brenne ich? Manchmal merkt man ja erst auf dem Weg, der eingangs so einladend und stimmig schien, dass vielleicht das Schuhwerk doch nicht passt oder man sich zu viel bücken muss, um durch die dichten Büsche zu kommen, die zu Beginn des Weges gar nicht erkennbar waren. Oder es mag auch das genaue Gegenteil geschehen sein, dass der Weg viel zu breit geworden ist, und Dir die Richtung verlieren zu gehen droht.

Wie sieht es mit Deiner Arbeit aus? Hast Du es geschafft, die einsame Büroarbeit im Betrieb zu reduzieren und um die Tätigkeit zu ergänzen, wo Du unter Menschen bist und immer wieder aufs Neue erfährst, dass sie Deine Arbeit schätzen?

Und wie geht es Dir körperlich? Ich meine das jetzt nicht auf den Krebs bezogen. Da hättest Du mich bestimmt gleich informiert, wenn irgendeine der Kontrolluntersuchungen einen belastenden Befund ergeben hätte. Nein, ich meine, spürst Du noch diese Energie in Dir, die Dich damals so beschwingt hat? Und erlebst Du noch diese innere Kraft, die Dich damals so sicher getragen hat, dass Du es Dir gestatten konntest, in Dir zu ruhen und voller Vertrauen zu sein, Dir selbst, den anderen und dem Leben gegenüber?

Ich stelle Fragen über Fragen, und das mag Dich schon zu nerven beginnen. Aber ich glaube einfach, dass wir mit uns alleine nicht so richtig Bilanz ziehen können, da wir uns häufig die Ausgangsdaten nicht mehr vergegenwärtigen – vielleicht wie ein Fluss, der sich ja bestimmt auch nicht erinnern wird, wie sein Wasser irgendwann einmal frisch über Felsen sprudelte, während er nun träge und müde ein schlammiges Tal durchquert.

Und weißt Du, liebe Christine, wenn meine Fragen und viel mehr noch Deine Antworten darauf Dich jetzt erschrecken sollten, weil Du Dir eingestehen musst, dass Du die eine oder andere Glücksaktivität zurückgeschraubt hast, dann will ich Dir nur sagen: Bilanz ist Bilanz. Das heißt, es kommt nicht darauf an, dass alles und jedes im positiven Bereich liegen muss. Ohne jede Frage wäre das am schönsten. Aber wir befinden uns ja im Leben und nicht irgendwo im Heile-Welt-Theater. Leben bedeutet Spannung, Entwicklung, Veränderung, und dabei knirscht es eben manchmal und läuft nicht nur rund. Worum es geht, ist die Gesamtbilanz. Könntest Du – und ich bleibe bei der Sprache der Ökonomie – als Unternehmerin Deines Lebens Deinen Geschäftsbericht ungefähr so verfassen? »Die Firma Christine Schuster ist ein gesundes und stabiles Unternehmen. Die Gesamtzahlen stimmen. Da mag möglicherweise in einzelnen Unterabteilungen noch nicht das geleistet werden, was die Chefetage erwartet und auch erwarten darf. Aber die Entwicklung der Firma geht absolut in die richtige Richtung, und ihr Potenzial ist riesig, was mit jedem weiteren Jahr durch inneres und äußeres Wachstum belegt wird.«

Liebe Christine, wie schön wäre es, wenn Du mir so einen Unternehmensbericht schicktest.

Herzlichst

Deine alte Freundin

Vier Wochen nachdem ich diesen Brief an Christine geschickt hatte, bekam ich ihre lange Antwort. »Sie hatten ja so Recht, dass ich nach einem Jahr so eine harte Konfrontration mit meinen ursprünglichen Zielen und Plänen gebrauchen würde«, schrieb sie. »Die Idee, einen Brief von einer fiktiven, guten alten Freundin zu bekommen, fand ich schon reichlich schräg damals, wenn ich das so frei sagen darf. Aber sie war richtig, und der Brief, an den ich natürlich überhaupt nicht mehr gedacht hatte, hat mich tief getroffen. Deswegen habe ich auch ein paar Wochen gebraucht, bis ich überhaupt zu einer Antwort fähig war.«

Christine beschrieb dann ausführlich, wie nach Beendigung der Therapie so nach und nach die Glücksaktivitäten hintangestellt wurden, weil sich die Arbeit, der Alltag, das Kümmern um die hinfälliger werdende Mutter immer mehr in den Vordergrund schoben. »Als Ihr Brief eintraf, lag der letzte Wochenendausflug mit Rainer ein halbes Jahr zurück. Meine Freundin hatte ich zuletzt vor drei Wochen gesehen, allerdings nicht im Café, sondern wir hatten uns zufällig im Supermarkt getroffen und uns dann zwischen den Lebensmittelregalen, auf unsere Einkaufswagen gestützt, fast eine Stunde unterhalten. Und ich wage es gar nicht zu schreiben, wann ich das letzte Mal die Selbsthypnose gemacht habe.« Die Heilpraktikerausbildung hatte sie nicht mehr verfolgt, obwohl es immer noch ihr Herzenswunsch war. Sie hatte sich zwar zum Malkurs an der Sommeruniversität angemeldet, konnte ihn dann aber doch nicht wahrnehmen, weil Rainer sie dringend im Betrieb gebraucht hatte.

Aber: Insgesamt verbrachte sie weniger Stunden im Büro als früher, weil sie zwei Tage pro Woche als Assistentin in einem physiotherapeutischen Rehabilitationszentrum arbeitete, wo sie die meist unfallgeschädigten Patienten durch ihre freundliche und zupackende Art aufmunterte und häufig erfolgreich für das mühselige Training an den Sportgeräten motivieren konnte. Und: »Seit einigen Monaten singe ich in einem Gospel-Chor, und die wöchentliche Chorprobe habe ich noch nie versäumt. Es macht einfach zu viel Spaß, den ich mir nicht nehmen lasse.

So denke ich, dass ich doch schon ganz gut für mich eintreten kann, wenn mir etwas wirklich wichtig ist. Also, mein Gesamtunternehmen ist zwar im Kern nicht ungesund, reagiert aber leider noch recht schwankend auf die Veränderungen des Marktes. Hier wünschte ich mir noch mehr Stabilität in der kommenden Zeit. Seit vor vier Wochen die neueste Unternehmensanalyse einzelne, leider gravierende Schwachstellen aufgedeckt hat, tagt mein Vorstand regelmäßig und ist dabei, an der Entwicklung einer Unternehmensphilosophie zu arbeiten, die alle Unternehmensbereiche durchdringen soll und das Motto trägt: Leben durch Lebendigkeit.«

Kapitel 6
Ich war nicht immer ein dickes Kind
Und wieder ein Kilo zugenommen

Das blasse, dickliche Mädchen sitzt am Küchentisch vor ihrem aufgeschlagenen leeren Schulheft. Das Kinn auf ihre Handrücken gestützt, schaut sie träumend auf die Straße hinunter. Wenn Mami jetzt um die Ecke biegen würde! Gebannt beobachtet sie die Straßenecke. Aber vielleicht würde sie sie gar nicht mehr wiedererkennen. In drei Jahren kann sich viel verändern, hat Oma gesagt. Mami hatte ihr noch die blaue Schultüte mit den goldenen Herzen gekauft ... Die Wohnungstür fällt krachend ins Schloss, sie zuckt zusammen.

»Na, wobei habe ich dich jetzt wieder ertappt, Melanie!« Ihr Vater steht drohend vor ihr. Das Mädchen zieht den Kopf ein und schaut ängstlich nach unten in sein leeres Heft.

»Antworte gefälligst!« Er brüllt und gibt ihr einen Schlag auf den Hinterkopf. Sie duckt sich noch tiefer und hält sich die Hände schützend über den Kopf.

»Hast du nicht gehört? Du sollst mir antworten!« Er wird noch lauter. »Und hör auf, dich in die Tischplatte zu verkriechen!« Mit seiner breiten, kräftigen Hand reißt er ihren Kopf ruckartig an den Haaren nach oben, und bevor sie irgendeinen Laut von sich geben kann, schlägt er ihr mit der Faust ins Gesicht. Sie bekommt Nasenbluten.

»Du hast bestimmt wieder an deine Mutter gedacht! Diese elende Hure!« Es trifft sie ein zweiter Faustschlag. Das Blut tropft auf die leeren Heftseiten.

»Los, marsch! Geh ins Bad und wasch dir das Blut ab! Oder wie lange willst du hier noch dein Heft verschmieren?«, herrscht er sie an. Aber sein Ton ist schon ruhiger. Sie weiß, dass es jetzt erst einmal vorbei ist.

»Ich war nicht immer ein dickes Kind. Fotos aus meiner Kindheit hab ich ja nicht, aber ich erinnere mich ziemlich genau, dass ich bei der Einschulung noch ganz normalgewichtig war. Erst als zu Hause alles so schwierig wurde, fing ich an zu fressen.«

Mir saß eine junge, lebhafte Frau von 32 Jahren gegenüber, die mit knappen Worten beschrieb, wie ihre Entwicklung zur Fettleibigkeit begonnen hatte. Ihre wachen, braunen Augen wirkten in dem pausbäckigen Gesicht merkwürdig verkleinert. Der Hals verlor sich in einem Doppelkinn. Ihre massige Körperfülle zeichnete sich unter der langen Hemdbluse ab. Melanie war 1,66 m groß und wog über zwei Zentner.

»Am Anfang war es Frustessen, aber irgendwann ist es dann zur Gewohnheit geworden. Mein Höchstgewicht lag bei 126 Kilo. Das war vor knapp zwei Jahren. Ich sah schrecklich aus. Eine Fettrolle an der anderen. Wie ein Monster habe ich mich gefühlt. Als mir mein Hausarzt Betablocker verschreiben wollte, weil mein Blutdruck zu hoch war, habe ich schließlich eingewilligt, eine Diät zu machen. Die ersten sechs Wochen war ich dazu in einer Klinik. Das war hart, sehr hart, aber nachdem die Pfunde zu purzeln begannen, war ich richtig motiviert und bin bis auf 100 Kilo runter. Da blieb ich plötzlich stehen, warum auch immer, und nun, nachdem ich dieses Gewicht fast ein halbes Jahr hab halten können, geht's wieder nach oben. 106 sind es jetzt, und wenn ich da nichts gegen unternehme, bin ich bald wieder bei meinem Monstergewicht. Ich hab nun gehört, dass man mit Hypnose abnehmen kann.«

Melanie schaute mich erwartungsvoll an. »Na, und deswegen bin ich hier.«

»Wer möchte denn, dass Sie abnehmen, Frau König?«, fragte ich.

Melanie sah mich verständnislos, fast ein bisschen ärgerlich an. »Wie meinen Sie denn das? Ich natürlich!« Und ganz resolut fügte sie noch hinzu: »Ich habe keinen Partner, wenn Sie das meinen, und selbst wenn, von dem würde ich mir nicht vorschreiben lassen, was ich zu tun oder zu lassen habe.«

»Seien Sie mir nicht böse, Frau König, ich hab Sie ein bisschen provozieren müssen«, ich versuchte die kleine Spannung zwischen uns wieder aufzulösen, »und Ihre Antwort gefällt mir, denn genau das brauchen wir, es zeigt ja schon, wie viel Kraft hinter Ihrem Anliegen steckt.« Melanie lächelte.

»Also, an sich will ich irgendwann völlig von dem Übergewicht loskommen, aber ich hab gedacht, ich peile jetzt erst einmal 90 Kilo als erstes Teilziel an. Meinen Sie, das ist machbar?«

»Warum sollten Sie sich das nicht gönnen können?« Meine Gegenfrage schien Melanie etwas zu irritieren, aber bevor sie nachfragen konnte, stellte ich noch eine Frage: »Was erhoffen Sie sich denn von der Hypnosebehandlung?«

»Unterstützung!« Melanies Antwort kam wie aus der Pistole geschossen. »Unterstützung gegen die Heißhungerattacken, Unterstützung beim Durchhalten der Diät, Unterstützung, damit das Thema Essen in meinem Denken nebensächlicher wird.«

Ich war erleichtert. Manchmal hatte ich Patienten in meiner Praxis erlebt, die von der Hypnosebehandlung Zauberei erwarteten, dass ich da beispielsweise während der Trance nur einen Schalter umzulegen hätte, und danach wären sie von ihrer Fresssucht oder Nikotinsucht oder von jahrelanger Angst oder was auch immer ein für alle Mal geheilt. Die Enttäuschung war dann natürlich vorprogrammiert, wenn sich dieser Schalter nicht so leicht umlegen ließ, und insofern war es immer mein Bestreben, dem Patienten schon im Vorgespräch zu einer realistischen Erwartungshaltung gegenüber der Hypnose zu verhelfen. Melanie schien offensichtlich keine überzogenen Erwartungen gegenüber der Hypnotherapie zu hegen, so dass ich gleich weitere Fragen zu ihrer Krankheitsgeschichte stellen konnte.

»Haben Sie denn schon vor der Diät im Krankenhaus früher mal irgendwelche anderen Diäten gemacht, Frau König, und wenn ja, mit welchen Ergebnissen?«

Melanie schüttelte den Kopf.

»Und wie war das in der Kindheit, als Sie anfingen, dick zu werden?«, fragte ich weiter.

»Was soll da schon groß gewesen sein?« Melanies Stimme nahm einen abweisenden Ton an. »Nachdem meine Eltern sich getrennt hatten, bin ich eben einfach dick geworden. Gekümmert hat das keinen. – Können wir denn nicht schon heute mit der Hypnose beginnen?«

Melanie wollte ganz offenbar nicht über ihre Kindheit sprechen, sondern erinnerte mich an ihren Auftrag an mich: Sie wollte mit Unterstützung der Hypnose ihr Gewicht um 16 Kilogramm auf 90 Kilogramm reduzieren.

»Einverstanden, Frau König. Warum sollten wir uns auch mit alten Geschichten beschäftigen, während offenkundig Ihre überflüssigen Pfunde nur darauf warten, abgelegt zu werden?«

Melanie sank von meinen Worten geführt in eine tiefe Ruhehypnose. Sie hatte sich auf einer Lichtung in der Nähe von grasenden Pferden, ihren Lieblingstieren, im sommerwarmen Gras ausgestreckt, nahm die Gerüche um sich herum wahr, spürte die wärmenden Sonnenstrahlen auf ihrer Haut, hörte das leise Schnauben der Pferde und entspannte sich auf eine ganz besondere Art wohlig tief. Nach der Rücknahme fühlte sie sich noch ganz gelöst und war hoch motiviert für die nächste Sitzung, in der wir die Hypnose gezielt für ihr Abnehmprogramm einsetzen würden.

Die *Adipositas* (medizinische Bezeichnung für Fettleibigkeit oder Fettsucht) wird nach drei Schweregraden unterschieden, die meist über den sogenannten *Body-Mass-Index* (abgekürzt: BMI, aus dem Englischen = Körpermasseindex) berechnet werden.[8] Danach litt Melanie an Adipositas II, zur Zeit ihres Höchstgewichts sogar an Adipositas III.

Adipositas ist eine in den Industrieländern weit verbreitete Erkrankung. In Deutschland sind nach den zuletzt 2003 durch das Robert-Koch-Institut mittels einer telefonischen Gesundheitsbefragung erhobenen Daten von den Menschen über 18 Jahren 17 Prozent der Männer und 20 Prozent der Frauen adipös (fettsüchtig).[9]

In den selteneren Fällen ist Adipositas rein organisch bedingt, zum Beispiel durch eine krankhafte Veränderung des Stoffwechsels. Dagegen sind in den meisten Fällen neben erblicher Veranlagung insbesondere ungesunde Ernährungsgewohnheiten und Bewegungsmangel als die entscheidenden Ursachen für die Entstehung von Adipositas anzusehen. Auch scheinen viele adipöse Menschen das maßlose Essen als Mittel zum Stressabbau einzusetzen, so dass hier auch eine seelische Komponente eine wichtige Rolle spielt.

Natürlich versuchen viele übergewichtige Menschen durch unzählige Diäten, ihr Gewicht immer wieder zu reduzieren. Allerdings unterliegen sie dann häufig dem sogenannten Jo-Jo-Effekt, so wie es ja auch Melanie erlebte: Nach einer strengen Diät, in der sie immerhin ein Fünftel ihres Körpergewichtes verloren hatte und das Gewicht auch noch über einen gewissen

Zeitraum hatte halten können, nahm sie, nachdem sie wieder in ihr früheres Essverhalten zurückgefallen war, in rasantem Tempo zu – eben wie ein Jo-Jo, das nach unten trudelt, um dann wieder nach oben zurückzuschnellen.

Wie erklärt sich der Jo-Jo-Effekt? Sobald die Kalorienzufuhr radikal gesenkt wird, schaltet der Körper auf ein Notprogramm um, damit er trotz Unterversorgung überleben kann. Er senkt zwangsläufig seinen Kalorienbedarf und lebt gleichzeitig von den eigenen Reserven, indem er Fettgewebe und Muskelgewebe abbaut. Während es ja gerade Sinn jeder Diät ist, Fettgewebe abzubauen, führt aber der Abbau von Muskelgewebe zu einem verringerten Grundumsatz, das heißt, der Energieverbrauch des Körpers wird erheblich herabgesetzt, denn Muskeln verbrauchen Energie, im Aktivzustand sowieso, aber eben auch im Ruhezustand. Wenn nach der Diät die frühere Lebensweise wieder aufgenommen wird, schnellt das Gewicht dann natürlich in die Höhe. Da der Körper sich auf einen geringeren Energieverbrauch und die magere Kalorienzufuhr während der Diät eingestellt hat, hortet er nämlich den nun hereinbrechenden Essenswohlstand sorgfältig in Depots und bildet fürsorglich neue Fettpolster, ganz in der Erwartung, dass wieder schlechte Zeiten anbrechen könnten, was sich ja dann auch häufig mit der nächsten Radikaldiät bewahrheitet.

Dauerhafte Gewichtsreduktion ist also nur möglich durch dauerhafte Ernährungsumstellung und regelmäßige körperliche Aktivität.

»Warum wollen Sie eigentlich abnehmen?«, fragte ich Melanie gleich zu Beginn der zweiten Sitzung.

»Liegt das nicht auf der Hand, wenn man so dick ist wie ich? Also, die medizinischen Risiken haben mich da schon erschreckt. Was mir da mein Hausarzt alles erzählt hat: Bluthochdruck, Herzinfarkt, Schlaganfall, zuckerkrank, Arthrose in den Gelenken. Darauf sollte ich mich schon einmal einstellen, hatte er gemeint, nicht heute und nicht morgen, aber wenn ich so weitermachen würde, könnte er mir mindestens eine dieser Krankheiten in spätestens zehn Jahren garantieren. Na, und den Bluthochdruck hatte ich ja schon.«

»Heißt das, Frau König, Sie wollen Ihrem Körper nicht mehr diese Last zumuten, damit er einfach länger gesund bleibt?«

»Ja, aber das ist es nicht nur. Sie können sich das bei Ihrem Körpergewicht wahrscheinlich gar nicht vorstellen, was das für ein saublödes Gefühl ist, immer überlegen zu müssen, passt du da durch dieses Drehkreuz beim Supermarkt, solltest du dich wirklich auf diesen klapprigen Stuhl setzen, kannst du dich noch auf den freien Platz zwischen den beiden Leuten in der U-Bahn zwängen? Und wissen Sie, Frau Schlicht, was ich wirklich toll fände, wenn ich kein Höckerchen mehr bräuchte, um aufs Pferd aufzusteigen.«

»Sie reiten?«

»Ja, noch nicht so lange. Aber es war immer mein Wunsch gewesen, und es macht mir so viel Spaß. Mein Reitlehrer wäre bestimmt auch begeistert, wenn ich so aufs Pferd käme. Und dann ist da noch ein Punkt: Wenn man dünner ist, sieht man einfach besser aus, attraktiver, und das will ich jetzt auch werden.«

»Sehr schön.« Melanie hatte in nur wenigen Sätzen viele hilfreiche Bilder für die Hypnosebehandlung beschrieben. »Haben Sie denn schon eine Vorstellung, wie Sie dann aussehen mit 90 Kilo?«

Melanie lachte mich an. »Sie werden mich jetzt bestimmt für verrückt erklären, aber ich habe schon ein Kleid dafür im Kleiderschrank hängen. Wunderschön. Ich konnte es bloß bisher noch nie tragen. Als ich vor zwei Jahren die Diät begonnen hatte, sah ich dieses rote Kleid aus Chiffonseide im Schaufenster einer Boutique für Übergrößen hängen. Ich war ja noch kilometerweit oder besser kilogrammweit davon entfernt, aber ich war mir einfach sicher, irgendwann wirst du dieses Kleid tragen können, und so hab ich's gekauft.«

»Das hört sich sehr gut an. Das schöne Kleid ist schon da, also müssen wir nur noch an der Figur arbeiten.«

»Und so sind Sie jetzt tief entspannt, gelöst und frei ...«
Nachdem mir Melanie ihre persönlichen Dickmacher benannt hatte, führte ich sie in die erste therapeutische Hypnose.

»... Und Hypnose ist ein Bewusstseinszustand, der ganz natürlich ist ... in dem Sie mehr nach innen konzentriert sind ... und dadurch Blockierungen lösen ... und freier werden können ... und so mögen Sie mehr und mehr erleben, dass Ihr Verhalten freier wird ... frei von inneren Zwängen ... so dass Sie ganz natürlich essen werden ... so wie die Tiere der freien Wildbahn ... wie die Wildpferde ... die auch ganz natürlich ihre Nahrung aufnehmen ... und vielleicht können Sie diese schlanken Körper vor sich sehen ... wenn sie dann über Wiesen und Steppen traben ... und sie nehmen nur so viel Nahrung zu sich, wie sie brauchen ... und sie spüren Sättigung auf ganz natürliche Weise ... ...

Dagegen so ein dicker, fetter Mops, der immer noch frisst und in sich hineinstopft, auch wenn er schon bis obenhin voll ist ... und der nicht nur viel, sondern auch noch ganz ungesunde Nahrung zu sich nimmt ... Bonbons, Kekse, Schokolade und Kuchen in sich reinstopft ... und Sie mögen dieses arme Tier sehen ... wie es sich kaum noch bewegen kann ... wie es fett und stumpfsinnig in seinem Körbchen hockt ... ...

Wie schön ist es aber, die Anmut der Wildpferde zu beobachten ... wie sie sich so leichtfüßig und behände bewegen ... sie ernähren sich natürlich und gesund ... sie nehmen gerade so viel auf, wie sie wirklich brauchen ... ...

Und so werden Ihnen Süßigkeiten, Bonbons, Schokolade, Kekse, Kuchen weniger und weniger wichtig werden ... weil Ihr Inneres Sie immer mehr darauf hinlenken wird, gesund zu leben ... sich gesund zu ernähren ... und Sie mögen vielleicht schon jetzt in sich spüren, welche Vitalität Ihr Körper dann haben wird ... wie Sie Ihren straffen Körper spüren ... wie Sie eine innere Stärke wachsen spüren, die Sie auch belastende und anstrengende Situationen ruhig und gelassen meistern lässt ... ...

Und vielleicht gehen Sie schon mal gedanklich an den Punkt, wo Sie Ihr Wunschgewicht erreicht haben ... ... und sehen sich nun im Spiegel ... spüren dieses innere Einverständnis mit sich ... sehen sich in diesem wunderbaren roten Kleid ... beginnen vielleicht zu tanzen ... ganz anmutig ... ganz leichtfüßig ... und Sie mögen spüren, wie angenehm dieses Gefühl ist ... und um wie vieles freier Sie sich fühlen ... frei von schwerem Gewicht ... frei von bedrängenden und einengenden Gedanken ... ...«

Nach dieser Hypnose, so berichtete mir Melanie drei Tage später bei unserem nächsten Termin, bekam sie erst nach sieben Stunden wieder Hunger. Auch gelang es ihr mühelos, die Weight-Watchers-Diät[10], die sie gleichzeitig mit der Hypnotherapie begonnen hatte, einzuhalten.

Auch wenn das Abnehmen mit Hypnose begleitet wird, bedarf es einer Ernährungsumstellung auf der bewussten Ebene. Einfach nur Hypnose, und weiterhin Hamburger, Eiscreme, Kuchen und Chips einschieben wollen, funktioniert nicht. Es muss also schon auf der bewussten Ebene auch die Bereitschaft vorhanden sein, sich von dem Junkfood zu verabschieden. Die Hypnose leistet dabei die Unterstützung auf der unbewussten Ebene, so dass der Patient auch auf dieser inneren Ebene bereit ist, sich auf das neue Essverhalten umzustellen. Das Unbewusste wird quasi neben dem Bewusstsein als zusätzlicher und entscheidender Bündnispartner gewonnen, um die Veränderung zu ermöglichen.[11]

Melanie hatte sich im Vorfeld mit verschiedenen Diätprogrammen auseinandergesetzt und sich für die Weight-Watchers-Methode entschieden, weil sie damit ganz nach Belieben den leeren Magen mit Ballaststoffen wie Salat oder Äpfeln füllen und so von nagenden Hungergefühlen verschont bleiben konnte. Als weiteren Vorteil schätzte Melanie an dem Programm, dass sie es sowohl als Diät als auch zukünftig nach der erfolgreichen Gewichtsreduktion zum Gewichtserhalt einsetzen konnte. Nur das wöchentliche Treffen von Abnehmwilligen zum Erfahrungsaustausch schlug sie aus, da sie in dieser Zeit lieber reiten ging und sich dadurch noch Bonuspunkte im Rahmen der Diät erwarb.

In den nächsten Sitzungen begleitete ich Melanies Abnehmprogramm mit weiteren therapeutischen Hypnosen, in denen ich sie zusätzliche innere Bilder imaginieren ließ. So sah sie zum Beispiel das Stirnrunzeln ihres Reitlehrers, wenn sie sich einen Schokoriegel oder andere Süßigkeiten kaufen wollte. Oder sie erlebte innerlich, wie sie abends nach 20 Uhr so gesättigt war, dass sie die ganze Nacht tief und fest, ohne von irgendeinem Hungergefühl aufzuwachen, durchschlafen konnte. Oder sie sah, wie sie sich mit einer Leichtigkeit und ohne Höckerchen auf ihr Pferd schwang und ihr Reitlehrer ihr begeistert applaudierte. Oder sie stellte sich vor, wie sie auf dem Rücken ihres Lieblingspferdes saß und im hellen Morgenlicht am Strand ausritt, sich von der frischen, klaren Brise durchpusten ließ und so ganz in Harmonie mit der Bewegung ihres Pferdes und der sie umgebenden Natur den im Arbeitsalltag angestauten Stress ablegte.

Melanie war Elektronikerin von Beruf und gehörte zur – wie sie es nannte – »IT-Feuerwehr« einer großen Firma, das heißt, sobald irgendein Sachbearbeiter Probleme mit seinem PC bekam, wurde sie angerufen, und meistens war es so, dass sie schon der nächste Hilferuf ereilte, während sie noch für den ersten Kollegen nach dem Fehler suchte, der seinen PC zum Abstürzen gebracht hatte. Bisher hatte sie diesen Arbeitsdruck mit Keksen und Schokoriegeln kompensiert. Nun gelang es ihr immer öfter, sich von dem ständigen Druck zu befreien, indem sie zwischendurch ein paar tiefe Atemzüge tat und sich währenddessen ihren befreienden Ausritt am Strand vorstellte. Zu Hause hörte Melanie täglich ihre Hypnose, die ich speziell für sie aufgenommen hatte.

Neben der Hypnose besprachen wir auch Verhaltensprobleme, die das Abnehmen behinderten. So berichtete Melanie zum Beispiel, dass sie nach der Arbeit immer so ausgehungert sei und auf ihrem Weg nach Hause die zahlreichen Backshops, Croissanterien und Pizza-Stände im S-Bahnhof Friedrichstraße nicht passieren könne, ohne wenigstens zwei oder drei Teilchen zu kaufen. Abhilfe schafften da täglich zwei sehr große Äpfel, die sie genau beim Betreten des Bahnhofes zu essen begann. Schon allein wegen des angebissenen Apfels wollte sie sich an keinen dieser Stände mehr anstellen. Denn wie sollte sie das Geld für eine Streuselschnecke oder ein Marzipancroissant aus ihrem Portemonnaie herausnehmen, ohne den riesigen Apfel dabei mit den Zähnen im Mund festzuhalten und so Gefahr zu laufen, dass er ihr herausfiel und sie sich zum Gespött des Verkäufers und aller Umstehenden würde?

Melanie verlor Gewicht. In rasantem Tempo. Nach einer Woche hatte sie 3 Kilogramm abgenommen, nach sieben Wochen 6 Kilogramm. Nach zwölf Wochen wog sie 10 Kilo weniger als zu Beginn unserer Arbeit – 96 Kilo, und sie war stolz und sah gut aus.

Ich machte mir etwas Sorgen, weil sie mit fast einem Kilogramm pro Woche so rapide abgenommen hatte, dass sie weit über der medizinisch empfohlenen Abnehmquote von einem Pfund pro Woche lag. Aber im Zusammenspiel von Ernährungsumstellung, sportlichen Aktivitäten – Reiten und täglich eine halbe Stunde auf dem Heimtrainer – und der regelmäßigen unterstützenden Hypnose hatte Melanie Kilo um Kilo abgelegt, und wir sahen beide schon, wie sie bald in ihrem schönen, roten Kleid ausgehen würde.

Doch wir irrten uns. Bei 96 Kilogramm stoppte der Prozess plötzlich, so als wäre da eine unüberwindbare Schranke heruntergelassen worden. Melanie ernährte sich weiterhin punktgenau nach ihrer Diät, aß brav ihre Riesenäpfel, während sie im Bahnhof Friedrichstraße auf ihre S-Bahn wartete, machte ihren Sport, hörte täglich ihre Hypnose – und wog vier Wochen später immer noch 96 Kilo. Was für ein Frust, »zum Schokoriegelessen«, wie sie ihren emotionalen Zustand beschrieb.

»Wenn Sie auch in den letzten vier Wochen kein Gramm abgenommen haben, Frau König, wie reagiert denn eigentlich Ihre Umwelt darauf, dass Sie sichtbar weniger wiegen als vor vier Monaten?« Vielleicht hätte ich diese Frage schon etwas früher stellen sollen, doch ich war vorher einfach nicht darauf gekommen.

»Ich kann mich nicht erinnern, dass ich jemals in meinem Leben so viele Komplimente bekommen hab, Frau Schlicht. Meine Freunde sind begeistert und ermutigen mich, weiterzumachen. Auch viele Kolleginnen haben mich angesprochen, seit man sieht, dass ich nicht mehr ganz so monströs bin.«

»Sie sprechen nur von Kolleginnen, Frau König. Kollegen haben Sie doch auch, oder?«, fragte ich.

»Na, die äußern sich nicht weiter, aber ich spüre es an deren Blicken, dass sie es merken«, Melanies Stimme hörte sich plötzlich etwas belegt an.

»Ich hab so das Gefühl, so ganz angenehm scheint Ihnen das nicht zu sein?«, hakte ich nach.

»Na ja ...«, Melanie verstummte und schaute nach unten auf den Boden, so als ob sie erst einmal ihre Gefühle ordnen müsste, bevor sie dann leise sagte: »Vielleicht ist es so etwas wie Ausgeliefertsein.«

»So als ob Sie da ganz ungeschützt sind?«, fragte ich behutsam.

Melanie blickte mich traurig an und nickte.

»Schließen Sie mal bitte die Augen, Frau König, ich komm an Ihre Seite ... und so gut wie Sie schon Hypnose kennen und können ... mögen Sie mit einigen tiefen Atemzügen in Trance gehen ...«

Melanies Atmung wurde ruhiger, sie schien mit jedem Ausatmen tiefer in den Sessel einzusinken, ihre Arme lagen entspannt auf den Sessellehnen. Und obwohl sich ihre Gesichtszüge entspannten, kullerten einzelne Tränen aus ihren Augenwinkeln.

»Sie spüren dieses Traurigsein ...«, Melanie nickte sogleich bestätigend,

»... und Sie sehen da vielleicht in einem ganz entfernten Bild die kleine Melanie, die mit ihrem Vater alleine lebt, seit die Mutter ausgezogen und nie mehr wiedergekommen ist ...«

Melanie hatte mir in einer der letzten Sitzungen ihre Kindheit beschrieben, in der nach den ersten sechs glücklichen Jahren gemeinsam mit ihren Eltern sechs bittere Jahre alleine mit ihrem Vater folgten, aus denen sie schließlich vom Jugendamt erlöst wurde. Von da an hatte sie in einer liebevollen Pflegefamilie gelebt.

»... und wie der Vater damit nicht fertig wird, dass seine Frau ihn verlassen hat, und er seine ganze Wut immer wieder an der Kleinen auslässt ...«

Melanie weinte still, ich hielt sie am Arm.

»… Und da mag jede Träne ihre eigene kleine oder große traurige Geschichte erzählen … Geschichten von Verletzungen … inneren und äußeren … Geschichten von Demütigungen … von Schlägen und Fußtritten … von Wehrlosigkeit und Hilflosigkeit … von Ungerechtigkeit … von Einsamkeit … von Angst und Schmerz …«

Träne um Träne löste sich still wie ein nicht endender, ruhiger Fluss.

»Und manchmal ist es so, dass es die alten Tränen sind … die ungeweinten … die hinter Mauern einzementierten … die auch noch dann, wenn die schlimme Zeit längst vorüber ist, auf ihrem Schutzwall beharren … während das innere Freisein doch schon längst begonnen hat … Sie erwachsen sind … Sie klug und souverän sind … …

Und je mehr sich die Tränen lösen, umso mehr bröckeln die alten Mauern … und wie ist es doch gut, den dicken, alten Panzer abzulegen und sich endgültig von den vergangenen Lasten zu befreien … …«

Ich schwieg ein Weilchen und nahm dann einzelne Metaphern und Suggestionen wieder auf.

Ganz allmählich versiegte Melanies Tränenstrom. Sie stieß einen tiefen und langen Seufzer aus, als ob sie etwas zum Abschluss gebracht hätte, und so führte ich sie noch an ihren inneren Ruheort, wo sie sich auf der sonnigen Lichtung nahe bei den friedlich grasenden Pferden ausruhte und sich von dieser anstrengenden inneren Arbeit erholte.

Der Damm war gebrochen. Nach zwei Wochen schrieb mir Melanie, dass sie nun wieder abnehmen würde, und sie fügte noch hinzu: »Auch wenn ich meinen Vater nie wiedersehen möchte, diese fürchterlichen Gefühle, die ich immer hatte, wenn ich an die Zeit mit ihm gedacht habe, sind jetzt irgendwie blasser oder unwichtiger geworden.«

Ich freute mich sehr über Melanies Mail. Nicht immer gelingt es, die den veränderten Essgewohnheiten oder dem Abnehmen generell entgegenstehenden unbewussten Blockierungen aufzudecken und zu überwinden.

Ich erinnere mich an eine aktive, lebensältere, übergewichtige Patientin, die bei einer Körpergröße von 1,68 m 78 Kilo wog und ihr Gewicht um 5 Kilo verringern wollte. Und trotz der schönsten Hypnosen, in denen sie sich wunderbar entspannt fühlte, war sie nicht in der Lage, bei ihren vielfältigen geselligen nachmittäglichen Unternehmungen auf die »feinen Torten« zu verzichten. Wie sie mir beschrieb, habe ihre Familie in der Nachkriegszeit in Berlin oft hungern müssen. Sie sei damals als Kind »spargeldünn« gewesen, worüber sich ihre liebevolle Mutter sehr gesorgt habe. In der Hypnose, in der wir herausfinden wollten, was sie am Abnehmen hinderte, hörte die Patientin wieder den kummervollen Satz, den ihre Mutter, wenn das Essen wieder nicht reichte, so oft gesagt hatte: »Mädchen, du bräuchtest doch was zum Zusetzen!« Mit dieser inneren Botschaft, noch dazu von einem geliebten Menschen, war es nur zu verständlich, dass die Patientin brav zulangte, wenn es etwas »zum Zusetzen« gab. Gegenüber dieser mütterlichen Fürsorge mussten wir uns einfach geschlagen geben, und so lernte die Patientin, ihr ja auch nicht extremes Übergewicht zu akzeptieren.

Melanie kam in längeren Abständen noch zweimal zur Hypnotherapie – wir hatten insgesamt zehn Stunden miteinander gearbeitet – und berichtete mir von ihren weiteren Abnehmerfolgen, die sich allerdings, seit sie die strenge Einhaltung des Weight-Watchers-Programms etwas gelockert hatte, im Verhältnis zu den ersten drei Monaten erheblich verlangsamt hatten. So nahm sie jetzt alle ein bis zwei Wochen circa ein Pfund ab, was ich beruhigend fand. Wir waren uns beide sicher, dass sie ihr Traumgewicht von 75 bis 80 Kilogramm erreichen würde. Auf jeden Fall, so erzählte sie lächelnd, habe das schöne rote Kleid bei der letzten Party schon etwas geschlabbert, aber die Blicke und Komplimente der Männer hätten ihr trotzdem Spaß gemacht!

Kapitel 7
Wie eine Uhr ohne Uhrwerk
Depression oder wenn man am Leben verzweifelt

»Schönen guten Tag, Herr Hagenow. Mein Name ist Chiara Lang. Ich habe Ihre Stellenanzeige in der *Frankfurter Allgemeinen* von der letzten Woche gelesen.« Während Chiara in ihr Handy sprach, lief sie unruhig im Zimmer hin und her.

»Worum geht es denn?« Herr Hagenows Stimme hörte sich gelangweilt an – stumpfer Bürokratentyp. Wahrscheinlich hatten schon unzählige Bewerber vor ihr angerufen. Sie war wie immer sehr spät dran. »Ihr Name war Klara Lang?«

»Nein, um Gottes willen! Chiara Lang heiße ich! Soll ich es Ihnen vielleicht buchstabieren?« Sie zog die Silben betont lang: »Chi-a-ra. Chi mit c h. Verstehen Sie? Italienisch.«

»Aaah, wie interessant«, sein Ton wurde süffisant, »i-ta-lie-nisch!« Auch er dehnte die Silben. »Haben Sie denn was mit Italien zu tun?«

Chiara schluckte. »Also ... also, meine Urgroßmutter war Italienerin.« Dass ihr das immer noch so schwerfiel, von ihrer Urgroßmutter zu erzählen! Sie ärgerte sich.

»Was haben Sie denn für Qualifikationen, Frau Lang, außer dass Ihre Urgroßmutter I-ta-lie-ne-rin war?« Sie konnte förmlich sein arrogantes Grinsen vor sich sehen.

»Alle, die Sie in Ihrer Anzeige aufgeführt haben!« Ihr Ton wurde schnippisch. »Einser-Examen, vielfältige praktische Erfahrungen, selbstständige und zügige Arbeitsweise, Fähigkeit zur Teamarbeit, hohe Belastbarkeit und als Gratisgabe sogar noch eine italienische Urgroßmutter.« Sie redete sich in Fahrt. »Aber wissen Sie, Herr Hagenow, ich merke schon, in Ihrem Unternehmen würde ich meine Fähigkeiten nur vergeuden. Sie kennen doch den Spruch: Perlen vor die Säue werfen. Das muss ich mir nicht antun!« Chiara drückte die Verbindung weg und knallte das Handy auf den Tisch.

»Warum muss ich immer nur an solche Idioten geraten, die nichts, aber auch gar nichts verstehen?« Verzweifelt brüllte sie ihre Wand an und schleuderte den Stellenanzeigenteil der Zeitung mitten in das schmutzige Geschirr auf dem Tisch. Eine Kaffeetasse kippte vom Stapel und zerbrach. Chiara hielt erschrocken inne, Tränen stiegen ihr in die Augen. »Nein, nicht auch noch meine Lieblingstasse!« Sie schrie auf und schlug sich mehrmals mit der Faust gegen die Stirn, so als wollte sie sich Satz für Satz einbläuen: Mir gelingt nichts! Keine Stelle! Kein Partner! Kein nichts! Ich will nicht mehr! Sie schmiss sich aufs Sofa, vergrub ihren Kopf ins Kissen und schluchzte.

Als der Tränenstrom verebbte, spürte Chiara nur noch eine abgrundtiefe Müdigkeit in sich. Hätte sie bloß nicht diesen Herrn Hagenow angerufen! Heute Morgen hatte sie sich das erste Mal nach vielen Tagen ein bisschen stärker gefühlt, aber jede auch nur kleinste Zurückweisung ließ sie zusammenbrechen. Auch wenn sie sich dann nach außen kämpferisch und aggressiv gab, fühlte sie sich innerlich wie ein Nichts, ohne Kraft, ohne Ziel, einfach nur leer – vergleichbar einer Uhr, der man das Uhrwerk herausgenommen hatte. Wozu strengte sie sich überhaupt immer wieder so an? Sie schloss die Augen. Nie wieder kämpfen müssen, dachte sie.

Es klingelte Sturm an der Wohnungstür. Schlaftrunken erhob sich Chiara und öffnete.

»Chiara, was ist denn los mit dir? Ich warte schon fast eine

Stunde im Café auf dich. Ans Telefon bist du auch nicht gegangen. Hast du denn unsere Verabredung vergessen?« Sophie sah sie halb ärgerlich, halb besorgt an.

»Tja ...«, Chiara rieb sich die noch verquollenen Augen, »die hab ich wohl verschlafen«, antwortete sie leise. »Tut mir leid, Sophie. Komm doch rein.«

»Irgendwie siehst du fertig aus, Chiara. Dir geht's nicht gut, oder?« Sophie streichelte ihr die Wange.

Sie setzten sich an den Tisch. Sophie schob das Geschirr zusammen. »Bloß gut, dass wir nicht mehr zusammenwohnen, Chiarina, unsere Freundschaft wäre in deinem Chaos zu Bruch gegangen.«

»Ja, ich weiß, es sieht hier aus wie im Saustall«, sagte Chiara müde, »geh bloß nicht aufs Klo. Ich hab seit Wochen nicht mehr sauber gemacht. Es ist mir alles zu viel. Schon das Aufstehen jeden Morgen ist ein Kraftakt. Seit ich das Examen in der Tasche habe, ist eine solche Lähmung in mir.« Sie seufzte. »An sich müsste doch jetzt das Leben richtig losgehen. Aber am liebsten würde ich nur noch im Bett bleiben.« Sophie schaute ihre beste Freundin besorgt an.

»Na, nun sorg dich nicht, Sophielein«, Chiara versuchte in einen munteren Ton zu wechseln, »immerhin hab ich heut Vormittag in dem Schulbuchverlag angerufen.«

»Ja und, was hast du erfahren?«

»Natürlich nichts. Wieder so ein Kerl ...«,

»... der dich Klara Lang genannt hat«, unterbrach sie Sophie. Chiara nickte.

»Merkst du eigentlich gar nicht, dass du es bist, die da die Macke hat, Chiarina?«, fragte Sophie sanft.

»Und merkst du eigentlich gar nicht, wie du gerade auf meiner Seele rumtrampelst?« Chiara legte ihren Kopf auf den Tisch und vergrub ihn in den Armen.

»Entschuldige, Chiara.« Sophie strich liebevoll über ihr dichtes, dunkelbraunes Haar. »Aber du musst irgendetwas machen. Ich glaube, du bist depressiv, und irgendwie ist es ja auch kein Wunder bei all dem Stress, den du hattest: das Examensjahr, die Trennung von Jörg, vielleicht auch mein Auszug hier, und dann deine wirklich blöde Kindheit.«

»Du solltest Therapeutin werden, Sophie!« Chiara hob den Kopf ein wenig hoch und linste sie mit einem Auge an. »Doch wahrscheinlich hast du Recht.«

Als Chiara Lang ziemlich mürrisch in meiner Praxis anrief, um einen Termin auszumachen, und sie mir ihren Namen nannte, meinte ich zu ihr, ohne weiter nachzudenken: »Chiara – das ist doch italienisch, oder?«

Schweigen.

Chiara schien die Luft anzuhalten. Ich ärgerte mich schon über meine spontane, unprofessionelle Frage, die offenbar Chiara verwirrt, mindestens aber sprachlos gemacht hatte.

Doch da hörte ich sie antworten, nun plötzlich ganz freundlich: »Ja, stimmt, ist italienisch. Toll, dass Sie das wissen.«

Das Eis war gebrochen. Glück gehabt!

»Meine Freundin Sophie hat gemeint, ich sollte zu Ihnen kommen. Es ist nämlich so ... Ach, ich weiß gar nicht, wie ich anfangen soll ...«

Mir gegenüber saß Chiara, eine junge, zierliche Frau von dreißig Jahren mit feinen Gesichtszügen und dunklen, leicht welligen halblangen Haaren. Ihre braunen, schwarz geränderten Augen schauten mich müde an. Erst später sollte ich auch den Schalk in ihren Augen kennenlernen.

»Ich glaube, das Schlimmste ist«, Chiara versuchte mir auf meine Frage nach ihrem Problem zu antworten, »dass ich so unendlich müde bin, ohne jede Energie. Es ist fast jeden Tag das Gleiche: Wenn ich es schließlich dann doch geschafft habe, um elf oder zwölf Uhr vormittags aufzustehen, bin ich auch gleich wieder müde, als ob Duschen und Anziehen Schwerstarbeit wären. Das ist doch nicht normal! Dann fühl ich mich auch häufig so leer, sitze nur auf meinem Sofa und stiere vor mich hin. Oder ich weine stundenlang. Und immer wieder dieses Grübeln darüber, was ich alles machen müsste und dass ich ja doch nichts hinkriege und mir sowieso nichts gelingt.« Chiara seufzte resigniert.

»Wie lange fühlen Sie sich schon so, Frau Lang?«

»So schlecht wie jetzt fühle ich mich vielleicht seit zwei, drei Monaten, also seit ich die letzte Prüfung abgelegt habe. Ich hab Geographie studiert, aber nicht auf Lehramt, und jetzt müsste ich mir an sich eine Stelle suchen, und irgendwie klappt das nicht.«

»Heißt das, Frau Lang, wenn Sie eine Stelle finden würden, würde es Ihnen besser gehen?«

»Nein, das glaube ich überhaupt nicht«, Chiara wurde etwas lebhafter. »Es wäre sicherlich nicht schlecht, wenn ich so eine feste Tagesstruktur hätte, früh aufstehen, arbeiten gehen usw. Aber ich kann mir nicht vorstellen, dass das mein Lebensglück wäre, jeden Tag irgendwo acht, neun Stunden an einen Schreibtisch gefesselt zu sein und Schulbücher zu entwickeln oder Länderdossiers zu schreiben oder sonst irgendetwas Kluges.«

»Und suchen Sie denn zur Zeit nach Stellen oder ›müssten Sie das an sich nur tun‹, wie Sie es vorhin gesagt haben?«

»Nein, ich schaue schon in die Stellenanzeigen und schicke auch mal eine Bewerbung ab – wenn ich mich aufraffen kann. Also, ich bin schon auf Stellensuche«, antwortete Chiara brav.

»Ich sag das jetzt vielleicht etwas zugespitzt, Frau Lang. Aber für mich hörte sich das gerade so an, dass Sie gegenwärtig Ihr Leben danach ausrichten – ich verkürze mal Ihre Formulierung –, eine ›Schreibtischfessel‹ für sich zu finden.«

Chiaras Mundwinkel zuckten. Ich schien sie vor den Kopf gestoßen zu haben. Aber dann setzte sie sich plötzlich gerade in dem Sessel auf und schaute mich mit lachenden Augen an. »Das ist also Psychotherapie! Man bekommt freundlich und behutsam vor Augen geführt, wie bescheuert man ist!«

Während ich noch überlegte, was ich darauf sagen könnte, ergänzte Chiara, nun über das ganze Gesicht grinsend: »Und für diese Erkenntnis muss man auch noch bezahlen!«

Wir lachten.

»Meinen Sie denn, dass dieses Depressive wie eine Schutzhaltung ist, damit mir die Schreibtischfessel erspart bleibt?«, fragte Chiara nun wieder ganz ernst. »Also lieber jetzt ein bisschen depressiv sein und keine Stelle finden als das ganze Leben todunglücklich sein?«

»Ich weiß es nicht, möglicherweise. Schließen Sie doch mal bitte die Augen. Wir machen eine ganz kleine Imaginationsübung.

»*Stellen Sie sich bitte vor, Sie haben da eine Stelle in einem Schulbuchverlag bekommen, vielleicht können Sie sich schon sehen, wie Sie am PC an einem Schreibtisch sitzen und Arbeitsmaterialien für den Erdkundeunterricht entwickeln ...*«

»Ja, kann ich mir vorstellen, ich hab ja schon mal ein Praktikum in einem Verlag gemacht und musste da ganz selbstständig arbeiten«, unterbrach mich Chiara.

»*Sehr schön, Frau Lang. Dann versuchen Sie mal bitte genau in die Situation hineinzugehen. Was sehen Sie, wenn Sie vor sich schauen? ... Was, wenn Sie sich zur Seite drehen? ... Und was sehen Sie, wenn Sie hinter sich gucken? ... ... Und nun achten*

Sie bitte mal auf all die Geräusche, die Sie umgeben ... Können Sie sie hören? ...«

Chiara nickte. Ihr Gesichtsausdruck wirkte sehr konzentriert.

»Gut ... dann können Sie vielleicht auch die Gerüche, die um Sie herum sind, wahrnehmen ...«

Chiara schnüffelte kurz. Sie schien etwas zu riechen und verzog leicht das Gesicht.

»Und es mag auch sein, dass Sie es richtig körperlich spüren, dort in diesem Verlag zu sein ... dass Sie vielleicht spüren, wie Sie auf dem Stuhl sitzen oder was Ihre Finger gerade berühren ... ...«

Chiara bestätigte mir auch diese Sinneswahrnehmung durch ein leichtes Kopfnicken. Ich hatte nun außer dem gustatorischen Sinn (Geschmackssinn) alle Sinnesmodalitäten abgefragt – das Visuelle (Sehen), das Auditive (Hören), das Olfaktorische (Riechen) und das Kinästhetische (Fühlen der körperlichen Lage), und Chiara schien das Arbeiten im Verlag jetzt ganz lebendig erleben zu können, als wäre sie tatsächlich da.

»Können Sie mir denn jetzt bitte beschreiben, wie es Ihnen geht, wie Sie sich fühlen, Frau Lang?«, fragte ich nach einer kleinen Weile.

»Ich bin nur müde und gelangweilt«, antwortete sie mit schleppender Stimme. »Am liebsten würde ich vom Schreibtisch aufspringen und wegrennen.«

»Hm, da geht es Ihnen also nicht gut ... Dann lassen Sie uns einmal auf eine andere Szene schwenken ... Sie sind in einer Besprechung mit Kollegen. Es geht um die Entwicklung eines neuen Lehrmaterials. Sie haben da eine interessante Idee und tragen das den Kollegen vor, die Ihnen gespannt zuhören ... ... Können Sie das so erleben?«

Chiara nickte.

»*Und wie geht es Ihnen dabei?*«

»Gut«, Chiara lächelte, »es ist ein angenehmes Gefühl, wie sie mir alle zuhören und auch ab und zu bestätigend nicken. Die scheinen meine Vorschläge richtig gut zu finden. Ja, das baut auf.«

»*Wunderbar, dann verweilen Sie ruhig einmal ein bisschen in dieser Situation ... Sie haben interessante Ideen ... Sie machen das gut ... Sie sind gut ... ... und wie befreiend das ist, das einmal so deutlich spüren zu können ...*«

Aus der kleinen Imaginationsübung, in der ich anfangs nur Chiaras berufliche Wünsche hatte ausloten wollen, entwickelte ich eine Intervention zur Ich-Stärkung, die ich noch mit einigen Metaphern weiter ausbaute, damit Chiaras ausschließlich negative Denkhaltung der letzten Wochen schon einmal unterbrochen wurde.

»*Und vielleicht können Sie, wenn Sie aus dem Fenster schauen, eine Gruppe von großen, kräftigen Bäumen sehen, deren Kronen breit und ausladend sind ... und sie sind ganz wichtig ... sie haben wichtige Funktionen ... so spenden die Bäume Schatten und reinigen die Luft, indem die Blätter Sauerstoff abgeben ... sie sind so tief verankert und verwurzelt ... sie sind sehr stark ... sie stehen sicher ... sie haben so viel Kraft ... dass ihnen auch widrige Situationen nichts anhaben können ...*«

Nach einigen weiteren Stärkungssuggestionen bat ich Chiara, sich zu räkeln und zu strecken und sich mit ein paar tiefen Atemzügen in den Praxisraum zurückzuorientieren.

Chiara öffnete die Augen. Ihre Gesichtszüge wirkten entspannt und gelöst.

»Das war aber angenehm«, beschrieb sie ihre Empfindungen während der Imagination, »ich weiß nicht, wann ich mich das letzte Mal so wohl gefühlt habe, so beschwingt, so sicher.

Zum Schluss hatte ich sogar das Gefühl, als wäre ich selber einer von diesen starken, kräftigen Bäumen. Das hat richtig gutgetan. War das jetzt schon Hypnose?«

»Ja, Frau Lang, das war schon eine leichte Hypnose. Sie waren in einem Trancezustand, haben Raum und Zeit um sich herum ausgeblendet und erlebten sich in dem Schulbuchverlag …«

»Das war ja auch ein tolles Gefühl, als die Kollegen mir so viel Anerkennung zollten«, unterbrach mich Chiara. »Ich hatte tatsächlich mehrere solcher Situationen damals während des Praktikums erlebt, dass die meine Arbeit richtig gut fanden. Sie können sich gar nicht vorstellen, wie überrascht ich da jedes Mal war. Ich glaube fast, dass das mit der Schreibtischfessel nur ein Teilaspekt ist. Wenn die mich gut finden, dann gehe ich auf wie ein Pfannkuchen, und da ist es dann wohl auch egal, was ich mache.«

»Tja, Frau Lang, bloß – wie können Sie gewiss sein, ob die Sie gut finden, wenn Sie sich bewerben oder am Anfang stehen?«

»Eben gar nicht, das ist ja das Problem.« Chiara schaute mich unsicher an. »Meinen Sie, man kann das lernen, von sich selber überzeugter zu sein?«

Was war Chiaras Problem? Ohne jede Frage erlebte sie typische Symptome einer Depression – Sophie hatte schon die richtige Diagnose gestellt. Sie war meist gedrückter Stimmung und freudlos, ihr Antrieb war äußerst vermindert, auch die kleinste Aktivität strengte sie an, sie schlief schlecht, ihr Selbstwertgefühl war am Boden, morgens ging es ihr meist noch schlechter als nachmittags oder abends (das sogenannte Morgentief), sie hatte kaum Appetit, ihre Konzentrationsfähigkeit war so reduziert, dass sie schon seit Wochen kein Buch mehr zur Hand genommen hatte.

Mit diesen Symptomen erfüllte Chiara eine Vielzahl der Diagnosekriterien für eine mittelgradige depressive Episode, und doch schätzte ich ihre depressive Symptomatik als weniger schwerwiegend ein, da Chiara im therapeutischen Kontakt aufgeweckt, konzentriert, ja fast lebhaft und sogar witzig wurde. Das heißt, sobald sie in einer Situation war, in der sie sich angenommen fühlte, verringerten oder verloren sich gar die depressiven Symptome.

Chiara erlebte diese positive Veränderung auch, wenn sie mit Sophie zusammen war. Sie berichtete mir, dass sie nach Sophies letztem Besuch plötzlich so viel Kraft hatte, dass sie doch tatsächlich den sich in den vergangenen Wochen angehäuften Berg schmutzigen Geschirrs abwaschen konnte. Aber sobald sie einen Tag keinen aufbauenden Außenkontakt hatte oder eine Stellenabsage in ihrem Briefkasten fand, stellten sich wieder die grüblerischen Gedanken, die Gefühle der Wertlosigkeit und des völligen Versagens, eben die gesamte Palette der depressiven Symptome ein.

Die *Depression* gehört in den Industrieländern zu den häufigsten psychischen Erkrankungen. Laut den jüngsten Angaben des Bundesgesundheitsministeriums durchleben in Deutschland circa 15 Prozent der Frauen und 8 Prozent der Männer zwischen 18 und 65 Jahren innerhalb eines Jahres eine depressive Phase.[12] Andere Schätzungen gehen von noch viel höheren Zahlen aus, da die Depression häufig als solche nicht erkannt wird, sondern sich beispielsweise hinter psychosomatischen Beschwerden versteckt. Oder der Betroffene kommt gar nicht auf die Idee, sich Hilfe bei einem Psychologen oder Psychiater zu suchen, da er meint, mit seinem seelischen Tief alleine fertig werden zu müssen. Ohne Sophies einfühlsamen Rat wäre Chiara wahrscheinlich noch länger in dem Teufelskreis von Antriebsarmut, Versagensgefühlen und

Verzweiflung verharrt. Und diese Gefühlsmischung kann lebensgefährlich werden.

»Haben Sie denn schon mal mit dem Gedanken gespielt«, fragte ich Chiara bei unserem ersten Kontakt, »aus diesen schrecklichen Gefühlen herauszukommen, indem Sie Ihrem Leben ein Ende setzen?« Ich musste bei der von Chiara geschilderten Symptomatik das mögliche Selbstmordrisiko ausloten. Ein Großteil der verübten Selbstmorde erfolgt im Rahmen einer depressiven Erkrankung. 2008 nahmen sich 9451 Personen in Deutschland das Leben.[13]

Chiara blickte mich überrascht an, senkte dann wie beschämt die Augen und nickte.

»Ich frage Sie das, Frau Lang, weil es fast natürlich ist, dass Sie solche Gedanken überkommen, und Sie brauchen sich deswegen auch nicht zu schämen. Sie gehören quasi zum Krankheitsbild der Depression dazu, weil die depressiven Gefühle einfach so unerträglich sind. Und doch möchte ich natürlich unter keinen Umständen, dass Sie sich das Leben nehmen.«

Chiara hatte wieder aufgeblickt und schaute mich aufmerksam an, und ich stellte ihr die Frage, die für den Laien fast beängstigend wirkt, deren Antwort mich aber besser abschätzen lässt, wie selbstmordgefährdet der Patient wirklich ist. »Haben Sie sich denn auch schon überlegt, wenn Sie Selbstmord machen würden, *wie* Sie sich dann umbringen würden?«

»Wie? Sie meinen mit welcher Methode?«, fragte mich Chiara zweifelnd.

»Ja, genau das meine ich.«

»Ach, so akut ist es, glaube ich, nicht.« Chiara wollte das Thema wohl lieber beenden. Ich sagte nichts und wartete ruhig auf ihre Antwort.

»Na ja, um ehrlich zu sein«, sie räusperte sich, »ich würde von irgendeinem hohen Gebäude runterspringen wollen. Da ist man dann sicher tot. Mit Tabletten weiß ich nicht Bescheid, ob die auch richtig wirken, und Pulsadern aufschneiden ist mir zu …«, sie schüttelte den Kopf, »… zu blutrünstig. Aber ich hab mir noch kein Gebäude ausgesucht, wenn Sie das wissen wollen.«

»Stimmt, danach hätte ich Sie jetzt auch noch gefragt. – Haben Sie sich denn irgendeinen Termin oder eine Frist gesetzt?«, fragte ich weiter.

»Sie meinen, wenn ich die 20. Stellenabsage im Kasten habe, dann mache ich Schluss? Nein, hab ich nicht. Ich hatte mal so eine Phase, als ich ungefähr 15 Jahre alt war und das Zusammenleben mit meiner Mutter immer unerträglicher wurde. Da hatte ich mir vorgenommen, wenn du 18 wirst und du immer noch in diesem Drama lebst, dann bringst du dich um. Gott sei Dank hatte ich die Frist so weit gesteckt. Hätte ich mir damals meinen nächsten Geburtstag gesetzt, hätten Sie mich wahrscheinlich nie kennengelernt.«

Ich schätzte das aktuelle Selbstmordrisiko bei Chiara als eher gering ein, da sie keine konkreten Pläne zur Beendigung ihres Lebens ins Auge gefasst hatte. Aber gerade aufgrund ihrer Vorgeschichte wollte ich auf Nummer sicher gehen und vereinbarte mit ihr, dass sie, wenn sie sich wirklich umbringen wollte, mich vorher kontaktieren müsse, dass wir mindestens telefonisch, besser noch persönlich, ein ausführliches Gespräch miteinander führen würden, bevor sie ihre Selbstmordabsichten in die Tat umsetzen würde. Sie sicherte mir dies per Handschlag zu.[14]

Die Depression kann also eine lebensgefährdende Komponente entwickeln, die erst einmal abgeklärt werden muss. Erst danach kann die eigentliche therapeutische Arbeit beginnen, deren Ziel es ist, den Patienten aus seinen negativen Denk- und Gefühlsmustern herauszulösen und ihm zu helfen, ein positives Selbstbild von sich zu entwickeln. Chiara hatte sich während der kurzen Imaginationsübung in der ersten Stunde »beschwingt und sicher« gefühlt, so dass sie sich und ihre Fähigkeiten erstmalig seit längerer Zeit wieder positiv erlebte. Und genau dieses positive Erleben ihrer selbst war mit verschiedenen Hypnosen der Schwerpunkt unserer nächsten Sitzungen.

»Sie mögen tiefer und tiefer in Hypnose gehen …«
Wie sich schon gezeigt hatte, gehörte Chiara zu der Gruppe der hochsuggestiblen Personen (Erklärung im Kapitel 3), so dass sie mit nur wenigen Suggestionen in den Trancezustand eintauchen konnte.

»… Und ich möchte Sie zu einem kleinen Segeltörn auf dem Mittelmeer einladen … ein milder, heller Sonnentag umgibt Sie … das türkisfarbene Meer liegt so ruhig … so glatt vor Ihnen … in einer kleinen malerischen Bucht ankern Sie mit Ihrem schönen, schlanken Segelboot …«
Chiara hatte mir von ihrem Wunsch erzählt, dass sie irgendwann einmal segeln lernen wolle, »das Wasser so elegant durchpflügen und sicher ein Ziel ansteuern – das würde mir gefallen«, hatte sie es beschrieben.

»… Vielleicht ruhen Sie gerade an Deck … schauen in den blauen Himmel hinein, wo weiche, weiße Wattewolken vorüberziehen … und lauschen, wie ganz kleine Wellen gegen den Bug Ihres Segelbootes plätschern … So sanft … so friedlich … so sicher … wiegt das Boot auf dem Meer … und vielleicht spüren Sie das leichte, wohlige Schaukeln, während Ihr Inneres schon zu klären beginnt, wohin die Reise gehen mag … …
… Und auch wenn Sie Ihr Ziel bewusst noch nicht wissen mö-

gen, setzen Sie mit ruhiger und sicherer Hand die Segel ... voller Vertrauen in sich selber ... in Ihre eigene Kraft ... in Ihr tieferes Wissen, was Sie sicher leitet und führt ... und Sie lichten den Anker ... und spüren Sie mal, wie Ihre Hände und Arme die Ankerkette nach oben ziehen und den Anker schließlich auf das Deck hieven ... wie stark Sie sind ... wie kräftig Sie sind ... wunderbar ... ...

... Und eine leichte Brise mag aufkommen ... Sie können die salzige, frische Meeresluft riechen ... die Segel blähen sich ... und getragen vom Wind ziehen Sie durch das Wasser ... ganz sicher ... ganz elegant ... Ihr Ziel vor Ihrem inneren Auge ... ...

... Und Ihr Inneres weiß den Weg und kennt das Ziel ... und all Ihre Kräfte richten sich darauf aus ... ... beobachten Sie ruhig, wie das Segel von Backbordbug zu Steuerbordbug wechselt ... oder wie Sie das Segel dichtholen ... oder auch wieder lose lassen ... Sie halten Kurs ... Sie bestimmen die Richtung ... ganz getragen von Ihrem Vertrauen in sich selber ... von Ihrer eigenen Kraft ... Ihrem tieferen Wissen ... so wie das Wasser Ihr Boot so sanft ... so friedlich ... so sicher trägt ... und lassen Sie sich überraschen, wie Ihr Unbewusstes des Nachts im Traum ... oder auch tags durch einen plötzlich auftretenden Gedanken ... oder eine Empfindung ... oder eine Idee ... oder wie auch immer ... Sie Ihre Kraft spüren lässt ...«

Chiara lernte auch Selbsthypnose und schaffte es immer häufiger, sich analog der Imaginationsübung aus der ersten Sitzung so intensiv auf die Sinnesempfindungen eines positiven Zustandes zu konzentrieren, dass sie sich anschließend wohler und gestärkter fühlte. Wir hatten gemeinsam ihre persönliche Liste positiver Zustände erarbeitet, die von kleinen Wohlfühlerlebnissen wie Auf-der-Parkbank-die-ersten-Sonnenstrahlen-im-Frühling-Genießen oder Pistazieneis-aus-der-Waffeltüte-Schlecken bis zu persönlichen Lebenserfolgen wie die erste selbst gebastelte Windmühle im Kindergarten oder das Überreichen des Abiturzeugnisses reichte.

Neben den Hypnosen entwickelten wir im Sinne der Verhaltenstherapie auch detaillierte Tages- und Wochenpläne, nach denen Chiara eine Art festen Stundenplan für jeden Tag hatte, der ihren oft noch fehlenden Antrieb ersetzen half. Gerade weil Chiara arbeitslos war, fehlte ihr jede verbindliche Tagesstruktur, so dass sie im Vergleich zu berufstätigen Personen noch viel gefährdeter war, wieder in depressive Phasen abzustürzen.

In diesen Tagesplänen legte Chiara für sich beispielsweise schriftlich fest, wann sie morgens aufstehen, ihre Wohnung aufräumen, abwaschen, einkaufen gehen, Wäsche waschen und die Selbsthypnose machen würde. Gleichermaßen lernte sie, die Aktivitäten zu identifizieren, die in ihr ein positives Gefühl auslösten, und integrierte sie dann systematisch in ihre Tagespläne. So organisierte sie sich täglich wenigstens eine angenehme Aktivität wie Sophie treffen, Salsa tanzen gehen, andere Freunde oder Bekannte sehen, E-Mails schreiben, Schwimmen gehen u. a. und erlebte dadurch regelmäßig positive Verstärker, die sie nach und nach in ihrem Selbstwertgefühl förderten.

In der ersten Zeit fiel es ihr noch schwer, diese Tagespläne durchzuhalten und sich zu den einzelnen Aufgaben aufzuraffen. Doch je öfter sie die Erfahrung machte, dass sie sich mit den Aktivitäten zumindest besser fühlte, als wenn sie gar nichts tat und nur zu Hause blieb, umso konsequenter versuchte sie die Pläne einzuhalten. Bis sie allerdings dieselbe Freude an den Unternehmungen wie früher hatte, dauerte es noch mehrere Wochen.

Insgesamt ging es Chiara mit diesen ersten therapeutischen Interventionen schon etwas besser. Sie erlebte nun häufiger

Phasen, in denen sie sich lebensfroher, aktiver, selbstsicherer und zuversichtlicher fühlte. Allerdings hatte sie auch immer wieder depressive Einbrüche, die sie insbesondere dann heimsuchten, wenn sie ihren Selbstwert in Frage gestellt sah, weil sie beispielsweise wieder eine Stellenabsage erhalten hatte oder sich von Freunden missachtet fühlte.

Die Depression ist eine sehr vielschichtige Erkrankung, deren Kern ein tiefes Gefühl von Wertlosigkeit und Minderwertigkeit ausmacht, der bestimmte biochemische, psychologische und/ oder soziale Konstellationen zugrunde liegen.

Depressionsauslösend sind häufig der Verlust des Partners oder eines nahen Familienangehörigen oder Freundes, Trennung oder Scheidung, lang anhaltende, ungelöste Konflikte, dauerhafte berufliche Überforderung oder Arbeitsplatzverlust. Auch ein Umzug an einen anderen Ort oder ein Stellenwechsel, selbst wenn es sich um einen Aufstieg handelt, also jede einschneidende Lebensveränderung, kann erst einmal zu einer Depression führen.

Doch nicht jeder Mensch reagiert auf solche Lebenskrisen mit einer Depression. Wie die neurobiologische Forschung[15] mittlerweile belegt, sind vielmehr diejenigen Personen für die Entwicklung einer Depression besonders anfällig, deren innere Stresssysteme schon frühzeitig belastet wurden, so dass ihr Gehirn auf schwierige Lebenssituationen mit einer verstärkten und dauerhaften Aktivierung der Stresshormone reagiert, die die depressionstypischen körperlichen Symptome wie innere Unruhe, Schlafstörungen, Appetitverlust usw. bewirken. Eine sehr schwierige Kindheit, die beispielsweise von immer wiederkehrender Unsicherheit, körperlicher Gewalt oder dauernder Erniedrigung oder Lieblosigkeit geprägt ist, ist häufig der Nährboden für eine depressive Erkrankung, weil hier schon in den frühen Lebensjahren das innere Stresssystem des Körpers überproportional belastet wurde. Gleichermaßen kann aber auch das Aufwachsen mit einem depressiven Elternteil das Depressionsrisiko erhöhen, weil man hier nur schwer lernen konnte, wie man Lebenskrisen bewältigen kann, und die entsprechenden neuronalen Strukturen nicht entwickelt wurden.

Letztendlich hängen viele Depressionen mit einer Störung der Selbstwertregulation zusammen, das heißt, das Selbstwertgefühl des Depressiven ist durch die Krise, die er durchlebt, durcheinandergeraten. Ist beispielsweise der geliebte Partner gestorben, so fehlt einfach die Person, die einem täglich Anerkennung und Zuneigung geschenkt und damit das eigene Selbstwertgefühl mitbestimmt hat. Oder ist man durch eine Beförderung nun Vorgesetzter geworden, so mag das Selbstwertgefühl erst einmal geschwächt werden, weil die bisherige Wertschätzung der Kollegen oder des Chefs wegfällt und dies noch nicht durch hervorragende Leistungen in der neuen Position kompensiert werden kann.

Das Selbstwertgefühl speist sich also daraus, dass eigene Leistungen durch andere anerkannt und bestätigt werden. Selbstwertgefühl hat aber auch eine andere Quelle, die völlig unabhängig von jeglicher Eigenleistung ist und die, wenn man Glück hatte, in der Kindheit gesprudelt ist: Dasjenige Kind, das willkommen ist, das bedingungslos geliebt wird, dem die Eltern bzw. Bezugspersonen vermitteln, dass es einfach ein wunderbares Kind ist, dem zugetraut wird, dass es sein Leben meistern wird, lernt schon früh, sich selber als wertvoll einzuschätzen, sich ernst zu nehmen und sich selbst zu vertrauen. Mit dieser positiven Selbsteinschätzung wird der spätere Erwachsene dann auch leichter mit Lebenskrisen umgehen können, in denen die bisherigen äußeren Bestätigungsquellen wegfallen. Wohingegen derjenige, der als Kind diese Wertschätzung nicht oder nur mangelhaft erfahren hat und seinen Selbstwert nur einseitig auf die äußere Anerkennung seiner Leistungen gründen kann, in Lebenskrisen depressionsgefährdeter ist, da er eben über kein »Selbstwertdepot« mehr verfügt – ähnlich wie ein schlecht gebautes Haus einem gewaltigen Sturm oder sintflutartigen Regen nicht so sicher standhalten kann wie ein Haus aus stabilen Materialien.

Auch Chiaras depressive Symptomatik hatte sich ganz offenbar aus einer Störung des Selbstwertgefühls entwickelt. Hatte sie noch während des Studiums und auch der Examensphase für ihre hervorragenden Leistungen viel Anerkennung bekommen, so fühlte sie sich mit dem Beginn des neuen Lebensabschnittes hilflos und tief verunsichert. Dass sie keine Stelle fand, verstärkte in ihr das Gefühl, versagt zu haben und wertlos zu sein. Die Trennung von Jörg, mit dem sie immerhin drei Jahre zusammen gewesen war, hatte sie zwar nicht so mitgenommen, aber auch das bedeutete einen Verlust an äußeren Bestätigungsquellen. Besonders schwer wog in dieser Situation, dass sie nun alleine lebte, nachdem Sophie vor einem halben Jahr ausgezogen war und Chiara so die tägliche Ansprechpartnerin fehlte, die auch mal ihre negativen Gedankenketten durchbrach oder relativierte oder sie einfach in den Arm nahm und ihr Mut zusprach.

»Und Ihre Kindheit, Frau Lang? Würden Sie sagen, Sie hatten eine glückliche Kindheit?«, fragte ich Chiara in einer der folgenden Stunden.

Chiara schaute mich entgeistert an, als hätte ich sie gefragt, ob sie auf dem Mond aufgewachsen sei, und schüttelte heftig den Kopf. »Als uneheliches Kind eines Süditalieners und einer deutschen Alkoholikerin kann man wohl keine glückliche Kindheit erwarten!«, erwiderte sie fast empört.

Hannover 1973. Die Abiturientin Angela Lang lernt Italienisch an einer privaten Sprachschule. Intensivkurs, jeden Tag fünf Stunden Unterricht, drei Monate lang. Eigentlich hätte sie sich lieber an einer Sprachschule direkt in Italien auf ihr Sprachstudium vorbereiten wollen. Aber ihre Eltern sind dagegen gewesen, das sei zu unsicher und zu gefährlich, »nachher verliebst du dich noch in einen Italiener«, hat der Vater gemeint.

Santo kommt aus Sizilien. Er hat gerade sein Lehrerexamen gemacht und ist froh über den Sommerjob an der Sprachschule in Deutschland. Im Herbst wird er an einem *liceo* (Gymnasium) in Palermo zu arbeiten beginnen. Doch nun versucht er erst einmal, acht Deutschen in Hannover Italienisch beizubringen. Am nettesten findet er Angela, die jüngste Kursteilnehmerin. Sie übersetzt auch für ihn, wenn bei einzelnen Spracherklärungen sein Deutsch nicht ausreicht und er ins Englische wechseln muss.

Ab der zweiten Unterrichtswoche gehen Santo und Angela jeden Tag nach Unterrichtsschluss noch einen Kaffee trinken. Angela liebt es, wenn er ihren Namen italienisch ausspricht und sie dabei strahlend anlächelt. Ihr Italienisch wird mit jedem Tag besser. Bald verbringen die beiden jeden Nachmittag und Abend zusammen. Gott sei Dank wohnt Santo in einer kleinen Pension, wo Angela auch mit übernachten kann. Ihren Eltern erzählt sie dann, dass sie bei ihrer Freundin Sabine schlafe.

Im Oktober – Santo ist nach tränenreichem Abschied schon längst nach Sizilien zurückgekehrt – registriert Angela, dass sie schwanger ist. Einen Monat später antwortet Santo auf ihren Brief, beruhigt und tröstet sie, kündigt an, dass er Weihnachten nach Deutschland kommen und alles gut werde und dass er stolz sei, Papa zu werden. Angelas Vater kriegt erst einmal einen Tobsuchtsanfall, als Angela den Eltern beichtet, dass sie von Santo, einem Italiener, ein Kind erwarte, aber nach seinen fünf üblichen Feierabend-Bieren beruhigt er sich auch wieder. Ihre Mutter kauft am nächsten Tag einen Babystrampler und auch noch ein Weihnachtsgeschenk für Santo.

Doch Santo sagt seinen Weihnachtsbesuch ab, da seine Mutter schwer erkrankt sei, wie er in einem Telegramm einen Tag vor seiner geplanten Ankunft mitteilt. Angela ist sehr enttäuscht, aber am ersten Weihnachtsfeiertag ruft Santo sie an. Sie reden fast eine Stunde miteinander, was ihn bestimmt ein Vermögen gekostet hat, wie Angela hinterher ihren Eltern vorrechnet, die befürchten, dass Santo sie nur hinhält.

Ihr erstes Studiensemester in Italienisch und Französisch schließt Angela im Februar 1974 mit allen erforderlichen Scheinen ab. Im Mai kommt Chiara zur Welt und endlich, einen Monat später, reist Santo aus Sizilien an. Er arbeitet wieder den ganzen Sommer an der Sprachschule und lebt mit Angela, ihren Eltern und der kleinen Chiara zusammen, um die er sich liebevoll kümmert. Der Abschied nach drei Monaten ist wieder tränenreich, doch Santo muss an seine Schule zurück.

Chiara ist vier Jahre alt, als sie den letzten dieser »italienischen Sommer«, wie ihr Großvater diese heiteren Sommermonate mit Santo später bezeichnen würde, erlebt. Danach bleiben Angelas Briefe nach Italien unbeantwortet. Angela ist tief gekränkt und flüchtet sich in Alkohol. Irgendwie hatte sie immer das Gefühl gehabt, dass Santo seiner Familie sein deutsches Kind verschwiegen habe und ein Doppelleben führe. Erst 16 Jahre später, nach Angelas Tod, würde Chiara herausfinden, dass ihr Vater 1979 bei einem Autounfall ums Leben gekommen war.

»Wissen Sie, wie fürchterlich es ist, wenn die eigene Mutter trinkt? Wie man alles daransetzt, dass bloß kein Nachbar, kein

Lehrer, keine Schulfreundin das merkt?« Chiara schlug sich die Hände vors Gesicht und schluchzte.

»Als ich fünf, sechs Jahre alt war – wir lebten damals schon nicht mehr bei Oma und Opa, sondern in einer Sozialbausiedlung, das Studium hatte meine Mutter ja nicht beendet, sondern sie arbeitete anfangs noch halbtags in irgendeinem Büro – da hab ich immer gedacht, dass sie krank sei, wenn sie lallend auf dem Sofa lag. Ich hab dann versucht, ihr eine Wärmflasche zu machen, oder legte ihr Bonbons hin. Sie war mir dann so unheimlich, und ich wollte, dass sie wieder normal ist. An sich war sie ja lieb, und sie kümmerte sich auch um mich, wenn sie nüchtern war. Das mit der Wärmflasche hatte ich ja von ihr gelernt. Die machte sie mir dann, wenn ich Bauchschmerzen hatte. Aber sobald sie getrunken hatte, war sie ein völlig anderer Mensch. Dann war ich ganz auf mich gestellt und konnte mich auf nichts verlassen. Und mit den Jahren trank sie eben immer häufiger. Ich habe nie Freunde nach Hause eingeladen, weil ich ja nie wusste, in welcher Verfassung sie gerade ist. Die leeren Schnapsflaschen habe ich im Turnbeutel versteckt und dann auf dem Schulweg in einen Altglascontainer geworfen, damit die Nachbarn sie bloß nicht im Müll entdecken konnten. Die Einladungen zu den Elternabenden und Elternsprechtagen habe ich ihr nie gezeigt. Stellen Sie sich mal vor, sie wäre da mit ihrer Alkoholfahne hingegangen! Den Lehrern habe ich immer erzählt, dass sie so viel arbeiten müsse und keine Zeit habe zu kommen, sie sei freie Übersetzerin für Italienisch und Französisch. Was man alles erfindet, damit ja keiner erfährt, dass die Mutter Alkoholikerin ist, und trotzdem glaube ich heute, dass die Nachbarn es doch gemerkt haben. Seit ich zwölf, dreizehn Jahre alt war, haben wir uns ja häufig laut gestritten. Ich wollte sie von diesem schrecklichen Alkohol wegbringen, hab ihr die Flaschen versteckt, und sie ist natürlich ausgerastet. Und ich auch. Ich glaub schon, dass da etwas sizilianisches Temperament in mir steckt. Es gab sogar Situationen, da haben wir uns geschlagen, so richtig gossenmäßig. – Und sie hasste alles, was italienisch war. Nie aßen wir Pizza oder Spaghetti, und irgendwann begann ich, mir Tiefkühlpizza alleine zu kaufen, ich verdiente mir ja etwas Geld als Babysitterin. Da hat sie regelmäßig einen Heulkrampf bekommen, wenn dann der Pizzaduft durch die Wohnung zog. Aber das war mir egal, wenn sie litt und an ihren Santo denken musste. Ich litt ja auch. Natürlich war ich auch ärgerlich auf meinen Vater, dass er uns hatte sitzen lassen, so sah es ja damals für mich aus, als ich noch nicht wusste, dass er schon längst gestorben war. Aber ich war eben auch stolz, einen italienischen Vater zu haben. Das war für mich schon irgendwie was Besonderes. Erzählt habe ich es aber kaum jemandem, denn bei Italiener denkt doch jeder nur an Pizzabäcker oder Eisdielenbesitzer und nicht an einen Gymnasiallehrer, der Englisch und Italienisch unterrichtet. Irgendwann hab ich das mit der Urgroßmutter erfunden, denn wegen des Namens bin ich ja doch meistens gefragt worden, und es ist ja noch nicht mal gelogen«, Chiara lächelte spitzbübisch und machte eine kleine Pause.

»Puh, jetzt hab ich aber viel geredet. Aber ich glaube, das musste mal sein. Sich diese ganze schreckliche Kindheit von der Seele zu reden.«

Ich nickte und setzte mich an Chiaras Seite. »Wir machen jetzt noch eine Hypnose, um zu versuchen, auch auf der unbewussten Ebene dieser Kindheit das Schreckliche zu nehmen, einverstanden?«

Chiara hatte es sich schon im Sessel bequem gemacht, die Augen geschlossen und ging mit mehreren ruhigen und tiefen Atemzügen in Trance.

»*Sehr schön ... wie gut Sie das können ... mit wenigen Atem-*

zügen sind Sie schon in Trance, wo die Dinge leichter werden ... sich lösen ... wo die alten Lasten der Kindheit endgültig abgelegt werden mögen ... und jetzt drehen Sie bitte Ihre Hände ganz bewusst und willentlich auf den Handrücken ...«

Chiaras Hände und Arme waren wohl schon sehr entspannt, sie hatte etwas Mühe mit dem Drehen der Hände, befolgte dann aber meine Bitte.

»*Und schauen Sie ruhig, dass Sie weiterhin so bequem liegen ... die Handflächen sind nun nach oben gerichtet und geöffnet, als wären sie zwei große Schalen ... Schalen, die all das Beängstigende und Belastende, von dem Sie mir soeben erzählt haben, auffangen ... dass all die Angst ... die Einsamkeit ... die Verzweiflung ... die Scham ... die Wut ... und alle weiteren Belastungsgefühle sich nun aus dem Körper und Geist lösen können ... und sich nur noch in den Händen sammeln ...*«

Chiara wurde merklich angespannter und atmete schneller.

»*Ist es auszuhalten?*«, fragte ich sicherheitshalber nach. Sie nickte.

»*Und so mögen Sie vielleicht schon im Bauchraum spüren ... wie Sie da freier werden ... wie all diese schlimmen Gefühle sich lösen und auf geistige Weise oder über welchen Weg auch immer in die geöffneten Hände hineinfließen ... und es mag sein, dass einzelne Szenen wach werden ... die Sie auch sogleich in die Hände ablegen mögen ...*

Chiara weinte.

»*Und da rollen Tränen ... Tränen, die von diesen alten Lasten erzählen ... und nun auch abfließen können ... ...*

... Und vielleicht kann nun auch schon der Brustkorb freier atmen, weil auch dort die alten, bitteren Gefühle abfließen und von den Händen aufgenommen werden ... ...

... Und spüren Sie doch einfach mal, wie voll und schwer die Hände schon geworden sind ... wo die Ängste ... die Traurig-

keit ... die Wut ... die Verzweiflung und all die anderen Lasten sich sammeln ... und prüfen Sie ruhig noch mal, ob auch der Kopf freier geworden ist oder was der vielleicht noch abzulegen hat ... so dass das Denken ganz frei und licht ... ganz klar und unbeschwert werden kann ... ...

... Und wenn dann Körper und Geist spürbar freier sind ... und die Hände so gefüllt, ja vielleicht übervoll von diesen alten schrecklichen Gefühlen sind ... dann lassen Sie sich einfach mal überraschen, wie Ihr Unbewusstes jetzt die restliche Arbeit erledigt und auch die Hände endgültig von dieser schmerzlichen Last befreit ... ...

... Und ohne dass Sie irgendetwas bewusst dazu tun werden, mag Ihr Unbewusstes ... sobald es bereit ist ... all das, was sich in den Händen angesammelt hat, ausschütten und die Hände nach innen zurückdrehen ...«

Kaum hatte ich den Prozess der Ideomotorik angesprochen, begannen sich Chiaras Hände mit den für die unbewusste Arbeit so typischen winzigen, ruckartigen Bewegungen zurückzudrehen. Chiara hatte zu weinen aufgehört und schien den unbewusst ablaufenden Prozess gespannt zu beobachten, während ich ihn noch mit einigen weiteren Suggestionen unterstützte. Als beide Hände schließlich wieder ganz auf den Handflächen lagen, atmete sie mit einem tiefen Seufzer aus, als ob sie eine große Anstrengung bewältigt hätte.

»Und nun mögen Sie erleben können, wie leicht ... wie unbeschwert Sie sich fühlen ... wie Körper und Geist eine neue innere Freiheit spüren ... wie sich Kraft und Vertrauen ausbreiten ... so wie ein schöner, großer Vogel, der sicher und frei am Himmel entlangschwebt ...«

Bevor ich Chiara wieder munter machte, ließ ich sie noch eine gute Weile ausruhen und diese neue Unbeschwertheit genießen.

»Als Sie am Anfang diese unangenehmen Kindergefühle benannten«, Chiara beschrieb mir ihr Erleben während der Hypnose, »spürte ich erst einmal einen starken Druck auf der Brust, genau wie ich es als Kind immer empfunden hatte. Aber dann im weiteren Verlauf merkte ich, wie da wirklich etwas ins Fließen kam, und während die Hände immer voller und schwerer wurden, wurde das Körpergefühl immer leichter, fast wie schwebend. Na, und dann war ich natürlich ganz gespannt, ob das wirklich klappen würde, dass die Hände sich selbstständig drehen, die waren doch schwer wie Blei. Aber mein Unbewusstes scheint doch gar nicht so kraftlos zu sein, wie ich es immer empfinde.« Sie schaute mich zufrieden an.

Chiara hatte begonnen, aus ihrer depressiven Grundhaltung auszusteigen. Sie bekam wieder Zugang zu ihrer eigenen Stärke und spürte Selbstvertrauen. Im akuten Depressionserleben hätte sie den letzten Satz nicht so formulieren können, sondern hätte das Drehen der Hände während der Hypnose auf bewusste Einwirkung oder Zufall zurückgeführt; auf jeden Fall hätte sie es nicht ihrer eigenen inneren Kraft zugeschrieben.

Auch im Alltag spürte Chiara jetzt diese positive Veränderung. Sie musste sich gar nicht mehr zu Aktivitäten zwingen und rigorose Tagespläne wie am Anfang der Therapie erstellen, sondern hatte ganz selbstverständlich wie in früheren Zeiten mindestens eine Verabredung am Tag.

Ihr früherer Professor hatte sie gebeten, einen Aufsatz für eine Fachzeitschrift zu verfassen, dem sie in Ermangelung anderer beruflicher Aufgaben nachkam, was sie allerdings vor eine harte Belastungsprobe stellte, da das einsame Recherchieren und Schreiben erst einmal keine Bestätigung brachte und sie wieder in Selbstzweifel und Antriebsarmut stürzte.

Die Hypnose in einer der folgenden Sitzungen wirkte da wie ein kleines Wunder:

»Und eine Kindheit kann so viele Facetten haben ... schwierige, die wir ja schon kennen ... aber heute mögen Sie auch mal den hellen und freundlichen Momenten nachspüren ... spüren, wie die kleine Chiara Situationen des Geborgen- und Getragenseins erlebt hat ... und so mögen Sie tiefer und tiefer in Hypnose gehen ... mit jedem Ausatmen zurück in die eigene Kindheit gehen ... auf der Suche nach einem schönen Kindheitserlebnis ... wo sich die kleine Chiara so sicher, so geborgen, so getragen fühlen konnte ... ... und da mögen vielleicht schon erste innere Bilder kommen ... ...«

»Es riecht nach Pizza«, Chiaras Stimme hörte sich kindlich an. »Wir sitzen alle im Garten von Oma und Opa und essen Pizza. Papa hat sie gemacht. Ich sitze auf seinem Schoß. Er schneidet immer für mich ein kleines Stückchen ab und sagt: ›Mund auf, tesoro (mein Schatz).‹ Er pustet noch darauf und schiebt es mir dann in den Mund. ›E buona, piccolina (schmeckt's dir, Kleines)?‹, fragt er mich nach jedem Bissen, und ich sage: ›Sí, sí, sí (ja, ja, ja).‹ Dann sagt er noch, wenn ich groß bin, kann ich auch Pizza backen, so wie er. Und ich sage wieder: ›Sí, sí, sí.‹ Mama, Oma und Opa lachen dann ganz vergnügt, wenn ich sí, sí, sí sage.«

»Sí, sí, sí scheint richtig Spaß zu machen und gutzutun ...«

»Sí, sí, sí«, antwortete Chiara umgehend und musste über diese unwillkürliche Antwort selbst lachen.

Ich ließ Chiara noch eine längere Weile dem kindlichen Empfinden von Geborgenheit und Harmonie in der heiteren Familie nachspüren. Sie genoss es sichtlich, lag tief entspannt im Sessel, ihr Gesichtsausdruck war ganz gelöst.

»Jetzt weiß ich, was ich mache!« Chiara hatte nach der Hypnose kaum die Augen geöffnet, »Ich werde Italienisch lernen, und zwar richtig. Nebenbei suche ich mir irgendeinen Job zum Geldverdienen. Und dann fahre ich nach Sizilien und besuche meinen Onkel. Er hatte damals zurückgeschrieben, als ich nach meinem Vater gesucht hatte. Meine Mutter hatte zwar Recht gehabt, dass mein Vater mich dort verschwiegen hatte, aber sein Bruder schien über meine Existenz nicht besonders überrascht zu sein und hatte mich damals eingeladen. Darauf habe ich bisher nicht reagiert.«

Chiaras Leben nahm wieder Farbe an. Voller Energie stürzte sie sich ins Italienischlernen, arbeitete nebenbei halbtags in einem Callcenter einer Fluggesellschaft und versuchte, erste Kontakte nach Sizilien zu knüpfen.

Doch sie erlebte auch noch Einbrüche und nun insbesondere dann, wenn sie Heuchelei erfuhr oder wenn sie sich ungerecht behandelt oder im Stich gelassen fühlte. Meistens reagierte sie dann auf die beteiligten Personen sehr aggressiv, was nicht gerade hilfreich für das Miteinander war, schon gar nicht an ihrer Arbeitsstelle. Erst zu Hause überkamen sie dann Verzweiflung und ein Gefühl von Fremdsein.

Ungefähr sechs Wochen nach dem »Sí-sí-sí«-Erleben kam Chiara ganz aufgebracht in die Therapiestunde. »Wissen Sie, was ich mir jetzt beim Italienischlernen klargemacht habe? Das ist wirklich der Hohn«, sie wurde lauter, »Santo und Angela, meine Eltern! Soll ich Ihnen mal sagen, was deren Namen übersetzt bedeuten? Der Heilige und der Engel!« Ihre Stimme überschlug sich fast. »Der Heilige steht nicht zu seinem Kind, und der Engel säuft!«

Chiaras tiefe Kindheitsverletzung, die nun an die Oberfläche gespült worden war, war noch längst nicht verheilt. Die lähmende Depression hatte sie zwar größtenteils überwunden, aber umso deutlicher wurde jetzt die innere große Wunde ihrer belasteten Kindheit. Durch die bisherige Therapie hatte sie an innerer Stärke gewonnen und ihrem Leben wieder eine, zumindest vorläufige, Richtung gegeben. Aber die innere Wunde klaffte noch, gab ihr ein Gefühl der Zerrissenheit und ließ sie in Situationen, die gefühlsmäßig den Kindheitsverletzungen ähnelten, übermäßig aggressiv reagieren. Dieses Verhaltensproblem beeinträchtigte sie immer mehr, weil die Reaktionen auf ihr aggressives Auftreten natürlich weder anerkennend noch wertschätzend, sondern das genaue Gegenteil waren, so dass ihr Selbstwertgefühl wiederum litt.

Hypnose war angesagt, und ich entschied mich für die Technik »Parts Party«, die ursprünglich von der großen Familientherapeutin Virginia Satir entwickelt worden war, um die Integration verschiedener Persönlichkeitsanteile bei einem Patienten zu erreichen. Wurden in dem familientherapeutischen Setting noch die verschiedenen Anteile einer Persönlichkeit im Rahmen eines Rollenspiels dargestellt, so entwickelte die Hypnotherapeutin Agnes Kaiser Rekkas daraus eine Technik für die Hypnose, in der der Patient seine Persönlichkeitsanteile »auf der inneren Bühne mit inneren Gestalten«[16] wiedergibt.

Doch wie generell für jede Hypnosesitzung typisch, nahm die geplante Intervention mit dieser Technik auch bei Chiara ihren ganz eigenen individuellen Verlauf.

»... Und Sie können das so gut ... mit ein paar ruhigen und tiefen Atemzügen in Hypnose gehen ...«

Chiara hatte sich schon längst wieder beruhigt und lag nun ganz entspannt im Sessel.

»Und ich möchte Sie heute dafür gewinnen, eine Party zu geben ... eine Party, zu der Sie alle Teile Ihrer Persönlichkeit einladen ... und schauen Sie erst einmal, an welchem Ort Sie diese Party stattfinden lassen mögen ... und das kann überall sein ... in der Natur oder in einem Schloss oder ...«

»Wir sind im Kinderzimmer ...«, unterbrach mich Chiara.

»... Und auch im Kinderzimmer kann man eine sehr schö-

ne Party feiern ... und dann achten Sie mal darauf, wer alles kommt ... wer der erste Gast ist ... wie er aussieht ...«

»Sie sind schon alle da«, unterbrach mich Chiara erneut.

»*Das ist ja wunderbar*«, ich löste mich endlich von der ursprünglich geplanten Intervention, »*wer ist denn alles gekommen? Können Sie mir das beschreiben?*«

»Also, da ist erst einmal eine Figur, die ist streng und mutig, sie trägt olivfarbene Kleidung«, beschrieb Chiara ihr inneres Bild. »Die zweite Figur liest Bücher. Eine weibliche Figur ist auch noch da. Sie hat einen Rock an und ein nettes Gesicht. Die ist mir am sympathischsten. Und dann ist da noch ein Baby, ganz klein und nackt, ganz nackt.«

»*Was machen denn die einzelnen Figuren?*«

»Die strenge, mutige Figur muss das Baby verteidigen. Die zweite Figur liest in einem Buch nach, während die weibliche Figur unbeteiligt ist und zuschaut.«

»*Und das nackte Baby?*«

Chiara atmete schneller, sie sprach hektisch. »Das Baby hat die Arme um sich gelegt, um sich vor Schlägen zu schützen!« Ihre Stimme starb ab, und plötzlich brach sie in ein lautes Weinen aus. Ruhig legte ich meine Hand auf ihre Schulter.

»*Und ich halte Sie ganz sicher, Frau Lang ... und die vielen ungeweinten Kindheitstränen können sich jetzt lösen ...*«

Chiara weinte und weinte, und ich ließ sie weinen.

»*Gegen wen muss denn die strenge, mutige Figur das Baby verteidigen?*«, fragte ich nach einer Weile.

Chiara bäumte sich regelrecht auf und antwortete unter heftigem Schluchzen: »Gegen die Eltern!«

Ich hielt sie weiter an der Schulter und sprach in ruhigen Worten von ihrem Schmerz, der sich über so viele Jahre angestaut habe und sich nun endlich löse, der mit jeder Träne leicht und leichter werde, so dass sie frei fürs Leben werde.

»Ich würde das Baby so gerne in den Arm nehmen«, meinte Chiara, nach ein paar letzten Schluchzern nun wieder ruhiger geworden, und ich ermutigte sie, das zu tun.

»Ich will es immer ganz sicher halten«, sie sprach jetzt mit fester, liebevoller Stimme. Ja, ihr gehe es jetzt wieder gut, und dem Baby auch, erklärte sie auf meine Nachfrage.

»Vielleicht könnten Sie alle miteinander etwas unternehmen ...«, schlug ich vor.

»Ja, wir wollen da weg.«

»Aus dem Kinderzimmer?«

»Ja.«

»Und wohin?«

»Wir gehen raus, in ein großes Haus.«

»Und was erlebt ihr da?«

»Da ist es viel schöner, viel freier. Aber komisch, die strenge, mutige Figur bleibt zurück. Die ist jetzt abseits von der Gruppe.«

»Vielleicht wird sie nun nicht mehr gebraucht. Die Aufgabe ist erfüllt«, mutmaßte ich.

»Ja, aber sie bleibt noch so von Ferne stehen und schaut, was passiert.«

»So wie eine permanente Eingreiftruppe?«

»Ja, genau.«

Und Chiara berichtete weiter, »wir essen jetzt Kuchen und trinken Espresso. Das Baby ist im Laufstall, ganz vergnügt. Es ist jetzt auch angezogen. Alles ist so friedlich. Keiner muss mehr kämpfen.«

»Und es ist so befreiend, den inneren Frieden zu spüren ... mit sich selber und allen Teilen versöhnt zu sein ... mit sich eins zu sein ... auf der tieferen Ebene zu wissen, dass das Baby geschützt ist und bleibt ... ein neues beglückendes Lebensgefühl ... das Sie mit jedem Tag mehr und mehr tragen wird ...«

Ich ließ Chiara noch längere Zeit in diesem neuen Zustand des inneren Versöhntseins verweilen. Nach der Rücknahme der Hypnose blieb Chiara noch sehr nachdenklich. Die Bilder seien überwältigend gewesen, meinte sie und schaute schweigend vor sich hin, als würde sie noch einmal in die Szenen eintauchen wollen. Ich ließ ihr noch etwas Zeit, versuchte aber dann, sie mit einer ganz banalen Frage wieder richtig im Hier und Jetzt zurückzuorientieren: »Was war das eigentlich für ein Kuchen, den Sie da gegessen haben?«

»Bienenstich«, Chiara wandte sich mir direkt zu und lächelte. »Schmeckt mir eigentlich gar nicht.«

»Ach, so was Altdeutsches«, sagte ich.

»Ja, richtig spießig«, Chiara lachte aus vollem Hals.

»Und dann Espresso dazu …«, meinte ich, nun auch lachend.

»Und, wie fühlen Sie sich jetzt, Frau Lang?«, fragte ich nach.

Chiara strahlte mich an und sagte nur ein Wort: »Mittig!«

Nachsatz:

Jede psychische Störung hat ihre eigene Geschichte und ihren eigenen Verlauf. Dies gilt auch und insbesondere für die Depression mit ihren vielfältigen Ursachen, ihrem unterschiedlichen Schweregrad und ihrer lebensgefährdenden Komponente.

Chiara konnte ihre depressive Symptomatik durch die erfolgreich verlaufene Hypnotherapie stabil überwinden. Sie fühlte sich nun ihrer selbst sicherer und begegnete dem Leben wieder mit Kraft und Zuversicht.

Aber ein Patient mit einer beispielsweise schweren depressiven Episode mit psychotischen Symptomen, bei dem Halluzinationen, Wahnideen, psychomotorische Hemmung oder völlige körperliche und geistige Erstarrung (Stupor) so schwer ausgeprägt sind, dass alltägliche soziale Aktivitäten unmöglich sind und Lebensgefahr durch Selbstmord oder aufgrund fehlender Flüssigkeits- und Nahrungsaufnahme besteht, hätte von einer ambulanten Hypnotherapie überhaupt nicht profitieren können, sondern hätte unbedingt in einem Krankenhaus psychiatrisch behandelt werden müssen.

Bei einem Patienten mit einer wiederkehrenden Depression müsste erwogen werden, neben psychotherapeutischen Interventionen ggf. zusätzlich auch Psychopharmaka einzusetzen, um damit auf den gestörten Serotoninstoffwechsel Einfluss zu nehmen. Serotonin ist einer der Botenstoffe im Gehirn, der dafür sorgt, dass neuronale Impulse von einer Gehirnzelle zur anderen übertragen werden. Wie Untersuchungen belegen, ist der Serotoninstoffwechsel bei Depressiven verändert, wobei man allerdings bisher nicht klären konnte, ob der veränderte Stoffwechsel die Ursache für die Depression ist oder ob diese Veränderung Folge der depressiven Erkrankung ist.

Bei einer durch die Wechseljahre, also ausschließlich durch hormonelle Veränderungen, ausgelösten Depression dagegen wäre unter Umständen nur die alleinige Gabe von Hormonpräparaten indiziert gewesen.

Es gibt also kein allgemeingültiges Patentrezept, sondern jede Depression bedarf ihrer ganz individuellen Behandlung, und diese muss der besonderen Situation des Patienten Rechnung tragen. So wie es eine italienische Redensart treffend formuliert: Ognuno è fatto a modo suo – Jeder ist auf seine eigene Art gemacht.

Kapitel 8
Trauriges Leben im Flüsterton
Und plötzlich bleibt die Stimme weg

Jetzt scheinst du auch noch eine Stimmbandentzündung zu entwickeln, Detlev.« Mareike sah ihren Mann vorwurfsvoll an. »Hättest du mal bloß die Erkältung richtig auskuriert und wärst gestern nicht zum Fußballspielen gegangen. Bei dieser kalten Herbstluft über den Platz zu rennen, wenn man schon starke Halsschmerzen hat …«

»Nun reg dich bloß nicht auf«, flüsterte Detlev, »so dramatisch ist das nun auch wieder nicht. Ich brauch doch sowieso nicht viel zu sprechen, und in ein paar Tagen wird die Stimme schon wieder da sein.«

»Nimm das mal nicht auf die leichte Schulter, so eine Sache kann langwierig werden.« Mareike durchkramte den Medikamentenschrank nach der Gurgellösung.

Vielleicht sollte er zum Arzt gehen und sich krankschreiben lassen, überlegte Detlev kurz. Aber er verwarf den Gedanken gleich wieder. Mareike würde ihn viel zu sehr in Beschlag nehmen, wenn er zu Hause bliebe. Seit nun auch Felix vor zwei Monaten ausgezogen war, wirkte sie so unzufrieden. Dauernd wollte sie etwas in der Wohnung verändern, so dass sie die Wochenenden mittlerweile mehr in Baumärkten und Möbelhäusern als zu Hause verbrachten. Und nun auch noch die Hochzeitsplanungen von Katharina. Gestern hatte er von Mareike davon erfahren. Nein, dachte Detlev, ich möchte doch lieber meine Ruhe behalten.

Sechs Wochen später flüsterte Detlev Baumgarten noch immer, so dass ihn seine Hausärztin schließlich zum Hals-Nasen-Ohren-Arzt überwiesen hatte.

»Ich kann keine krankhafte Veränderung an Ihrem Kehlkopf feststellen, Herr Baumgarten«, konstatierte der HNO-Arzt nach der ersten Untersuchung. »Wir machen jetzt noch eine Kehlkopfspiegelung, damit wir eine Stimmlippenblutung ausschließen können.« Aber auch diese Untersuchung blieb ohne krankhaften Befund.

»Ja, und was habe ich dann?« Detlev rutschte unruhig auf dem Untersuchungsstuhl hin und her. »Vielleicht Kehlkopfkrebs?«

»Nein, Herr Baumgarten. Da brauchen Sie sich keine Gedanken zu machen. Sie können nur tonlos sprechen, aber gleichzeitig tönend husten. Ihr Kehlkopf weist überhaupt keine Entzündung auf. Sie haben mir beschrieben, dass Ihnen die Stimme von einem Tag auf den anderen wegblieb – alle diese Symptome weisen darauf hin, ich formuliere es mal umgangssprachlich: Irgendetwas hat Ihnen die Sprache verschlagen, im Fachjargon psychogener Stimmverlust oder funktionelle Aphonie, also eine psychisch bedingte Tonlosigkeit der Stimme.«

»Psychisch bedingt?« Detlev schaute den Arzt irritiert an. »Ja, und was kann man da machen?«

»Das ist nicht mehr mein Gebiet, Herr Baumgarten. Entspannung, Autogenes Training, Psychotherapie. Versuchen Sie es damit, oder warten Sie einfach ab, meistens kommt die Stimme irgendwann wieder.«

»Was heißt irgendwann?«

»Vierteljahr, halbes Jahr, ein Jahr – ich weiß es nicht. Wahrscheinlich erst dann, wenn das, was Ihnen die Sprache verschlagen hat, überwunden ist.«

Wenn ich nur wüsste, was mir die Sprache verschlagen haben soll, überlegte Detlev, während der Kaffee durch die Kaffeemaschine lief. Er war allein zu Hause. Mareike hatte donnerstags in ihrer Anwaltskanzlei, wo sie als Reno-Gehilfin halbtags arbeitete, immer Spätdienst.

›Dass ich irgend so ein Psychoproblem haben soll, halte ich für völlig unwahrscheinlich. Wenn ich das vor fünf Jahren erlebt hätte, als mich damals der neue Chef auf der Arbeit so gemobbt hatte, das hätte ich verstanden. Was der sich an Gemeinheiten ausgedacht hatte, hätte einem ja wirklich die Sprache verschlagen können. Aber jetzt?‹

Detlev schüttelte den Kopf. Wenn er es recht überlegte, lebte er sogar seit langer Zeit mal wieder in einer ruhigen und friedlichen Phase. Auf der Arbeit lief alles wie geschmiert, nachdem im letzten Jahr sein unangenehmer Chef das Versicherungsunternehmen verlassen hatte. Seit sein Sohn Felix ausgezogen war, hatten auch endlich die täglichen Auseinandersetzungen über Unordnung und laute Musik ein Ende. Seine Tochter Katharina hatte gerade ihre erste Stelle als Diplom-Betriebswirtin angetreten und würde nun ihren Freund Dennis, mit dem sie seit zwei Jahren zusammenlebte, heiraten. Und Mareike war letztendlich auch eine liebe und gute Partnerin. Selbst wenn sie sich etwas fremd geworden waren, sie nur noch wenig miteinander redeten und es auch im Bett nicht mehr so lief, wie er es sich insgeheim immer wieder erhoffte, konnte er sich doch auf sie verlassen. Letztendlich hatte er es ihrem unermüdlichen Drängen damals zu verdanken gehabt, dass er sich dann doch getraut hatte, den Betriebsrat einzuschalten.

Doch nun? Er rührte minutenlang die Milch in der Kaffeetasse um. ›Soll ich ihr sagen, dass meinem Stimmverlust offenbar irgendein seelisches Problem zugrunde liegt, das mir selbst noch nicht einmal bekannt ist? Das wäre doch nur Wasser auf ihre Mühlen.‹ Wie oft hatte sie sich schon beschwert, dass er »so zu sei«, wie sie das immer nannte. »Ich würde gern mal wissen, wo du deine Emotionen lässt«, hatte sie ihm neulich gerade wieder vorgeworfen, als er nur achselzuckend die Schultern hob, nachdem sie ihm wutschnaubend berichtet hatte, dass ihre gemeinsamen ältesten Freunde sie beide nicht zu deren großer Silberhochzeitsfeier eingeladen hätten. Es war ihm eben einfach egal gewesen.

Nein. Er würde Mareike nicht erzählen können, was ihm der Arzt geraten hatte. Irgendwie müsste er das alleine durchstehen, und wer weiß, der Arzt hatte ja gemeint, die Stimme würde irgendwann wiederkommen.

Ich lernte Detlev Baumgarten kennen, als vier Monate Leben ohne Stimme hinter ihm lagen.

In unserem kurzen, geflüsterten Telefonat zur Terminvereinbarung – auch ich hatte unwillkürlich zurückflüstern müssen – hatte er mir berichtet, dass einer seiner Kollegen mich und die Hypnose empfohlen habe. Er habe mittlerweile viel über Hypnose im Internet recherchiert, und auch wenn es ihm komisch vorkomme, wolle er es doch einmal versuchen, damit an sein angeblich psychisches Problem heranzukommen, wobei er es gar nicht glauben könne, dass er wirklich so etwas habe.

Detlev war mittelgroß, etwas kräftiger, aber nicht wirklich dick und hatte auffallend dichtes und lockiges, graues Haar, was seinen eher verschlossenen Gesichtsausdruck weicher wirken ließ. Er strahlte eine Ruhe aus, die mich eigenartig berührte. Nach einer Weile erkannte ich dahinter eine besondere Melancholie, so als hätte er resignierend hingenommen, dass sein Leben gedämpft und in Farblosigkeit verlief. Detlev war 54 Jahre alt. Im Flüsterton berichtete er mir sachlich von seinem Problem und seiner Lebenssituation. Ein Bericht über eine fremde Person hätte nicht distanzierter ausfallen können. Trotz mehrerer Fragen zu seinem Empfinden gelang es mir nicht, ihm auch nur eine Emotion zu entlocken – zumindest auf der sprachlichen Ebene, denn seine melancholische Ausstrahlung war für mich mit Händen zu greifen. Aber selbst als ich ihm meinen Eindruck beschrieb, flüsterte er nur: »Worüber sollte ich denn traurig sein? Klar, es wäre schon schön, wenn ich wieder eine Stimme hätte, weil es wirklich anstrengend ist zu flüstern. Aber deswegen traurig sein?« Er schüttelte den Kopf. »So wichtig ist mir das Reden ja nun auch nicht.«

Hier hätte ich weiterfragen können, vielleicht auch müssen, was ihn denn im Allgemeinen traurig mache und in welchen Situationen er schon einmal Traurigkeit in seinem Leben erlebt habe. Aber wir waren beide angestrengt, er vom langen Flüstern und ich vom Ohrenspitzen, und so schlug ich ihm vor, eine Ruhehypnose durchzuführen.

»Dann können Sie gleich schon mal mit der Methode vertraut werden, Herr Baumgarten, und erleben, wie angenehm das ist, auf so besondere Weise innerlich loszulassen.«

Detlev lehnte sich im Sessel zurück, schloss die Augen und ging, wie ich an seiner ruhigen Atmung erkennen konnte, nach nur wenigen Suggestionen tief in Entspannung, selbst wenn er auf die Suggestionen zur Handlevitation nicht reagiert hatte. Sein Gesicht wirkte fast wie verklärt, als ich in möglichst lyrischen Formulierungen seinen gewählten Ruheort, eine helle Waldlichtung in einem Laubwald, beschrieb.

»… Eingebettet … geborgen … mögen Sie da in diesem goldglitzernden Sonnenlicht ruhen … das zarte, empfindsame Moos unter sich spüren … leise rauschen die Blätter des Waldes um Sie herum, als würden sie sich untereinander ein altes Märchen zuraunen … ein Märchen von Liebe und Schmerz … vom Nah-

sein und Fernsein … vom Finden und Verlieren … und Wiederfinden … denn ist es nicht so, dass in den Märchen das Undenkbare möglich wird … der Schmerz durch die Liebe wieder vergeht…. Distanzen überwunden werden … und das, was verloren zu sein scheint, sich wiederfindet? … Und alles so heiter … so sicher … dass selbst ein scheues Reh auf die Lichtung tritt … den Kopf prüfend in der Luft hin- und herbewegt, um dann in aller Ruhe zu grasen … während Sie ihm seelenverträumt zuschauen mögen …«

Verstohlen wischte sich Detlev ein paar Tränen aus den Augenwinkeln, als er wieder munter wurde und die Augen öffnete. Die Hypnose hatte sichtbar etwas in ihm angestoßen, was ich aber bewusst nicht ansprach, um ihn nicht zu verschrecken.

»Wie geht es Ihnen denn heute, Herr Baumgarten?«, fragte ich Detlev in der folgenden Sitzung eine Woche später.

»Och, ganz in Ordnung«, flüsterte er, »doch Sie hören es, an der Stimme hat sich nichts getan.«

Ich nickte. »Ja, ich höre es, Ihre Stimme ist noch nicht wieder da – aber vielleicht hat sich schon etwas anderes geändert, quasi als Vorbote.«

Detlev schüttelte den Kopf. »Nein, da war nichts, also jedenfalls nichts, was mir aufgefallen wäre.«

Ich wollte das nicht sofort glauben, denn erfahrungsgemäß übersieht der Patient kleinere Änderungen leicht. Sein Fokus ist ja – verständlicherweise – in allererster Linie auf sein Problem gerichtet, und so misst er im Allgemeinen die Wirkung einer Therapiesitzung meistens ausschließlich daran, ob sich sein Problem reduziert hat. So ist es meine Aufgabe, den Blick für alle Veränderungen im Verhalten und Erleben zu schärfen, damit der Patient aus diesem Erkennen Mut und Motivation für die weiteren Veränderungsschritte gewinnen kann. Und da Detlev in der ersten Hypnose emotional sehr berührt war, war ich ziemlich sicher, dass er seitdem irgendetwas Neues erlebt hatte.

Also fragte ich noch einmal: »Gab es vielleicht irgendeine Situation in der letzten Woche, wo Sie über sich selber etwas überrascht waren, Herr Baumgarten?«

Detlev blickte nach unten und überlegte. Er schien die vergangenen Tage systematisch zu durchkämmen. Schließlich schaute er auf und lächelte mich an. »Sie haben doch Recht, da war etwas sehr Besonderes, gleich an dem Abend nach der Hypnosesitzung hier, es war ja ein Donnerstag, und Mareike kam wieder erst spät nach Hause. Als ich hörte, wie sie den Schlüssel im Schloss umdrehte, lief ich gleich zur Haustür, öffnete ihr und schloss sie in die Arme. Sie war ganz verdutzt, so dass sie Gott sei Dank nicht nachfragte, was mit mir plötzlich sei, denn normalerweise bleibe ich im Wohnzimmer sitzen, wenn sie kommt.«

»Sehr schön, Herr Baumgarten.«

Vielleicht galten die Worte »dass sie Gott sei Dank nicht nachfragte« indirekt auch mir, dachte ich, und ich sollte diesem Wunsch nachgeben. Psychotherapie lebt zwar davon, dem Patienten Fragen zu stellen, um damit ein neues Nachdenken über sich selber anzustoßen, aber für diejenigen Personen, die nicht gerne über sich reden oder auch geringe Ausdruckskapazitäten haben, können die vielen Fragen in einer Therapie zur Qual werden und nur Leistungsdruck und damit Anspannung provozieren. So entschied ich, Detlev gleich eine Hypnose anzubieten.

»Und, wie wär's, Herr Baumgarten, haben Sie vielleicht Lust, dass Sie sogleich in einer schönen und tiefen Hypnose entspannen können?«

Detlev atmete hörbar erleichtert aus und nickte.

Dieses Mal baute ich eine Liege auf, da Detlev nach der ersten Hypnose über leichte Nackenverspannungen geklagt hatte, und so machte er es sich auf der weichen Matratze bequem, mit einem kleinen Kopfkissen unter dem Kopf und einer Rolle unter den Knien, damit auch die Lendenwirbelsäule gut entspannen konnte. Ich bat ihn, die Hände locker auf den Unterleib zu legen, so dass die Arme leicht angewinkelt waren und auch hier die Muskulatur schon bestmöglich entspannt war. Mit ruhigen Worten führte ich Detlev auf seine Waldlichtung und ließ ihn lange und tief ausruhen, dem Rauschen der Blätter, dem Zwitschern der Vögel, dem leisen Knacken im Unterholz, dem Summen der Insekten lauschen ...

»... *Und dabei mögen Sie tiefer und tiefer in Hypnose gehen ... tiefer und tiefer ... ja, als würden Sie eine kleine, freundliche Treppe nach innen hinuntergehen ... Stufe um Stufe ... tiefer und tiefer ... eine kleine, freundliche Treppe, die zu dem eigenen Selbst führt ... zu dem inneren Zentrum ... da, wo alles zusammenkommt ... und wie gut mag das sein, dieses ganz Eigene einmal zu spüren ... sich einfach mal zu erlauben, sich selber in allen seinen Facetten wahrzunehmen ... die eigenen Erfahrungen ... ... die eigenen Fähigkeiten ... ... die eigenen Begabungen ... ...*«

Und nach jeder angesprochenen Ressource machte ich eine lange Pause, so dass Detlev ausreichend Raum für das Entwickeln eigener innerer Bilder hatte.

»... *Die inneren Wünsche ... ... die ureigene Kraft ... ... die tiefen Empfindungen ... ... das innere Wissen ... ... das Körpererleben ... ... und wie gut mag das sein, jeden einzelnen Bereich von sich erzählen zu lassen ... ... so wie ein inneres Familientreffen ... wo sich nach Jahren der bitteren Trennung alle Mitglieder der Familie wieder zusammenfinden und jeder von sich berichtet ... den Erfahrungen ... den Fähigkeiten ... den Bega-*

bungen … den Wünschen … der Kraft … den Empfindungen … dem inneren Wissen … dem Körpererleben … … Und gestatten Sie es sich ruhig, auf der tieferen Ebene diesen Erzählungen zu lauschen … die so leise und sanft dahinfließen … wie ein murmelndes Bächlein … getragen und geschützt von dem inneren Kreis des Vertrauens … …«

Ich ließ Detlev längere Zeit in dieser Trance verweilen, in der er seinen Ressourcen nachspüren konnte, formulierte noch weitere Suggestionen zum inneren Wachstum aller Bereiche, die sich gleichberechtigt entfalten und ausdrücken dürften, und beendete danach die Trance.

Auch wenn Detlev, so wie er mir ganz am Ende unserer Sitzung berichtete, auf der bewussten Ebene nichts außer wohltuender Entspannung wahrgenommen hatte, war ich mir ziemlich sicher, dass sich mit dieser Hypnose die bisher nicht oder zu wenig gelebten Bereiche seines Selbst, insbesondere seine Empfindungen und seine Wünsche, auf der unbewussten Ebene weiter entfalten und irgendwann dem Bewusstsein zugänglich werden würden. Sein erneutes Weinen, auch während dieser Hypnose, bestätigte dieses Vorgehen. Als er sich langsam im Raum zurückorientierte, holte er ein Taschentuch aus seiner Hosentasche, trocknete sich die Tränen ab und schnäuzte sich, um dann fast wie entschuldigend zu flüstern: »Dass ich immer weinen muss.«

»Das ist doch ganz in Ordnung«, befand ich in möglichst nebensächlichem Ton und erkundigte mich dann, wie er denn eigentlich dieses Mal meine Suggestionen zur Handlevitation erlebt habe, denn äußerlich hatte ich wiederum keine Reaktion erkennen können.

»Da war ich auch ganz gespannt, ob denn dieses Mal eine Hand hochgehen würde, und ehrlich gesagt weiß ich es nicht, denn die rechte Hand habe ich nachher überhaupt nicht mehr gespürt, während die linke Hand unsagbar schwer wurde«, flüsterte Detlev.

Wunderbar. Sicherlich würde in einer der nächsten Sitzungen eine Handlevitation möglich sein, und vielleicht würde es uns sogar gelingen, ideomotorische Fingerzeichen zu etablieren. Entsprechend dem Prozess der Ideomotorik, in dem das innere Wissen über einen unbewusst gesteuerten Bewegungsimpuls wiedergegeben wird, ist es in der Hypnose möglich, ein inneres Kommunikationssystem über Fingerzeichen zu etablieren. Hierbei stehen einzelne Finger für ein »Ja«, ein »Nein« oder ein »Ich will nicht antworten«. Durch die Bewegung des jeweiligen Fingers kann der Patient seine auf der unbewussten Ebene gespeicherten Erfahrungen, Empfindungen und Einstellungen artikulieren. Natürlich funktioniert diese Kommunikation nur bei geschlossener Fragestellung, also zum Beispiel: »Begann das Problem nach einer einschneidenden Erfahrung in der Vergangenheit?« oder: »Gibt es innere Regeln, die es Ihnen nicht erlauben, sich gut zu fühlen?«

Ich erzählte Detlev noch nichts von meinem therapeutischen Vorhaben, sondern führte mit ihm in den nächsten Sitzungen immer wieder tiefe Hypnosen durch, die ihn durch verschiedene Bilder und Metaphern regelmäßig eindringlich berührten, so dass es zu einer selbstverständlichen Gewohnheit wurde, dass er seine Tränen im Anschluss an die Hypnose trocknete. Peinlich war ihm das nach einigen Malen nicht mehr, aber jedes Mal schien Detlev über diese wiederkehrende Gefühlsreaktion verwundert zu sein – wie ein kleines Kind, das staunend beobachtet, dass sein Füßchen einen Ball ins Rollen gebracht hat.

Auch nach sieben Sitzungen hatte Detlev seine Stimme noch nicht wiedergewonnen. Aber ich hatte Glück, er wurde nicht ungeduldig, sondern hatte weiter Vertrauen in unsere gemeinsame Arbeit. Ja, er schien die entspannenden Sitzungen bei mir regelrecht zu genießen – und er berichtete in jeder Therapiestunde von Veränderungen.

»Stellen Sie sich vor, in der letzten Woche waren meine Frau und ich im Kino«, erzählte er in seinem Flüsterton. »Ich glaube, unser letzter Kinobesuch liegt bestimmt zehn Jahre zurück. Der Film war zwar nicht so gut. Aber dass wir überhaupt einmal etwas gemeinsam ohne die Kinder unternommen haben, das war schon etwas Besonderes.« Er lehnte sich zufrieden zurück. »Also, selbst wenn die Stimme noch nicht so bald wiederkommt, ich glaube schon, dass mir die Sitzungen hier helfen. Und Mareike hat sich auch irgendwie verändert, sie dringt nicht mehr so in mich wie vorher«, Detlev unterbrach sich und überlegte eine Weile, »na, vielleicht erzähle ich jetzt auch mehr von mir aus, ohne dass sie fragen muss.« Wieder schwieg er gedankenverloren, bevor er weiterflüsterte: »Aber von der Hypnose hier hab ich ihr noch nicht erzählt. Ich hab einfach gesagt, dass ich da einen Kurs für Autogenes Training zur Entspannung der Stimmbänder machen würde, und so total gelogen ist das ja nun auch wieder nicht.« Er schaute mich fragend an.

»Nein, so total gelogen ist das nicht«, beruhigte ich ihn, »und es ist auch keine Lüge, die Ihre Frau in irgendeiner Weise schädigt. Vertrauen muss eben auch wachsen oder wieder nachwachsen. Und das braucht seine Zeit.«

Was war eigentlich ganz genau Detlevs Problem? Der Hals-Nasen-Ohren-Arzt hatte eine *funktionelle Aphonie* diagnostiziert, das heißt, die Funktion der Tonbildung im Kehlkopf war gestört, ohne dass es dafür eine körperliche Ursache gab; deswegen eben auch die Bezeichnung *psychogener* (= psychisch bedingter) *Stimmverlust*. Diese Störung wird den *dissoziativen Störungen* (auch *Konversionsstörungen* genannt) zugerechnet.

Der Begriff der Dissoziation bezeichnet in der Psychologie die Trennung oder Abspaltung von Denk-, Vorstellungs-, Körperempfindungs- und Verhaltensverbindungen. So unterliegt jeder Tagtraum einer Dissoziation, da der Betroffene innerlich so absorbiert ist, dass er alles andere seiner Bewusstseinsrealität, wie zum Beispiel äußere Reize oder Körperempfindungen, gar nicht mehr wahrnimmt, also von seiner aktuellen Denkrealität trennt oder abspaltet. Er ist eben ausschließlich auf seine innere Vorstellung konzentriert, sieht beispielsweise das Gesicht seiner Liebsten, spürt ihren Körper, riecht ihr Parfüm, hört ihre Stimme usw. und nimmt nicht wahr, dass seine Hände gerade das Geschirr spülen und ein Popsong im Radio gespielt wird. Auch Hypnose ist ein dissoziierter Zustand (zum Begriff Dissoziation siehe Kapitel 2), in dem die Aufmerksamkeit eingeengt und die Wahrnehmung ausschließlich auf das innere Erleben gerichtet ist, während äußere Reize oder auch aktuelle Denkinhalte abgespalten werden können.

Bei den dissoziativen Störungen ist nun die Dissoziation so ausgeprägt oder verdichtet, dass bestimmte Bereiche des Denkens, Wahrnehmens, Empfindens oder Handelns ohne jegliche organische Ursache dauerhaft abgespalten, also vom übrigen Erleben und Verhalten vollständig abgetrennt sind. So können beispielsweise das Gedächtnis, die Umgebungswahrnehmung, aber auch die Selbst- und Körperwahrnehmung, das eigene Verhalten und im schlimmsten Fall die eigene Identität durch entsprechende Abspaltungen gestört sein, und es kann sich damit ein krankhaftes System entwickeln.

Die schwerste Dissoziationsstörung bildet die *dissoziative Identitätsstörung*, früher multiple Persönlichkeitsstörung genannt. Dabei lebt der Patient in mindestens zwei, häufig mehreren verschiedenen Identitäten, die völlig voneinander abgetrennt sind und derer er sich auch meist nicht bewusst wird.

Eine erwachsene Patientin zum Beispiel lebt in einer Phase in der Identität eines 15-jährigen Mädchens und verhält sich auf allen Ebenen (Bewegung, Sprache, Denken, emotionaler Ausdruck usw.) wie ein Teenager. Durch für Außenstehende meist nicht identifizierbare Reize kann dann in der Patientin urplötzlich eine andere Identität angesprochen werden, so dass von einer Minute zur anderen das Teenagerverhalten abgelegt wird und die Patientin sich nun tatsächlich als erwachsene, ältere Frau verhält, ohne dass sie die Teenager-Identität überhaupt erinnert. Sie kann sogar äußerst verwundert sein, warum sie wie ein jugendliches Mädchen bauchfrei und mit einem hautengen kurzen Rock gekleidet ist. Diese schweren Dissoziationsstörungen entstehen meist aufgrund von sehr starken, häufig frühkindlichen Traumatisierungen.

Letztendlich kann man die Dissoziation als einen Schutzmechanismus der Psyche begreifen, der sicherstellt, dass die Brutalität des Erlebten den Betroffenen überhaupt nicht oder zumindest nur abgeschwächt erreicht.

Detlev litt an einer dissoziativen Bewegungsstörung, deren häufigste Form »der vollständige oder teilweise Verlust der Bewegungsfähigkeit eines oder mehrerer Körperglieder« ist.[17] Meist verbirgt sich dahinter ein ungelöster innerer Konflikt, dessen Existenz dem Patienten in den wenigstens Fällen bewusst ist oder von ihm sogar heftig bestritten wird, sobald Außenstehende ihn klar benennen. Durch die Symptomatik scheint der Patient häufig genug Missbilligung oder Verstimmung auf indirekte Weise zum Ausdruck bringen zu wollen, was ihm allerdings nicht bewusst ist. So wie bei Detlev, der sich weder eines seelischen Konfliktes noch seiner inneren Traurigkeit bewusst war. Da er aber auf der unbewussten Ebene während der Hypnosen seinen Tränen schon freien Lauf lassen konnte, war ich ziemlich zuversichtlich, dass er es auch schaffen würde, sich irgendwann seinem inneren Konflikt zu stellen und damit die Lösung seines Problems zu erreichen.

»Meinen Sie denn, dass ich demnächst doch mal wieder zu meiner Stimme kommen werde?«, fragte mich Detlev am Beginn einer der nächsten Sitzungen. »Wenn meine Tochter heiratet, sollte ich doch wohl eine Rede halten.«

»Ja, ich glaube, das ist so üblich, dass die Väter des Brautpaares die Reden halten«, erwiderte ich. »Aber haben Sie denn eigentlich Lust dazu?«

»Ich denke schon, dass sich das so gehört, und ich will ja Katharina auch nicht enttäuschen.«

»Ich frage nach der Lust, und Sie antworten mit der Pflicht, Herr Baumgarten.«

»Ach, wenn es nach meinen Wünschen ginge«, flüsterte er kaum hörbar, »wäre sowieso vieles ganz anders.« Doch bevor ich darauf reagieren konnte, schüttelte er missbilligend den Kopf, als wollte er den gerade gesprochenen Satz ausradieren, und sprach in seinem normalen Flüsterton weiter. »Man kann sich eben nicht immer alles aussuchen. Aber es ist schon ganz in Ordnung so, wie es ist.«

»Wie was ist?«

Detlev runzelte leicht die Stirn, als fühlte er sich von meiner Frage belästigt. »Na, eben alles, das Leben und überhaupt«, antwortete er knapp.

Sicherlich wäre es besser gewesen, wenn ich Detlev gefragt hätte, wie seine Wünsche denn aussähen. Vielleicht hätte er dann die Tür zu seinen wahren Empfindungen, die sich gerade kurzzeitig einen schmalen Spalt geöffnet hatte, nicht sofort wieder zugeschlagen. Aber ich hatte diese Chance vertan. Die Tür war fest verschlossen. Über das gesprochene Wort bekam ich keinen Zugang mehr.

In der Hypnose hatte Detlev anfänglich Mühe, sich auf den Entspannungszustand einzulassen. Aber nachdem ich die Schönheit seines Ruheortes in all seinen Facetten ausführlich beschrieben hatte, entspannten sich nach und nach seine Gesichtszüge, und er atmete ganz ruhig. Seine rechte Hand reagierte sogar auf meine Suggestionen zur Handlevitation und hob sich in ruckartigen Bewegungen von der Unterlage ab. Als sie ungefähr 10 Zentimeter hoch in der Luft schwebte, unterstützte ich diesen Prozess, umfasste sein Handgelenk und zog seinen Unterarm mit hoch, bis er senkrecht auf dem Ellbogen stand. Der Unterarm blieb durch entsprechende Suggestionen in dieser Haltung sicher und aufrecht stehen, während ich Detlev davon erzählte, dass das Unbewusste in uns sich immer wieder durch Bewegungsreaktionen bemerkbar mache, die wir vom Bewusstsein nicht oder nur wenig beeinflussen könnten.

»Denken Sie zum Beispiel an die Mimik«, führte ich in ruhigem Ton aus, *»die, wenn wir nicht gerade Schauspielern gelernt haben, nicht unserer bewussten Kontrolle unterliegt ... Vielmehr werden diese muskulären Reaktionen im Gesichtsausdruck vom Unbewussten gesteuert ... und spiegeln damit auch unsere inneren Empfindungen direkt wider ... Und gleichermaßen«*, erklärte ich weiter, *»können wir unter Hypnose diese Fähigkeit des Unbewussten nutzen, um über Fingerzeichen ein Kommunikationssystem zu etablieren ... mit dem uns das Unbewusste sein Wissen zu einem Problemfeld vermitteln kann ... und vielleicht kann sich jetzt der sogenannte Ja-Finger an der rechten Hand durch eine deutliche, vom Unbewussten gesteuerte Bewegung bemerkbar machen ... ebender Finger, der unbewusst auf eine Frage mit Ja antworten würde.«*

Gebannt starrte ich auf Detlevs Finger, um genau zu erkennen, ob und wenn ja welcher der Finger sich bewegen würde. Manchmal sind diese ideomotorischen Bewegungen nur sehr schwach, so dass es schwer ist, den Finger zu erkennen, der sich wirklich bewegt hat. Doch nach einer kleinen Weile des Wartens hob sich sein Zeigefinger wie im Zeitlupentempo zitternd nach oben und fiel dann in einem Schwung wieder in die Ausgangsposition zurück. Detlev, der ja die Augen geschlossen hatte, aber die Bewegung innerlich spürte, schüttelte ungläubig den Kopf.

»... *Und manchmal scheint es kaum glaubhaft zu sein*«, nahm ich sein Erstaunen auf, »*dass das Unbewusste sich so eindeutig erklären kann ... aber ist es nicht so, dass wir jeden Tag aufs Neue über die Kraft des Unbewussten überrascht sein können ... das nicht nur unsere Träume organisiert ... sondern auch am helllichten Tag Einfluss auf uns nimmt ... wenn wir beispielsweise Entscheidungen treffen, die wir rational betrachtet für unsinnig erachten ... oder wenn wir unter einem Problem leiden, das wir uns auf der bewussten Ebene nicht erklären können ... ... Und wo sich jetzt so deutlich der Ja-Finger gezeigt hat, mag sich nun, wiederum vom Unbewussten gesteuert, der Nein-Finger zeigen ... denn da, wo es ein Ja gibt, gibt es auch ein Nein ...*«

Und noch bevor ich weitere Ausführungen machte, bewegte sich zitternd im Zeitlupentempo der kleine Finger nach oben.

»*Wunderbar*«, lobte ich die Arbeit des Unbewussten, »*nun haben wir schon den Ja-Finger und den Nein-Finger ... vielleicht gibt es aber auch Fragen, auf die das Unbewusste nicht antworten will ... so dass sich jetzt der Ich-will-nicht-antworten-Finger deutlich zeigen möge ... der Finger, der eben auf eine Frage bekunden will:* ›*Ich will nicht antworten.*‹«

Nun bewegte sich der Daumen auf die gleiche langsame, zittrige Weise wie zuvor die beiden anderen Finger, und damit war das Antwortsystem komplett installiert.

Meine erste Frage prüfte die Bereitschaft des Unbewussten, an dem Problem des Stimmverlustes heute arbeiten zu wollen, was sogleich durch eine deutliche Bewegung des Zeigefingers bejaht wurde.

»*Weiß denn das Unbewusste vielleicht auch schon die Lösung des Problems?*«, fragte ich weiter. Häufig ist es so, dass das Unbewusste schon längst die Lösung weiß und dann die therapeutische Aufgabe darin besteht, die Umsetzung dieses inneren Wissens anzuregen.

Detlevs Daumen bewegte sich nach oben.

»*Ah ja, der Ich-will-nicht-antworten-Finger hat sich gezeigt ... auch sehr gut ... Häufig ist das ja so ein Ausdruck für ›ja, aber‹ ... und so sind wir schon auf dem richtigen Wege ...*«

Bevor ich mit meinen Fragen an die unbewusste Ebene fortfuhr, erkundigte ich mich bei Detlev, ob er sich weiterhin entspannt und wohlfühlte. Bestätigend nickte er leicht mit dem Kopf. Sein Gesichtsausdruck wirkte gelöst und neugierig zugleich.

»*Hängt denn das Problem mit irgendwelchen Erlebnissen aus der Kindheit zusammen?*«, fragte ich wieder das Unbewusste und konzentrierte mich auf seine rechte Hand, die locker im rechten Winkel zum Unterarm schwebte.

Der kleine Finger gab ein Zeichen, aber unmittelbar danach bewegte sich auch der Zeigefinger. Also Nein und Ja zugleich als Antwort?

»*Hm*«, kommentierte ich nachdenklich, »*da sind zwei Antworten gekommen, die sich auf der bewussten Ebene ausschließen würden ... aber wir wissen ja, dass das Unbewusste die Fähigkeit besitzt, komplex zu denken, so dass ein Ja und ein Nein gleichermaßen richtig sein können ...*«

Und zu Detlevs und meiner Verwunderung bewegte sich der Zeigefinger, als wollte das Unbewusste meinen letzten Satz noch einmal bekräftigen.

»*Macht es denn Sinn, dass wir uns zur Lösung des Problems*

auch mit erst kürzlich stattgefundenen Erlebnissen oder Erfahrungen beschäftigen?«

Der Zeigefinger regte sich eindeutig und bedeutete uns ein Ja.

»Gibt es da irgendein konkretes Ereignis, das das Problem ausgelöst hat?«

Der Ja-Finger antwortete.

Ich vermied es bewusst, von »verursachen« zu sprechen. Detlevs Unbewusstes hatte auf meine Frage nach dem Zusammenhang mit irgendwelchen Kindheitserlebnissen zwei Antworten gleichzeitig gegeben: ›Nein, das Problem hängt nicht mit Kindheitserlebnissen zusammen‹, und ›Ja, das Problem hängt damit zusammen‹. Übersetzt in die Sprache des Bewussten hieß das sehr wahrscheinlich: ›Ja, das Thema ist ursprünglich in der Kindheit angelegt worden, aber zum Problem ist es erst durch ein späteres Ereignis geworden.‹

»Es gibt also ein konkretes Ereignis, das erst kürzlich stattgefunden hat und das das Problem ausgelöst hat …«, wiederholte ich noch einmal, mehr zu mir selber sprechend, um meine Gedanken zu ordnen, aber Detlevs Zeigefinger bestätigte wieder völlig ungefragt, *»… und wie hilfreich ist es, diese Bestätigungen von der unbewussten Ebene zu erhalten … wie gut das Unbewusste mitarbeitet … … Sind denn mit diesem bestimmten Ereignis belastende Gefühle verbunden, die heute noch innerlich spürbar sind?«*

Es kam ein Ja.

»Wird das Problem überwunden sein, wenn diese belastenden Gefühle verarbeitet sind?«

Es wäre zu schön gewesen, wenn sich hier einfach nur der Zeigefinger zum Ja geregt hätte. Doch es bewegte sich eindeutig der Daumen: ›Ich will nicht antworten.‹

»»Ich will nicht antworten« – was ja vielleicht auch als ein ›Ja,

aber‹ verstanden werden kann.« Ich hatte es fast schon erwartet, aber tatsächlich bestätigte wieder der Zeigefinger meine Ausführungen. »*Gut ... sehr gut ... ... Sind an diesem konkreten Ereignis und den damit belastenden Gefühlen bestimmte Personen beteiligt gewesen?*«

Der Zeigefinger signalisierte das Ja.

»*Ist es die Familie?*«

Wieder bewegte sich der Zeigefinger.

»*Sind alle daran beteiligt, Ihre Frau, Ihre Tochter und Ihr Sohn?*«

Der kleine Finger antwortete; also nein.

»*Hängt es mit Ihrer Frau zusammen?*«

Der Zeigefinger regte sich, und gleichzeitig beobachtete ich, wie Detlevs Atmung flacher wurde. Ich fragte trotzdem weiter.

»*Ist auch Ihre Tochter beteiligt?*«

Wieder ein Ja durch den Zeigefinger. Detlev atmete nun recht schnell und war merklich angespannt. Sein Gesicht war plötzlich rot geworden, er schluckte mehrmals, als wollte er sich das Weinen verkneifen.

Ich entschied, ihn nicht weiter mit der belastenden Situation zu konfrontieren. Ich befürchtete einfach, dass ihn ein heftiger Gefühlsausbruch zu sehr erschrecken könnte und so die bisher freigelegten Empfindungen wieder verschüttet werden würden. So legte ich beruhigend meine Hand auf seine Schulter.

»*... Und Sie spüren meine Hand auf Ihrer Schulter ruhen ... wie ein äußeres Zeichen dafür, dass Sie hier in meiner Praxis sind ... ganz sicher ... ganz geschützt ... und vielleicht gehen Sie gedanklich wieder zu Ihrer wunderschönen Waldlichtung ... und atmen tief durch ... da, wo die Sonne dieses Stück im Wald so hell ausleuchtet ... dass alles ganz klar wird ... dass alles ganz deutlich wird ... das Moos ... die Gräser ... und die Farne im Licht erstrahlen ... und der blaue Himmel über Ihnen wie ein* *schützendes Zelt gespannt ist … so dass Sie voller Vertrauen ausruhen und entspannen mögen …«*

Detlevs Anspannung hatte sich allmählich gelegt, und wieder ruhig atmend schien er seinen Ruheort intensiv zu genießen.

»… Und so kann sich auch Ihr Unterarm wieder entspannt zurücklegen …«

Ich half ihm, seinen Arm abzulegen, da er durch meine anfänglichen Suggestionen kataleptisch geworden war. Unter *Katalepsie* versteht man eine anhaltende Muskelstarre oder Steifigkeit, bei der der Betroffene sich nicht aus eigener Kraft bewegen kann, obwohl seine Körperfunktionen intakt sind. Ich hatte diesen kataleptischen Zustand in Detlevs aufrecht stehendem Arm durch entsprechende Suggestionen induziert, da er auf diese Weise nicht ermüdete. Warum die Katalepsie so entlastend wirkt, ist bisher nicht geklärt.

»… Und so wie Ihr Arm tiefer sinkt, mögen Sie noch ein Stückchen tiefer in Hypnose gehen … tiefer und tiefer … und nun dem Unbewussten die restliche Arbeit überlassen … die Dinge zu klären, die zu klären sind … und das zu ent-decken, was bisher im Verborgenen blieb … um frei zu werden … um befreit zu sein … … Und ist es nicht ein so besonderer, schöner Moment, aus dem Dunkel des dichten, kühlen Waldes auf eine helle, sonnenbeschienene Lichtung herauszutreten … und die neue Freiheit zu spüren … das Licht … die Helligkeit … die Klarheit? … …«

Nach einigen Ruheminuten und anschließenden Stärkungssuggestionen machte ich Detlev wieder langsam munter.

Als Erstes befühlte er seinen rechten Arm, als müsste er sich vergewissern, dass er noch da sei.

»Irgendwann hab ich meinen Arm nicht mehr gespürt«, meinte er entschuldigend, »aber die Fingersignale habe ich immer ganz genau empfunden. Das war schon sehr mysteriös.«

»Ja, das Unbewusste birgt für uns schon manche Geheimnisse«, entgegnete ich, »und aus Geheimnissen kann sich ja viel entwickeln.«

Am übernächsten Tag rief Detlev an und bat um einen kurzfristigen Termin. Er habe etwas auf dem Herzen, flüsterte er mir auf den Anrufbeantworter. Ich freute mich über seine ungewohnte, gefühlsbezogene Wortwahl.

»Vorletzte Nacht, also die Nacht nach der letzten Sitzung, hatte ich einen Traum«, begann er ohne Umschweife bei unserem eingeschobenen Termin zu erzählen. »Ich bin davon aufgewacht, weil er so eindringlich war. Noch jetzt sehe ich alles ganz genau vor mir und spüre dann auch gleich wieder diese Beklemmung. Ich hab in der Nacht nicht wieder einschlafen können, sondern lag grübelnd wach bis zum Weckerklingeln.«

Der Traum sei an sich sehr kurz gewesen, berichtete Detlev. Es müsse irgendwie der Hochzeitstag seiner Tochter gewesen sein, aber das habe er erst begriffen, als sie im langen, weißen Kleid mit ihrem Bräutigam wie bei einer Prozession an ihm vorüberzog. Er habe am Straßenrand gestanden, inmitten vieler fremder Menschen, die freudig Blüten und Konfetti auf das Brautpaar geworfen hätten. »Als ich Katharina erkannte, habe ich gerufen und gewunken. Doch sie reagierte nicht und zog mit ihrem Dennis weiter. Ich versuchte mich durch die Menschen zu drängen, um zu ihr zu gelangen. Vielleicht hatte sie mich ja nicht gehört, dachte ich. Doch ich kam nicht durch.« Detlevs Flüsterstimme wurde mit jedem Satz flehender. Er sprach schnell und abgehackt. Seine Augen füllten sich mit Tränen, während er weitersprach. »Ich war eingekeilt in dieser lärmenden Menschenmenge, und obwohl ich drängelte und schubste und fluchte, nahm keiner von mir Notiz. ›Aber ich bin doch ihr Vater!‹, schrie ich – und da wurde ich wach.«

Er schlug sich die Hände vors Gesicht und wiederholte, leise in sich hineinschluchzend, als spräche er nur zu sich selber: »Ich bin doch wirklich ihr Vater.« Eine lange Weile vergrub Detlev seinen Kopf tief in den Händen und schluchzte immer wieder leise auf.

Ich ließ ihn in Ruhe diese vielen Tränen weinen. Bei wie vielen anderen Begebenheiten musste dieser Mann sich in seinem Leben schon beiseitegestellt und ausgegrenzt gefühlt haben, dass sein Tränenstrom kaum enden wollte? Vielleicht schon als Kind im Elternhaus oder in der Schule? Detlev hatte mir nur wenig von seiner Kindheit und Jugend erzählt. Da seien keine Probleme gewesen, hatte er mir auf meine Fragen in der ersten Sitzung knapp geantwortet. Er sei als einziges Kind seiner Eltern, die eine Gastwirtschaft betrieben hätten, »eben ganz normal« aufgewachsen. Aber wächst ein kleines Kind »normal« auf, wenn es nachts alleine in der Wohnung schlafen muss, während die Eltern unten in der Gaststube arbeiten und es die Anweisung hat, sich nur dann unten blicken zu lassen, wenn es brennt? Und wie fühlt sich ein Junge, der seinen Eltern nie etwas erzählen mag, weil die sowieso immer nur überarbeitet sind und gereizt auf ihn reagieren?

»Wissen Sie, wenn ich an diese Traumszene denke«, flüsterte er nach einer Weile nun schon etwas gefasster, »tut mir das richtig weh, weil es ja irgendwie stimmt, was ich da geträumt habe.« Er holte ein Taschentuch aus seiner Hosentasche, schnäuzte sich kräftig und trocknete sich die Tränen ab. »Katharina zieht an mir vorbei, und ich erreiche sie nicht.«

Detlev verstummte und schaute lange zu Boden, als würde er alte Erinnerungen wachrufen.

»Katti«, sagte er plötzlich – so habe er sie immer genannt. »Katti war mir über viele Jahre so unendlich nah. Ich weiß noch, wie es war, als ich sie das erste Mal auf dem Arm hatte. Da war sie gerade auf die Welt gekommen. Ich war ja bei ihrer Geburt dabei gewesen, und was war ich stolz auf meine Tochter. Sie war wirklich mein Ein und Alles.« Sobald er damals von der Arbeit nach Hause gekommen sei, habe er sich um sie gekümmert, berichtete Detlev, habe sie gewickelt, gefüttert und gebadet. Später, als Katti älter wurde, habe er ihr vorgelesen, ihr das Radfahren, Schwimmen und Fußballspielen beigebracht. Sie seien oft spazieren gegangen, er habe die Schularbeiten mit ihr durchgeschaut und sei eben einfach immer für sie da gewesen. »Mareike war am Anfang ganz irritiert, dass ich so vernarrt in das Kind war, aber sie war Gott sei Dank nicht eifersüchtig, und als Katti vier war, kam ja auch Felix, der dann mehr ihr Kind wurde.«

»Und dann zieht die erwachsene Katti an Ihnen vorbei, und Sie können sie noch nicht einmal erreichen«, konfrontierte ich Detlev noch einmal mit seinem Traumerleben.

Detlev nickte resigniert. »Ja, sie hat mir noch nicht einmal persönlich erzählt, dass sie und Dennis heiraten werden. Von Mareike hab ich das erfahren, und was ich jetzt so von den Hochzeitsvorbereitungen höre, sind alle möglichen Leute eingebunden, aber mit mir spricht keiner darüber. Genauso wie diese jubelnde Menschenmenge in dem Traum sich an dem Brautpaar erfreut hat, aber mich beachtete keiner. Und wissen Sie, was ich mir noch nach dem Traum in der Nacht klargemacht habe? Einen Tag nachdem mir Mareike von Katharinas Hochzeitsplänen erzählt hat, ist mir die Stimme weggeblieben.«

Er schwieg.

Innerlich war ich begeistert. Detlev hatte es geschafft, sich der Kränkung, die er empfunden hatte, bewusst zu werden. So eng und vertrauensvoll, wie er die Beziehung zu seiner kleinen Tochter damals erlebt hatte, so sehr litt er heute darunter, dass die erwachsene Tochter ihn überhaupt nicht mehr in ihr Leben einbezog. Ich vermutete, dass irgendwann ein Konflikt zwischen Vater und Tochter entstanden war, der bis heute noch nicht gelöst war.

»Was Ihnen da klar geworden ist, Herr Baumgarten, ist jetzt bestimmt erst einmal sehr schmerzlich.« Ich versuchte, Detlevs Empfindung mit dem richtigen Wort widerzuspiegeln und meine innere Begeisterung etwas zurückzuhalten. »Ich muss aber auch feststellen, dass Ihr Unbewusstes wirklich gute Arbeit geleistet hat.«

»Das mag ja sein, dass mein Unbewusstes gut gearbeitet hat, aber was hab ich davon? Jetzt spüre ich, wie weh mir das alles tut, und meine Stimme ist trotzdem nicht wiedergekommen.«

Trotz des Flüstertons konnte ich den Unmut in Detlevs Stimme heraushören. Und hatte er nicht irgendwie Recht? Was nutzte es Detlev, nun zu wissen, was ihm genau die Sprache verschlagen hatte, und diesen Schmerz nun auch noch direkt fühlen zu müssen, ohne auf der anderen Seite wenigstens wieder normal reden zu können? Hatte er nicht schon als kleiner Junge gelernt, dass es besser ist, Gefühle nicht zu spüren, weil die Eltern darauf sowieso nur ärgerlich reagierten? Subjektiv gesehen hatte sich sein Gesamtzustand also eindeutig verschlechtert.

Sicherlich hätte ich Detlev jetzt erklären können, wie wichtig das Empfinden und Ausdrücken von Gefühlen für die seelische und auch körperliche Gesundheit insgesamt seien und dass er mit der bewussten Wahrnehmung seiner Gefühle nun schon einen entscheidenden Schritt zur Überwindung seines Problems geschafft habe. Doch mit derartigen Ausführungen hätte ich ihn in diesem Moment ganz bestimmt nicht erreicht. In Detlevs bisherigen Erfahrungen zogen Gefühlsäußerungen nur negative Konsequenzen nach sich. Nicht ganz zufällig hatte seine Psyche mit einer dissoziativen Störung reagiert, als an sich Enttäuschung, Traurigkeit oder auch Wut eine angemessenere Reaktion gewesen wäre.

Nein, Detlev benötigte jetzt die Erfahrung, wie befreiend es ist, Gefühle zum Ausdruck bringen zu können.

»Könnte ich Sie für ein kleines Wahrnehmungsexperiment gewinnen?«, fragte ich ihn unvermittelt.

Detlev zuckte mit den Schultern. »Ja, meinetwegen, was soll ich mir denn anschauen?«

Ich holte zwei Stühle und stellte sie mit den Sitzflächen im Abstand von ungefähr anderthalb Metern einander gegenüber. Detlev sah mich fragend an.

»Das ist vielleicht erst einmal ein bisschen komisch mit diesen beiden leeren Stühlen hier«, nahm ich seinen Gesichtsausdruck auf, »aber ich möchte Sie bitten, sich vorzustellen, dass auf diesem Stuhl«, und ich zeigte auf den weiter von ihm entfernt stehenden Stuhl, »Ihre Tochter sitzt und dass Sie selber auf dem anderen Stuhl sitzen, als wären Sie beide hier zusammengekommen, um sich mal darüber zu unterhalten, wie Sie sich jeweils in der Beziehung mit dem anderen fühlen.

»Aha«, meinte Detlev lakonisch, und ich spürte, dass er meine Vorgehensweise befremdlich fand.

»Wahrscheinlich wirkt das erst einmal etwas eigenartig auf Sie«, Detlev nickte, »aber vielleicht klappt es doch, wenn Sie auf die beiden Stühle schauen, dass Sie sich auf der einen Seite Ihre erwachsene Tochter, die 26-jährige junge Frau, und auf der anderen Seite sich selber, den 54-jährigen Vater, vergegenwärtigen können.«

Detlev schaute längere Zeit auf die Stühle, von einem zum anderen, schloss zwischendurch auch immer wieder die Augen und meinte schließlich zu mir: »Komisch ist es schon, aber ich kann mir uns beide da auf den Stühlen vorstellen.«

»Sehr schön, Herr Baumgarten. Nehmen Sie nun bitte den Platz Ihrer Tochter ein …«

»Wie? Ich soll mich auf den Stuhl von Katharina setzen?«, unterbrach mich Detlev.

»Ja, genau, und dann versetzen Sie sich bitte so gut es geht in Ihre Tochter. Sie sind jetzt die junge, erwachsene Frau, die gerade ihre erste berufliche Stelle angetreten hat und die bald ihren Freund Dennis heiraten wird. Und dann lassen Sie mal die Katharina dem Vater direkt sagen, wie sie ihn und das Verhältnis zu ihm findet.«

Detlev wechselte auf den »Tochter-Stuhl«. Es dauerte eine Weile, bis er zu reden begann, und wie um sich die Aufgabenstellung wirklich zu eigen zu machen, wiederholte er langsam meine Vorgaben: »Ich bin jetzt Katharina, die erwachsene Tochter von Detlev Baumgarten. Ich soll meinem Vater direkt sagen, wie ich ihn und unser Verhältnis finde.«

Er stockte und schloss die Augen, um sie nach einer Weile des Schweigens wieder zu öffnen. »Ich glaub, das schaffe ich nicht«, meinte er.

Ich ging über Detlevs Einwand hinweg, und auch wenn es ein Wagnis war, sprach ich ihn direkt in der Rolle der Tochter an. Detlev hatte im Laufe unserer bisherigen Sitzungen viel Vertrauen zu mir aufgebaut, so dass er sich vielleicht doch auf diese unangenehme Übung einlassen könnte und damit der Lösung seines Problems näher kommen würde – so hoffte ich. »Ich frag dich jetzt einmal, Katharina: Hast du denn deinen Vater gern?«

Detlev schloss die Augen, und nach einer kleinen Pause nickte er andeutungsweise mit dem Kopf. »Ja, ich würde schon sagen, dass ich ihn immer noch gern habe.«

Die erste Hürde war genommen. Detlev sprach aus der Perspektive seiner Tochter, zumindest wie sie sich für ihn darstellte.

»Aber wir sind uns schon lange fremd geworden. Als ich kleiner war, haben wir uns wirklich sehr gut verstanden. Wir waren »Henne und Gack«, wie Marei-, ich meine, wie Mama unser Verhältnis damals spaßeshalber nannte. Er hatte sich immer für mich Zeit genommen, wenn er zu Hause war, ist mit mir Fahrrad gefahren, hat mir vorgelesen oder Geschichten erzählt. Eben alles Mögliche haben wir zusammen gemacht. Sonntags sind wir öfter lange spazieren gegangen, nur er und ich. Bis ich vielleicht zehn, elf Jahre alt war. Aber dann mit der Pubertät wurde unser Verhältnis schwierig. Irgendwie hatte ich dann mehr Lust, mit Gleichaltrigen zusammen zu sein. Als ich ungefähr 14 Jahre alt war, hat er mir einmal eine Ohrfeige gegeben, weil ich erst um Mitternacht nach Hause gekommen war. Heute glaube ich bestimmt, dass er sich nur um mich gesorgt hat und deswegen so ausgerastet ist, aber er hätte sich entschuldigen müssen, und das hat er nie getan. Ich glaube, das nehme ich ihm heute noch übel. Jedenfalls wurde spätestens von da an Mama meine Vertrauensperson, und mit allem, was anstand, ging ich dann zu ihr.«

Detlev öffnete die Augen. Ich nickte anerkennend. »Ich hab noch nie erlebt, dass jemand so gut die Perspektive wechseln konnte, wenn es um seine eigene Person ging. Alle Achtung, Herr Baumgarten! – Und nun wechseln Sie bitte auf den anderen Stuhl und stellen sich vor, dass Sie Ihrer Tochter auf das, was sie gesagt hat, direkt antworten. Schließen Sie ruhig wieder die Augen, wenn Ihnen das angenehmer ist.«

Detlev setzte sich auf den »Vater-Stuhl« und schwieg lange. Er räusperte sich mehrmals, als wollte er einen Frosch im Hals loswerden. Schließlich sprach er mit vielen Unterbrechungen in seinem vertrauten Flüsterton: »Es stimmt, dass ich mich damals hätte entschuldigen sollen. Wegen der Ohrfeige. Aber du hast mir auch keine Chance dazu gegeben, sondern mich tagelang wie Luft behandelt. Ich kam nicht an dich heran. Dass Mama auf deiner Seite stand, machte mir die Sache auch nicht leichter. Aber das war nicht deine Schuld. Ich weiß. Vielleicht hatte ich dich aber auch ohne diese Ohrfeigen-Geschichte schon längst verloren. Ich muss doch zugeben, dass ich eifersüchtig war, als du dich mehr mit deinen Freunden abgabst. Aber ich weiß gar nicht, ob du oder irgendein anderer von der Familie das überhaupt gemerkt haben. Denn ich hab mich möglichst desinteressiert gegeben. Ich hab dich jedenfalls so wie seit deiner Geburt immer noch unendlich gern, und …«, Detlev musste sich sichtlich einen Ruck geben, um weiterzusprechen, »… ich hab zwar eine Zeitlang gebraucht, es zu erkennen, aber es hat mir ziemlich wehgetan, dass du mir nicht persönlich von deinen Heiratsplänen erzählt hast.« Er hielt inne und setzte dann leise hinterher, »als ob ich dir gar nicht mehr wichtig bin.«

Detlev öffnete die Augen und schaute lange schweigend aus dem Fenster. »Ich glaube, ich lerne erst jetzt, dass man Gefühle auch ausdrücken kann«, flüsterte er schließlich.

Ich wartete, bis er sich mir wieder direkt zuwandte

»Und was meinen Sie, Herr Baumgarten, könnten Sie denn Ihrer Tochter demnächst direkt von Ihren Gefühlen erzählen?«

Er seufzte. »Das sollte ich wohl, aber ich glaub kaum, dass ich das jetzt schon schaffe. Da brauche ich bestimmt noch viele Therapiestunden bei Ihnen.« Detlev lächelte mich unsicher an.

»Sind Sie sich da ganz sicher?« Ich lächelte zurück.

Er überlegte.

»Ich würde natürlich gerne wissen, ob ich es richtig eingeschätzt habe, wie sie mich als Vater sieht.«

Er machte erneut eine Denkpause.

»Mal sehen«, meinte er schließlich. »Vielleicht traue ich mich doch. Wenn Katharina und Dennis irgendwann wieder sonntags zu uns zum Mittagessen kommen, könnte ich sie ja bitten, dass wir beide alleine einen Spaziergang machen – so wie in alten Zeiten.«

Einige Wochen später klingelte das Telefon. Es war ein Montag.
»Hallo, Frau Schlicht!«, sagte eine männliche Stimme ganz erwartungsvoll. »Na, sind Sie nicht überrascht?«, sprach der Mann weiter.
Ich wusste nicht, wer mit mir sprach, und überlegte krampfhaft, wem diese angenehme, sonore Stimme gehören könnte.
»Erkennen Sie mich denn gar nicht?«, fragte er mich nun etwas enttäuscht.
»Hier ist Baumgarten!«

Kapitel 9
Todesangst vor Tiger-Lilly
Panik auf Schritt und Tritt

In der Umkleidekabine scheint die Luft zu stehen. Sandra schwitzt. Sie hat sich gerade wieder ihre eigene Jeans angezogen und ist in die Flip-Flops geschlüpft.

»Du wirst wohl nie eine neue Hose finden, die dir richtig passt«, murrt Roman hinter dem Vorhang der Kabine, »in wie viele Geschäfte willst du bei dieser Hitze denn eigentlich noch rennen, Sandra?«

Noch bevor Sandra ihrem Freund irgendetwas erwidern kann, fängt urplötzlich ihr Herz an zu rasen. Im schnellsten Stakkato-Rhythmus hämmert es laut und grob in ihrer Brust. Sie presst beide Hände aufs Herz und ringt nach Luft. Ihr wird schwindlig. Die linke Gesichtshälfte fühlt sich taub an. Ihre Sicht verschwimmt. Was ist nur los mit mir?, denkt sie voller Entsetzen. Sie will laut schreien, aber jeder Ton wird von dem riesengroßen Klumpen in ihrem Hals erstickt. Panische Angst überfällt sie. Ihr ist, als ob sie sterben müsste. Ich muss hier raus!, schreit es in ihr. Und obwohl sich ihre Arme und Beine wie Gummi anfühlen, schnappt sie sich noch schnell ihre Handtasche, reißt den Vorhang zurück und rennt aus der Umkleidekabine heraus an den Hosenständern vorbei zur Rolltreppe, die sie hinunterstürmt. Sie rempelt dabei zwei alte Damen an, die ihr böse nachschimpfen, aber Sandra hört sie nicht.

Ihr ist alles egal. Nur ein einziger Gedanke brüllt in ihrem

Kopf: Raus hier aus diesem Kaufhaus! Raus aus dieser Angst! Ich will nicht sterben!

Roman ist ihr hinterhergerannt und holt sie schließlich am Ausgang ein. »Sag mal, was ist denn in dich gefahren? Hast du nicht mehr alle?«, keucht er atemlos.

»Ich ... ich ...«, Sandra japst nach Luft, »ich glaub, ich krieg 'nen Herzinfarkt.« Ihr Herz schlägt wie wild, die Arme kribbeln, sie spürt eine ungeheure Enge in der Brust, als hätte ihr jemand einen Eisengürtel umgeschnallt.

Roman bemerkt, wie blass sie ist. Er legt seinen Arm um sie und führt sie zu einem Blumenkübel. »Setz dich erst mal auf den Steinrand, Schatz. Das ist bestimmt nur ein Kreislaufkollaps. Mit 24 Jahren kriegste doch keinen Herzinfarkt. Ich hol dir schnell 'ne Cola. Dann geht's dir bestimmt gleich wieder besser.«

»Nein, Roman, bitte«, sie beschwört ihn, »bleib hier bei mir. Lass mich jetzt nicht allein!«

Roman ist unschlüssig, was er tun soll, setzt sich schließlich neben sie und hält ihre Hand, die kalt und feucht ist. Sandra atmet flach und schnell. Dicke Schweißperlen stehen ihr auf der Stirn. Er fächelt ihr Luft mit seiner Baseballkappe zu.

»Wird's denn allmählich besser?«, fragt er besorgt.

Sie schüttelt stumm und verzweifelt den Kopf. Ihr Herz pocht dröhnend, der Druck auf der Brust wiegt zentnerschwer. Gleichzeitig erlebt sie ein tiefes inneres Fremdheitsgefühl sich selbst gegenüber, als ob das eine fremde Person wäre, die diese schreckliche Angst erlebt. Ich werde verrückt, denkt sie und ängstigt sich noch mehr.

»Wir fahren ins Krankenhaus, Sandra. Was meinst du?« Roman ist verunsichert. Fast zehn Minuten dauert dieser Kreislaufkollaps nun schon. So gut kennt er seine neue Freundin ja auch noch nicht, und was versteht er als Mechatroniker schon von Medizin?

Das Taxi biegt gerade in die Krankenhausauffahrt ein, da atmet Sandra mit einem langen, tiefen Seufzer aus. »Ich glaub, ich hab's jetzt überstanden. Mein Herz hat sich wieder beruhigt, und der Schwindel ist auch weg.« Sie gähnt laut und lange. »Mann, bin ich müde, als hätte ich einen superharten Boxkampf überstanden.«

Am nächsten Tag ging Sandra dann doch zum Arzt. Vielleicht ist ja irgendetwas am Herzen, dachte sie. Besser, ich kläre das ab, denn so eine Attacke halte ich nicht noch mal aus.

»Es ist alles in Ordnung, Frau Sennock«, der Arzt hatte ihren Blutdruck messen lassen und ein EKG gemacht. »Gesünder kann man nicht sein. Da hatte Ihr Freund schon Recht, das war ein Kreislaufkollaps. Gestern war es ja auch wirklich sehr schwül. Also machen Sie sich keine Sorgen, Frau Sennock. Sie sind kerngesund.«

»Aber ist das denn normal, dass man bei einem Kreislaufkollaps so eine Sterbensangst hat? Ich hatte wirklich das Gefühl, dass mein letztes Stündchen geschlagen hat!« Sandra wollte sich nicht mit allgemeinen Beruhigungsfloskeln abspeisen lassen.

»Nun ja, so wie Sie den Verlauf dieses Kreislaufkollapses im Einzelnen geschildert haben, habe ich das auch noch nicht gehört, doch wie wir sehen, kommt das eben offenbar auch mal in dieser Form vor. Aber Sie müssen sich wirklich keine Gedanken machen, Frau Sennock. Ihr Herz ist vollkommen gesund.«

In den folgenden Wochen ging es Sandra körperlich wieder gut. Aber ihr Lebensgefühl hatte sich grundlegend verändert, als wäre dieser dramatische Kreislaufkollaps in der Umkleidekabine ein Erdbeben gewesen, das ihr Haus zwar äußerlich nicht beschädigt, aber im Fundament gewaltige Risse verursacht hatte, die, anstatt sich wieder zusammenzufügen, mit der Zeit sogar noch größer wurden.

Anfangs konnte sie noch akzeptieren, dass sie erst einmal aus Furcht vor einem erneuten Kreislaufkollaps in kein Kaufhaus mehr gehen wollte. Doch nach einem Monat traute sie sich immer noch nicht, wenigstens nur das Erdgeschoss eines Kaufhauses zu betreten. Aber nicht nur das. Sobald die Luft um sie herum etwas stickig wurde, spürte sie ihr Herz schneller schlagen, und sofort stieg Angst in ihr hoch. Folglich vermied sie jeden Disco-Besuch. Bald merkte sie auch, dass sie in großen Einkaufscentern von einem flauen, unsicheren Gefühl befallen wurde, insbesondere dann, wenn sie weit entfernt vom Ausgang war. Immer häufiger konzentrierte sie sich auf ihre körperlichen Empfindungen und kontrollierte ängstlich ihren Herzschlag.

So ganz allmählich begann Sandra, den Boden unter den Füßen zu verlieren. Von Tag zu Tag nahmen die Sicherheit und das Vertrauen in ihren Körper und in sich selber ab. Sie verabscheute diese neue Unsicherheit in sich, die so gar nicht zu ihr passte, und beschimpfte sich innerlich als Feigling und Schwächling.

Gegenüber Roman und ihren Freunden erfand sie eine Ausrede nach der anderen, um ihre Angst zu verheimlichen. Unter keinen Umständen sollten die anderen diese feige und ängstliche Seite in ihr erkennen. So war sie mal zu müde für die Disco, mal hatte sie fürs Shopping kein Geld. Ihr fiel schon immer etwas ein, und da sie in ihrem Freundeskreis, insbesondere seit sie den Tod ihrer Mutter so gut weggesteckt hatte, als stark und selbstbewusst galt, schöpfte auch keiner Verdacht.

Die nächste Attacke ereilte Sandra in der U-Bahn, ungefähr drei Monate später. Sie war direkt nach der Arbeit zu Roman gefahren, und kurz bevor sie aussteigen musste, setzten das

Herzrasen, der Schweißausbruch, das Taubheitsgefühl in der linken Gesichtshälfte, der Schwindel und die Sehstörungen ein. Sobald die U-Bahn im Bahnhof hielt, rannte sie von Todesangst getrieben aus dem Waggon, hetzte über den Bahnsteig die Treppen nach oben und fiel Roman, der sie dort erwartete, in die Arme.

»Wieder so ein Kreislaufkollaps, Sandra? Es ist doch heute überhaupt nicht heiß! Wir haben Oktober!« Seine Stimme wurde lauter.

Sandra zitterte am ganzen Körper und hielt Roman fest umschlungen.

»Ist ja gut, Schatz. Ich hab das nicht gegen dich gemeint. Wir fahren sofort ins Krankenhaus.«

»Ihr Herz ist völlig gesund, Frau Sennock.« Von Sandras Herzströmen war wieder ein EKG gemacht worden, und die Ärztin von der Notaufnahme erklärte ihr gerade das Ergebnis. »Also, Ihr Herz ist völlig gesund«, wiederholte sie, »aber die Symptome, die Sie mir beschrieben haben und deren Ende wir hier ja auch noch mitbekommen haben, weisen eindeutig daraufhin, dass Sie an Panikattacken leiden.«

Schlagartig wie beim ersten Mal waren die Angstsymptome nach circa 30 Minuten verschwunden, und Sandra war wieder unendlich müde geworden.

»Panikattacken?«, fragte sie.

»Es tut mir leid, Frau Sennock, ich hab jetzt nicht ausreichend Zeit, um Ihnen das im Detail zu erklären.« Die Ärztin sprach hastig weiter. »Auf jeden Fall schlägt Ihr Körper quasi falschen Alarm. Wenn plötzlich ein hungriger Tiger damals in der Umkleidekabine oder heute in der U-Bahn aufgetaucht wäre, dann wäre Ihre Reaktion völlig in Ordnung gewesen, dass Sie nämlich versuchten, so schnell wie möglich aus dieser Gefahrenzone zu flüchten und dabei natürlich auch Todesängste ausstanden. Bloß, da war kein hungriger Tiger oder sonst irgendein bedrohliches äußeres Ereignis, und trotzdem hat Ihr Körper diesen wilden Alarm geschlagen. Das heißt, da ist irgendetwas auf der psychischen Ebene durcheinandergeraten. Wahrscheinlich haben Sie in letzter Zeit oder in den letzten Jahren ganz schön viel Stress gehabt, so dass sich die Psyche davon bedroht fühlt und dann eben in bestimmten Situationen, in denen noch etwas äußerer Druck hinzukommt, zum Beispiel Zeitdruck oder irgendein kleiner Konflikt, das Alarmsystem in Gang setzt.«

Die Ärztin schaute auf ihre Uhr und stand auf. »Ich muss weiterbehandeln, Frau Sennock. Entschuldigen Sie.«

»Aber was soll ich denn jetzt machen?« Sandra blieb einfach sitzen. »Die Tiger-Attrappe wird ja wohl nicht lockerlassen.«

»Das ist zu befürchten«, bestätigte die Ärztin, »aber der Begriff Tigerattrappe gefällt mir«, sie lächelte. »Machen Sie auf jeden Fall eine Psychotherapie, am besten eine Verhaltenstherapie. Sonst werden Sie sich bald in kein Kaufhaus mehr trauen …«

»Das tu ich schon jetzt nicht mehr«, unterbrach Sandra sie.

»Ja, dann kommt jetzt noch die U-Bahn dazu«, meinte die Ärztin.

Sandra nickte.

»Also Verhaltenstherapie, Frau Sennock«, die Ärztin stand schon an der Tür. »Viel Glück, und ich muss jetzt weiter.«

Sandra schüttelte den Kopf. Diese Ärztin wird bei dem Stress, den die hier hat, wahrscheinlich auch mal von der Tiger-Attrappe heimgesucht werden, dachte sie.

Sandra durchwühlte die Gelben Seiten auf der Suche nach Psychotherapeuten. Unter den Rubriken »Ärzte«, »Psychotherapie« und »Psychotherapie – Psychologische Psychotherapeuten« hatte sie Einträge gefunden, doch was war nun die richtige Rubrik? Was ist denn überhaupt ein Psychologischer Psychotherapeut? Ein Doppel-Psycho? Und wo konnte sie einen Therapeuten finden, der Verhaltenstherapie anbietet, was immer das auch ist?

Von Psyche hatte sie einfach null Ahnung. Mit Krebs, da kannte sie sich ganz gut aus. Bestrahlung, Chemo, biologische Krebsabwehr usw. Auch das Sterbehospiz kannte sie von innen. Aber Psycho-Gefühlsgeschichten waren ihr irgendwie suspekt.

Sie rief bei ihrer Krankenkasse an. Ihre Sachbearbeiterin hatte ihr für ihre Mutter schon viele gute Tipps gegeben.

»Was Sie den ›Doppel-Psycho‹ nennen, Frau Sennock, das ist ein approbierter Diplom-Psychologe, ein staatlich anerkannter Psychotherapeut«, erklärte ihr die Frau freundlich, »und der heißt deswegen ›Psychologischer Psychotherapeut‹, um ihn von dem ›Ärztlichen Psychotherapeuten‹ abzugrenzen; da weiß man eben gleich, der eine ist von Hause aus Psychologe, der andere Mediziner.«

»Und wenn sich zum Beispiel einer nur Angsttherapeut nennt?« Sandra wollte es ganz genau wissen.

»Das ist dann ganz bestimmt kein Psychotherapeut entsprechend dem Psychotherapeutengesetz von 1999. Mag sein, dass der auch ein hilfreicher Therapeut ist, aber er erfüllt eben nicht den gesetzlich festgelegten Qualitätsstandard, um psychotherapeutisch tätig sein zu dürfen«, meinte die Sachbearbeiterin, »und wir Krankenkassen rechnen sowieso nur die Therapien von Psychologischen oder Ärztlichen Psychotherapeuten ab, aber auch da nicht alle Therapieformen.«

»Mann, ist das kompliziert«, stöhnte Sandra, »also wenn ich psychisch völlig am Boden liegen würde, könnte ich da bestimmt nicht durchsteigen.«

»Da haben Sie wahrscheinlich Recht«, stimmte ihr die Frau

von der Krankenkasse zu. »Hatten Sie denn nicht gesagt, dass Ihnen die Ärztin von der Notaufnahme empfohlen hatte, eine Verhaltenstherapie zu machen? Diese Therapierichtung ist auf jeden Fall in unserem Abrechnungskatalog enthalten.« Sie zögerte einen Moment, bevor sie weitersprach. »Wenn ich Ihnen noch einen persönlichen Tipp geben darf, Frau Sennock. Suchen Sie sich einen Therapeuten oder eine Therapeutin, mit der Sie sich wirklich wohlfühlen. Nehmen Sie lieber eine längere Anfahrt in Kauf. Ich weiß aus eigener Erfahrung, wenn man mit dem Therapeuten menschlich nicht klarkommt, hat die Therapie auch meistens keinen Erfolg. Also suchen Sie sich einen Verhaltenstherapeuten, machen Sie da ein oder zwei Probestunden, und wenn Sie merken, die Chemie stimmt, dann bleiben Sie da. Ansonsten suchen Sie weiter. Wenn Sie bei einem Psychologischen Psychotherapeuten eine Therapie machen, müssen Sie nach den ersten fünf Stunden noch einen Arzt aufsuchen, der auch aus ärztlicher Sicht bestätigt, dass Sie eine Therapie brauchen, aber das erklärt Ihnen auch noch der Psychotherapeut. Also viel Glück!«

So viel Glück wie in den letzten Tagen war Sandra seit Neujahr nicht mehr gewünscht worden. Tatsächlich ging es ihr psychisch etwas besser, seit sie nun wusste, was ihr Problem war und wie sie es angehen sollte. Nichts hasste sie mehr als Ungewissheit und die Probleme einfach laufen zu lassen, ohne etwas dagegen unternehmen zu können. In ihrer Arbeit hatte sie auch fast den ganzen Tag damit zu tun, Probleme zu lösen. Sie hatte nach dem Realschulabschluss Reiseverkehrsfachfrau gelernt, hatte dann aber erst nach längerer Suche bei einem Internetanbieter Arbeit gefunden und war dort im Kundenservice eingesetzt, wo es fast nur darum ging, irgendwelche Probleme, die die Kunden mit ihrer Firma hatten, zu lösen.

In den folgenden Monaten, während derer Sandra auf einen freien Therapieplatz wartete, erlitt sie noch einige heftige Panikattacken, die jedes Mal ihren Lebensradius weiter einschränkten.

Mit der U-Bahn fuhr sie nun gar nicht mehr. Es stieg schon Angst in ihr hoch, wenn sie nur an den Moment dachte, wie sich die Türen der U-Bahn mit einem Ruck automatisch fest verschlossen und sie dann eingesperrt im Wagen durch den dunklen Tunnel bis zur nächsten Station durchhalten musste. Es ging da nur um zwei, drei Minuten Fahrt, das wusste sie, aber wenn sie eine Panikattacke hatte, dehnten sich diese Minuten für sie zu einer halben Ewigkeit aus.

Ihre Mutter hatte ihr mal erzählt, dass noch zu Mauer-Zeiten zwei U-Bahn-Linien, die in den Norden Westberlins führten, den Ostberliner Untergrund durchquerten und an allen U-Bahnhöfen, die territorial zu Ostberlin gehörten, ohne Halt durchfuhren. Sechs Stationen lang sei man in der U-Bahn gefangen gewesen, hatte ihre Mutter erzählt, und auf den abgedunkelten, sogenannten Geisterbahnhöfen hätten bewaffnete Vopos gestanden. Allein schon die Vorstellung schnürte Sandra die Luft ab, und obwohl sie immer wieder versuchte, dieses Schreckensbild abzuschütteln, war es sogleich präsent, wenn sie mit der U-Bahn fahren sollte.

So hatte Sandra das U-Bahn-Fahren vollständig aufgegeben und fuhr nur noch mit dem Bus zur Arbeit. Dreimal musste sie umsteigen und statt einer halben Stunde war sie nun eine ganze Stunde unterwegs, aber das war ihr egal. Während der Busfahrt war sie zwar auch angespannt, weil es häufig voll oder die Luft stickig war, aber hier hatte sie bisher noch nie eine Panikattacke bekommen. Und da sie immer versuchte, sich ziemlich in der Nähe des Fahrers aufzuhalten, war sie sich recht sicher, dass sie jederzeit den Bus zum Stoppen bringen könnte, wenn sie doch einmal vor lauter Angst rausmüsste.

Ins Kaufhaus war sie seit der ersten Panik nie wieder gegangen. Aber auch Einkaufszentren oder größere Supermärkte suchte sie nicht mehr alleine auf, seit sie dort auch Panikattacken erlitten hatte. Die Lebensmittel kaufte sie jetzt fast nur noch beim Türken, weil deren Geschäfte wie die alten Tante-Emma-Läden noch klein und überschaubar waren.

Sandra merkte, wie sie ganz allmählich ihren Bewegungsradius immer mehr einschränkte und alle Situationen mied, die ihrer Meinung nach eine Attacke auslösen könnten. Shopping gehen, Disco, Kino – all das, was sie früher so gerne gemacht hatte, war für sie nicht mehr erreichbar. Die Angst fraß sich wie Rost in alle ihre Lebensbereiche hinein, und sie sah sich schon, wie sie irgendwann, nur noch gefangen in ihrer Wohnung, keinen Schritt mehr nach draußen wagen würde.

Lange hatte sie gezögert, Roman genau von ihren Ängsten zu erzählen. Sie kannten sich noch nicht einmal ein Jahr, und sie wollte ihn unter keinen Umständen verlieren, weil er vielleicht mit ihrer Psycho-Macke nicht klarkäme. So riss sie sich in seiner Gegenwart so gut es ging zusammen oder arbeitete mit ihren Ausreden. Als Roman sie aber irgendwann einmal eines Sonntagmorgens, als sie im Bett kuschelten, ganz zögerlich fragte, ob sie ihn überhaupt noch gern habe, weil sie ihn in den letzten Wochen so oft abweisend behandelt habe und sie auch gar nicht mehr so fröhlich wirke wie am Anfang ihrer Beziehung, gestand ihm Sandra endlich ihr Angstproblem. Roman nahm sie nur in den Arm. »Weißt du, Sandra«, meinte er, selber ganz erleichtert, dass Sandra ihn immer noch liebte, »ich hab zwar keine Ahnung von so was, aber zusammen schaffen wir das bestimmt.« So richtig glauben konnte ihm Sandra das nicht, aber auch sie war erleichtert, dass er sie nicht gleich in die Wüste geschickt hatte.

Nach vier Monaten Wartezeit begann endlich die Verhaltenstherapie bei der Psychologischen Psychotherapeutin, bei der sich Sandra schon im Vorgespräch sehr wohlgefühlt hatte.

Natürlich wäre es besser gewesen, wenn Sandra gleich nach Feststellung der Diagnose mit der Therapie hätte beginnen können. So wäre die Vermeidungsangst noch nicht in so viele Lebensbereiche vorgedrungen. Trotzdem konnte Sandra von Glück sagen, dass zwischen der ersten Panikattacke und dem Beginn der psychotherapeutischen Behandlung »nur« acht Monate lagen.

Viele andere Angstpatienten irren über mehrere Jahre von einem Arzt zum anderen oder erscheinen immer wieder mit akuten Herzbeschwerden in der Notaufnahme von Krankenhäusern, bis sie endlich die richtige Diagnose gestellt bekommen und dann schließlich adäquat behandelt werden.

Hatte die Ärztin in der Notaufnahme nur von Panikattacken gesprochen, so musste die Verhaltenstherapeutin aufgrund der weiteren Entwicklung von Sandras Problem eine *Panikstörung* mit *Agoraphobie* diagnostizieren.

Die Agoraphobie wurde ursprünglich als Platzangst übersetzt (vom griechischen *agora* = Versammlungs-, Marktplatz). Angepasst an unsere heutigen Lebensverhältnisse spricht man auch von Straßenangst oder in der psychologischen Diagnostik von »Angst, das eigene Haus zu verlassen, Geschäfte zu betreten, sich in eine Menschenmenge oder auf öffentliche Plätze zu begeben oder alleine in Zügen, Bussen oder Flugzeugen zu reisen«.[18]

Die Agoraphobie kann auch ohne Panikstörung auftreten, aber häufig entwickelt sie sich wie auch in Sandras Fall erst aus einer Panikstörung heraus.

Der Ort, an dem die Panikattacke den Betroffenen aus heiterem Himmel überfällt, wird so intensiv mit dem Angsterleben verbunden, dass er zum Angstauslöser wird. Ja, häufig ist der Patient davon überzeugt, dass die Fahrt in der U-Bahn, das Schlangestehen an der Kasse im Supermarkt oder das Warten im Stau auf der Autobahn die Ursache für den Panikanfall ist. Doch tatsächlich liegt hier nur eine klassische Konditionierung vor. Die extreme Panikreaktion, die eigentlich auf einen innerlichen Reiz erfolgt, wird mit dem bisher völlig neutralen Ort in Verbindung gebracht, und da die Angst so tiefgreifend ist, reicht hier eine einmalige Kopplung aus, so dass der Patient die »Lektion« lernt: Dieser Ort versetzt mich in Todesangst.

In der Folge ist der Patient verzweifelt darum bemüht, diesen lebensgefährlichen Ort zu vermeiden – eine völlig natürliche Reaktion. Denn wer wäre schon freiwillig bereit, sich wieder an den Ort zu begeben, wo schon einmal ein Tiger mit weit aufgesperrtem Maul auf ihn zum Sprung angesetzt hat?

Dieses durchaus verständliche Vermeidungsverhalten führt allerdings dazu, dass die Angst vor diesem ja nur vermeintlich lebensgefährlichen Ort aufrechterhalten und verstärkt wird. Der Patient kann nicht mehr erfahren, dass er dort beispielsweise nur eine kleine Panik oder Anspannung erlebt oder vielleicht sogar ganz angstfrei bleibt. Die falsche Lektion, die er einmal gelernt hat, wird also nicht mehr durch neue entlastende Erfahrungen richtiggestellt. Im Gegenteil: Indem der Patient, sobald er an den schlimmen Ort denkt, immer wieder das Erlebnis der Panikattacke innerlich durchspielt, vertieft sich die Angstlektion noch mehr. So wie wir dann erfolgreich beim Vokabeln-Lernen sind, wenn wir die neuen Wörter immer wieder gedanklich durchgehen und uns innerlich aufsagen, bis sie richtig fest sitzen.

So ist das allererste Ziel jeder verhaltenstherapeutischen Angstbehandlung, den sogenannten Teufelskreis der Angst zu durchbrechen und die Angst vor der Angst, aus der das Vermeidungsverhalten resultiert, zu überwinden.

Dabei wird vor allen Dingen mit Expositionsübungen gearbeitet, das heißt, der Patient lernt, sich den für ihn bedrohlichen Situationen auszusetzen und die Angst auszuhalten.

Darüber hinaus wird auch auf der kognitiven (gedanklichen) Ebene versucht, irrationale (widersinnige) Gedanken, die die Angst nur verstärken, durch vernünftigere und realistischere Gedanken zu ersetzen. So lernt der Patient, seine irrationalen Gedanken zu erkennen, sie in Frage zu stellen und zu widerlegen.

»Warum wollen Sie denn jetzt noch eine Hypnotherapie machen, Frau Sennock?«

Ungefähr ein halbes Jahr nachdem Sandra nach circa 20 Sitzungen die Verhaltenstherapie beendet hatte, saßen wir uns das erste Mal in meiner Praxis gegenüber.

»Es ist nicht so, dass mir die Verhaltenstherapie gar nichts gebracht hätte.« Sandra antwortete auf meine Frage ohne Umschweife, wie sie überhaupt einen direkten, zupackenden und energischen Eindruck auf mich machte. »Ich hatte da gelernt, in die Angst zu gehen, sie auszuhalten, mich abzulenken und sie durchzustehen. Also, ich bin damals während der Therapie schon etwas aus dem Teufelskreis der Vermeidungsangst ausgestiegen. Aber jetzt geht wieder vieles nicht mehr. Wissen Sie, wenn ich an einem Tag nicht ins Kaufhaus gegangen oder U-Bahn gefahren war, kostete es mich am nächsten Tag wieder viel mehr Überwindung, als ob der Tiger in mir täglich niedergezwungen werden müsste, um sich nicht einbilden zu können, er sei der Starke.«

»Welcher Tiger?«

Und Sandra erzählte mir von der Ärztin in der Notaufnahme, dem Vergleich mit dem hungrigen Tiger und dass sie überhaupt sehr viel mit ihrer »Tiger-Lilly« – so hatte sie dann ihre Angst getauft – reden würde. »War ja bestimmt bescheuert«, meinte sie lächelnd, »aber wenn ich mich in den zweiten Stock des KaDeWe wagte, dann redete ich dauernd beruhigend auf Tiger-Lilly ein, hielt ihr noch mal vor Augen, wie viel sie an dem Tag schon gefressen hatte und dass sie jetzt entspannt ihr Verdauungsschläfchen halten konnte, derweil ich meinen Kaufhausrundgang machte. Irgendwie lenkte mich das ein bisschen ab, und ich konnte die aufsteigende Panik, wenn ich mich von den Rolltreppen weiter entfernte, besser unterdrücken. Aber wenn ich eben ein paar Tage nicht geübt hatte, dann gab Tiger-Lilly einfach keine Ruhe, und ich erlebte wieder die alte Panik und musste mich da durchquälen. Und irgendwann hatte ich dieses viele Üben einfach satt, und da wurde die Angst wieder stärker. Ich kann doch nicht bis an mein Lebensende jeden Tag ins Kaufhaus rennen, bloß damit ich ein paar Mal im Jahr, wo ich wirklich etwas kaufen will, auch diesen Weg schaffe. Das wäre doch völlig bekloppt!«

»Sie sind jetzt knapp 26 Jahre alt, Frau Sennock, und Sie haben Ihre allererste Panikattacke vor gut anderthalb Jahren damals in der Umkleidekabine gehabt?« Ich versuchte noch einmal die Daten, die mir Sandra genannt hatte, festzuhalten.

Sandra schüttelte leicht den Kopf. »Wissen Sie, neulich hatte ich so eine flüchtige Erinnerung, dass mir in Ansätzen doch schon früher mal so schwindlig und komisch geworden ist. Da lebte meine Mutter noch, war aber eben schon schwer krebskrank. Ich war gerade auf dem Weg nach Hause vom Krankenhaus, wo sie eine irre schwere Chemo bekam. Es ging ihr echt nicht gut, und entweder war ich im Bus oder in der U-Bahn, das weiß ich nicht mehr genau, jedenfalls erinnere ich mich, wie ich dicht gedrängt zwischen den Leuten stand, es war gerade Berufsverkehr, und da überkam mich dieser Schwindel. Aber ich hab mir sofort gesagt, stopp mal, Sandra, du kannst jetzt doch nicht schlappmachen. Deiner Mutter geht's sauelend, und wer soll sie denn morgen besuchen, wenn du dich jetzt hier hinlegst? Ganz abgesehen von der Sorge, die sie dann um mich gehabt hätte. Also hab ich tief durchgeatmet, und dann ging's wieder. Schon verrückt, dass mir das erst neulich wieder eingefallen ist.«

»Wahrscheinlich war das damals einfach nicht so wichtig«, ich reagierte bewusst nicht darauf, dass Sandra so ohne jeden Anflug von Traurigkeit von ihrer verstorbenen Mutter sprach. Wir waren im Vorgespräch, und ich wusste nicht, ob Sandra sich für eine Therapie bei mir entscheiden würde, so dass ich ein Nachhaken zu ihrer Gefühlslage für nicht angebracht hielt, selbst wenn da sicherlich eine der Hauptursachen für ihre Angsterkrankung zu finden war.

»Nee, da haben Sie völlig Recht«, bestätigte Sandra, »da ging es um meine Mutter, die sollte es in ihren letzten Monaten einfach so gut wie möglich haben und sich bloß keine Sorgen um mich machen. Sie ist ja dann auch einige Monate später gestorben. Und ziemlich bald, nachdem ich alles abgewickelt hatte – Begräbnis, Wohnung auflösen und den ganzen behördlichen Kram –, bekam ich die besagte Panikattacke in der Umkleidekabine. Schon seltsam, so als hätte mein Körper nur gewartet, dass sich jetzt keiner mehr um mich sorgen würde, wenn ich irgendetwas habe.«

Ich nickte. »Einen Vater haben Sie nicht mehr?«

»Na ja«, Sandra machte eine kurze Pause. »Das ist ein bisschen schwierig zu beantworten. An meinen richtigen Vater kann ich mich nicht erinnern. Ich war noch nicht mal zwei Jahre alt, als er bei einem Arbeitsunfall ums Leben gekommen ist. Ich glaube, meine Mutter hatte ihn sehr geliebt, und das war sehr schlimm für sie, aber sie hat nie viel darüber geredet. Gefühle sind bei uns eben kein Thema gewesen.« Sie blickte kurz nach unten, bevor sie den Blickkontakt wieder mit mir aufnahm. »Bernd hätte an sich so was wie ein Vater für mich sein können.«

»Bernd?«

»Das ist der Lebensgefährte meiner Mutter. Ich war so vier, fünf Jahre alt, als meine Mutter und er zusammenkamen, aber ich glaube, die beiden hatten eine ziemlich komische Beziehung. Jedenfalls haben wir nie mit ihm in einer Wohnung zusammengewohnt, zwar im gleichen Haus, und er war auch häufig bei uns, aber abends haben sie sich dann immer getrennt, soweit ich das als Kind mitbekommen habe.«

»Und er hätte so was wie ein Vater für Sie sein können, aber war es dann doch nicht?«, fragte ich noch mal nach.

»Nee, das war er wirklich nicht. Ein Vater sollte doch auch mal stark sein, finde ich. Gerade als meine Mutter so krank war. Aber der hat das einfach nicht hingekriegt. Ich musste alles allein entscheiden. Er war nur fertig und hat sich irgendwie verkrochen. Auch jetzt hat er den Tod meiner Mutter noch nicht verwunden. Kann man wahrscheinlich auch nicht erwarten. Sie war ja der einzige Mensch, mit dem er Kontakt hatte. Aber ich versuche schon etwas für ihn da zu sein, besuche ihn ab und zu und koch ihm was. Ich denke immer, irgendwie bin ich da auch ein bisschen verantwortlich für ihn, jetzt, wo meine Mutter nicht mehr lebt.«

Sandras Krankengeschichte war typisch für die Entstehung einer Panikstörung, was auch gleichermaßen für die Agoraphobie und die generalisierte Angststörung gilt: Neben einem allgemein erhöhten Erregungsniveau, was ganz offenbar erblich bedingt ist, und vermehrtem Angsterleben in der Kindheit scheint der Hauptauslöser der Angsterkrankung in dauerhaftem, langjährigem psychischen Stress zu liegen.

Sandra war 13 Jahre alt gewesen, als ihre Mutter das erste Mal an Krebs erkrankte. Insofern war auch ihre Jugend immer wieder von Unsicherheit und Sorge um die Mutter überschattet gewesen. Und mit Anfang zwanzig der sterbenskranken Mutter über einen Zeitraum von zwei Jahren neben der eigenen Berufstätigkeit beizustehen und ganz alleine für sie Verantwortung zu tragen, hatte dann letztendlich das psychische System von Sandra so überlastet, dass sie bei kleinsten zusätzlichen Anstrengungen oder Aufregungen mit heller Panik reagierte.

Was nun aber als dauerhafter, langjähriger psychischer Stress empfunden wird, ist von Person zu Person sehr unterschiedlich. Sandras psychische Überlastung ist sicherlich noch für viele Menschen nachvollziehbar. Doch auch die langjährige Arbeit als Polizist in einem problematischen Einsatzgebiet oder die anstrengende und zermürbende Tätigkeit einer Lehrerin, die das Desinteresse der Schüler, die Respektlosigkeit von Eltern und vielleicht noch das Stichen von Kollegen aushalten muss, oder allein nur die Aufgabe, Familie und Berufstätigkeit unter einen Hut zu bekommen, kann von dem Einzelnen als dauerhafter Stress erlebt werden, der eben unter bestimmten Bedingungen eine Angsterkrankung auslöst.

Stress wird immer subjektiv erlebt, das heißt, was den einen schon stresst, kann der andere noch ganz locker nehmen. Es gibt also keine allgemeingültige Reaktion auf Stressfaktoren, sondern wie der jeweilige Mensch auf Belastungen reagiert, hängt von seiner Stressresistenz, also seiner Widerstandsfähigkeit gegenüber Stressfaktoren, ab.

Neurobiologische Untersuchungen weisen darauf hin, dass die Art, wie wir auf Stressfaktoren reagieren, schon in unserer frühesten Entwicklungsphase angelegt wird, nämlich dann, wenn die ersten neuronalen Verschaltungen im Gehirn aufgebaut werden, die ja allein durch äußere Reize in ihrer Entwicklung angeregt werden. Erlebt nun der Fötus im Mutterleib oder der Säugling viel Stress, zum Beispiel durch ein Geburtstrauma, weil ihm die Nabelschnur um den Hals gewickelt ist und er während der Geburt zu ersticken droht, so bilden sich innere Stresssysteme aus, die in der Folge hoch sensibilisiert sind. Sie versetzen den Organismus umgehend in Alarmstimmung entsprechend dem Allgemeinen Anpassungssyndrom, sobald auch nur im Ansatz neue Stressfaktoren in der Umgebung auftauchen, die ein anderer Mensch, dessen Stresssysteme in der ersten Entwicklungsphase nicht so herausgefordert wurden, überhaupt nicht als solche bewerten würde.

Wissenschaftliche Studien in diesem Bereich belegen aber auch, dass eine enge und sichere Bindung an eine liebevolle Bezugsperson den Säugling vor Stresserleben schützt. Auch im Erwachsenenleben bewirken zwischenmenschliche Bindungen und soziale Unterstützung, dass äußere Stressfaktoren als weniger belastend erlebt werden.

Wie wir also auf Stressfaktoren reagieren, hängt von den individuellen Lebenserfahrungen und -umständen ab[19].

Wir waren in der zweiten Therapiesitzung.

»Sie haben mir nun all die Orte beschrieben, die Sie nach Möglichkeit meiden, Frau Sennock – U-Bahn, Kaufhaus, Fahrstuhl, große Supermärkte, Einkaufszentren, Kino, Disco, Eisenbahn, Flugzeug.«

Sandra nickte seufzend.

»Erzählen Sie mir doch mal«, ermunterte ich sie, »an welche Orte Sie überall hingehen, also was funktioniert.«

Sandra stutzte, bevor sie antwortete. »Ich glaub, so viel ist da nicht mehr.«

Sie überlegte.

»Ehrlich gesagt fällt mir nichts ein«, meinte sie nach einer Weile.

»Gehen Sie doch einfach die letzten Tage durch und zählen mir alle Orte auf, an denen Sie waren«, schlug ich vor.

»Okay, das geht. Am besten, ich fang von hinten an. Also hier in Ihre Praxis schaffe ich es. Bus funktioniert. Bei Lars im Auto – das ist ein Kollege von mir, der mich manchmal ein Stück mitnimmt – und auf der Straße generell geht's auch. An meine Arbeitsstelle komm ich, und auch da in jedes Stockwerk, aber nicht mit dem Fahrstuhl. Zum Bäcker, zum Türken, in den Zeitungsladen, zur Videothek schaffe ich es und natürlich in Romans Wohnung und auch zu Bernd. Gestern hab ich sogar eine Freundin im Krankenhaus besucht. Sie hat ein Baby bekommen, total süß. Das ging auch. Wahrscheinlich hat mich das Baby gut abgelenkt. An der Tankstelle war ich noch abends Zigaretten holen. Ach ja, und vorgestern war ich in einer kleinen Boutique gegenüber von meiner Arbeitsstelle.«

»Allerhand!«, nickte ich anerkennend. »Sie können also ziemlich viele Orte angstfrei oder einigermaßen angstfrei erreichen. Gut! Ich schlage einfach vor, wir arbeiten jetzt daran, dass Sie eben alle Orte, die Ihnen am Herzen liegen, problemlos aufsuchen können.«

»Und wie?«

»… *Spüren Sie mal, wie sicher Sie sind … wie souverän … wie Sie den Kunden, der da eben noch ganz aufgebracht in den Telefonhörer geschrien hat, beruhigt haben … ihm in ruhigem und bestimmtem Ton den Sachverhalt erklären … ganz sicher … ganz souverän … und er Ihnen jetzt aufmerksam zuhört … und wie gut ist es, zu spüren und zu wissen, dass Sie Herr der Lage sind … dass Sie die Situation voll im Griff haben …*«

Nachdem Sandra in der ersten Hypnosesitzung eine wohltuende, tiefe Ruhehypnose erfahren hatte, arbeiteten wir nun an der Gegenkonditionierung. Sandras Ressource entstammte ihrer täglichen Arbeit. Wie oft war es ihr schon gelungen, einen wütenden Kunden, der ihrer Gesellschaft eine Falschabrechnung unterstellte, durch ihr festes, freundliches und klares Auftreten so zu beruhigen, dass er ihr zuhörte und sich sogar häufig am Ende des Telefonats für das nette Gespräch bei ihr bedankte.

»... *Und mit diesem guten, sicheren Gefühl mögen Sie ganz entspannt durch den großen, breiten Eingang ins Kaufhaus gehen ... vielleicht riechen Sie die angenehmen Parfümdüfte, die so zart und mild wie die ersten Blüten im Frühling durch die Luft ziehen ... während Sie durch die Kosmetikabteilung so ruhig ... so sicher gehen ... mal hier schauen ... mal da ein bisschen Parfüm zerstäuben ...*«

Sandra hatte mir von ihrer besonderen Vorliebe für Parfüm erzählt, und so benutzte ich dieses Bild des Wohlgefühls zusätzlich zu der Ressource ihrer persönlichen Stärke, damit sie in der Hypnose ganz entspannt, ja vielleicht sogar genießerisch durch das Kaufhaus schlendern konnte. Und sie schien sich tatsächlich wohlzufühlen. Ihre Atmung war ruhig, das Gesicht entspannt, und auf meine Nachfrage hin bestätigte sie mir durch Kopfnicken, dass sie völlig angstfrei sei, während ich sie schon auf die Rolltreppe in den ersten Stock geführt hatte.

»... *Und Sie mögen weiterhin diesen zarten Duft in der Nase spüren, während Sie auf der Rolltreppe so leicht ... so entspannt ... wie schwebend ... in den ersten Stock gelangen ... getragen von dem tiefen inneren Wissen, dass Sie Herr der Lage sind ... dass dank Ihrer Ruhe ... Ihrer Stärke ... Ihrer Kraft ... sich aber auch jede und jeder beruhigt ... ... Und vielleicht sehen*

Sie das helle Parkett auf dem Boden ... und hören das leise Klacken Ihrer Schuhe, während Sie schon zwei, drei wunderschöne Blusen ausgesucht haben ... in den Farben, die Sie so besonders mögen ... und wie weich und seidig fühlen sich die Stoffe an ...«
– und da machte ich einen kleinen Fehler –
»... und so mögen Sie ganz sicher ... ganz ruhig in die Anprobe gehen ...«

Sandras Atmung wurde schneller, und sie signalisierte mir auf meine Nachfrage hin, dass sie Angst verspüre, so dass ich umgehend den Rückzug antrat.

»... Und vielleicht ist heute noch nicht der Tag ... an dem die Blusen probiert werden wollen ... fast als möchten Sie noch ein paar Tage warten, bis Sie noch leichter ... noch freier ... noch schwebender werden ... Und so wandern Sie gemächlich zur Rolltreppe zurück ... so sicher ... so entspannt ... und tauchen wieder ganz allmählich in die Düfte der Parfüms ein ... während die Rolltreppe Sie sanft hinunterschweben lässt ...«

Sandra atmete nun wieder ganz ruhig und schien die kurzzeitige Angst überwunden zu haben.

»... Und so mögen Sie noch eine ganze Zeitlang im Kaufhaus verweilen ... so wohlig ... so entspannt ... so genießend ...«

»Als Sie davon sprachen, dass ich in die Anprobe gehen würde, wurde mir ganz schön mulmig.« Sandra schilderte mir nach der Rücknahme ihre Empfindungen während der Hypnose. »Ich hatte sofort die Umkleidekabine von damals vor Augen und fühlte die stickige Luft. Aber wissen Sie, das war nur ein kurzes Aufflackern und war gleich wieder vorbei, als Sie mich zur Rolltreppe zurückgeführt haben.«

»Ich weiß«, gestand ich meinen Fehler ein, »da hab ich Ihnen ein bisschen zu viel zugemutet. Aber toll, dass Sie danach sogleich wieder entspannen konnten, und das im Kaufhaus!«

»Ja, ich hab jetzt fast ein bisschen Lust auf Kaufhaus bekommen«, meinte Sandra grinsend.

Aber so weit waren wir noch nicht.

In einer der nächsten Stunden machte Sandra einen bedrückten Eindruck auf mich, und ich sprach sie gleich darauf an.

»Na ja«, antwortete sie mit belegter Stimme, »manchmal gibt es Tage, da bin ich eben doch ein kleines bisschen traurig.« Sie sprach nicht weiter, sondern schaute mit zusammengepressten Lippen aus dem Fenster, als wollte sie sich jedes weitere Wort untersagen.

»Wegen Ihrer Mutter?«, fragte ich behutsam.

Sandra nickte, und ihre Augen bekamen einen feuchten Glanz. Sie sagte nichts, sondern verharrte still im Sessel, die Augen nun nach unten auf den Boden gerichtet, als wäre sie in die Maserung des Parketts versunken.

Nach längerem Schweigen richtete sie sich plötzlich im Sessel auf, schaute mich an und sprach wieder mit fester Stimme. »Ich weiß, ich sollte mir das alles mal von der Seele reden. Aber irgendwie schaffe ich das nicht.«

Sie machte eine Pause.

»Ich habe noch nie jemandem davon erzählt.«

Sie schwieg wieder.

»Was sollte es denn auch bringen?« Ihre Stimme hörte sich jetzt fast ein bisschen ärgerlich an, so als müsste sie einen lästigen Bittsteller abschütteln. »Lebendig wird meine Mutter davon ja auch nicht!«

»Wie haben Sie sich eigentlich mit Ihrer Mutter verstanden?«, fragte ich betont sachlich.

»Richtig gut. Wir hatten eine Superbeziehung!« Sandras Miene hellte sich auf. »Man konnte sich wirklich über alles mit ihr unterhalten. Sie hatte immer Verständnis für mich und hat mir auch total viel erlaubt. Und sie war auch so 'ne Lustige. Wir haben einfach auch viel gelacht miteinander. Bernd konnte unser Rumalbern nie richtig leiden. Klar, als sie dann Brustkrebs bekam, war es schon blöd. Da war ich gerade in die 7. Klasse gekommen. Aber ich hab's mir nicht anmerken lassen, auch nicht ihr gegenüber, dass mich das ganz schön fertiggemacht hat. Das hätte sie nur noch mehr belastet. Und außerdem hatten wir auch dann noch total glückliche Zeiten. Krebskrank zu sein, heißt ja nicht, dass man permanent Bestrahlung hat oder an der Chemo hängt. Wir hatten viele ruhige, krebsfreie Jahre. Und wir hatten keinen Stress miteinander. So ein Rumgezanke, wie das meine Freundinnen mit ihren Müttern während der Pubertät hatten, gab's bei uns nicht. Ich glaub, das konnten wir uns einfach nicht leisten. Sie nicht und ich nicht. Denn innerlich hat wahrscheinlich jede von uns gedacht, wer weiß, wie lange wir uns noch haben. Gesprochen haben wir nie darüber. Aber ich hab schon manchmal ihre Sorge um mich gespürt, vor allen Dingen, als dann die Metastasen bei ihr festgestellt wurden. Da war ich 19 Jahre alt.«

»Da fingen für Ihre Mutter bestimmt wieder ganz intensive medizinische Behandlungen an.« Ich blieb bewusst auf der sachlichen Ebene.

»Ja, na klar. Sie bekam eine Chemo nach der anderen. Zwischendurch hatten wir immer mal wieder eine Pause, damit sie sich erholen konnte. Öfter mussten die Ärzte so einen Chemo-Zyklus sogar unterbrechen, weil ihre weißen Blutkörperchen zu tief abgerutscht waren. Es ging ihr wirklich ziemlich dreckig. Aber wir haben einfach irgendwie weitergemacht. Natürlich ging sie nicht mehr arbeiten. Dazu war sie viel zu geschwächt. Aber wenn sie sich nur einigermaßen fühlte, hat sie im Haushalt noch ganz schön viel gemacht. Na, und alles, was sie nicht schaffte, hab ich übernommen.« Sandra war nun endlich ins Erzählen gekommen, und ich hörte ihr still und aufmerksam zu.

»Wir hatten auch mal Minuten, in denen wir wieder richtig rumalberten, so wie früher. Bloß meistens hielt das nicht lange an, weil entweder ihr oder mir das Lachen plötzlich im Halse stecken blieb. Wir wussten eben beide, auch wenn wir nie darüber sprachen, dass es nicht mehr lange so weitergehen würde.« Sandra schluckte kurz. »Ganz schlimm wurde es dann, als die Ärzte sie aufgegeben hatten. Es schlug keine Chemo mehr an. Die Krebszellen breiteten sich immer weiter aus, und sie wurde immer schwächer. Es war völlig verantwortungslos, dass wir sie tagsüber alleine ließen. Ich wollte mich ja von der Arbeit beurlauben lassen, aber das hatte sie mir strikt verboten. Das kommt gar nicht in die Tüte, hatte sie gemeint, dass du meinetwegen deinen Arbeitsplatz aufs Spiel setzt. Und sie hatte ja Recht. Ich hatte da erst angefangen zu arbeiten und war noch in der Probezeit, und bei so einem großen internationalen Unternehmen kann man kein Verständnis für so was erwarten. Ins Krankenhaus wollte sie nicht. Und Bernd wollte alles nicht wahrhaben. Der war so blind, dass der doch tatsächlich davon sprach, dass sie bestimmt wieder gesund werden würde. So ein Idiot! Und glauben Sie, der hat irgendwie richtig geholfen? Der hat sich gedrückt, wo er konnte. Der ertrug es einfach nicht, sie in diesem jämmerlichen Zustand zu sehen. Ich hab dann die Sozialstation eingeschaltet, dass sie mittags versorgt war. Sie konnte sich doch auch kein Essen mehr machen. Na, und irgendwann ging auch diese Regelung nicht mehr. Sie konnte noch nicht mal mehr aufstehen, um aufs Klo zu gehen, so schwach war sie. Sie hatte so viel Wasser in den Beinen und im Bauch und war so aufgedunsen. Und dann hab ich das mit dem Sterbehospiz organisiert. Bernd war natürlich total dagegen. Aber da war sie wirklich gut aufgehoben, und das ist eben auch nicht wie ein Krankenhaus, sondern irgendwie viel familiärer und freundlicher, selbst wenn sich das komisch anhört, wenn man vom Sterben spricht. Sie fand das auch richtig. Ich war jeden Tag bei ihr. Hab auch immer mal wieder ein paar Tage krankgemacht, um länger bei ihr zu sein. Bernd kam sogar auch ab und zu.«

Sandra machte eine Pause und seufzte schwer. Leise fuhr sie fort. »Ja, und dann ...«, sie stockte wieder. Es fiel ihr sichtlich schwer weiterzureden. »Ja ... dann starb sie. Sie war schon bewusstlos, als wir ankamen. Wir setzten uns an ihr Bett. Jeder hielt eine Hand von ihr. Und zwei Stunden später war Schluss. Einfach so. Da war sie tot.«

Sandra schlug sich die Hände vors Gesicht und schluchzte laut auf. Tränen über Tränen quollen ihr aus den Augen. Sie weinte und weinte, immer wieder vom Schluchzen geschüttelt. Ich ließ sie in Ruhe weinen. Ihre Erschütterung und ihr Schmerz berührten mich sehr. Auch ich musste schlucken. Nach einer Weile setzte ich mich neben sie und legte sanft meine Hand auf ihre Schulter. Ihr Körper bebte mit jedem Schluchzer. Ihr Gesicht war rot verquollen und tränennass.

»Ist das nicht bescheuert?«, meinte sie plötzlich mit noch brüchiger Stimme und drehte sich zu mir. »Vor meiner Mutter habe ich nie geweint, und hier, bei einer fremden Frau, da heule ich mir den letzten Rotz aus der Seele.« Sie schüttelte wie ungläubig den Kopf. »Wahrscheinlich sind Sie so was wie 'ne Sammelstelle für Schicksalsschläge. Da spürt man, das ist okay.«

Ich nickte und reichte ihr die Taschentuchpackung, die immer griffbereit auf dem Tischchen liegt.

»*Machen Sie es sich mal bequem, Frau Sennock ...*« Sandra hatte sich mehrmals die Nase geschnäuzt und die Tränen im Gesicht und am Hals getrocknet.

»*... und lehnen Sie sich bitte zurück ... ganz entspannt ...*

ganz locker ... und lassen Sie sich mit einigen tiefen Atemzügen in die Hypnose geleiten ... ... so dass Sie immer mehr spüren mögen ... wie eine tiefe innere Ruhe und Gelassenheit sich in Ihnen ausbreitet ...«

Sandra entspannte sich schnell und tief. Nur ihre gerötete Gesichtsfarbe ließ noch darauf schließen, dass sie bis vor wenigen Minuten heftig geweint hatte. Ich führte sie ans warme, milde Meer – ihrem inneren Ruheort –, ließ sie die Weite schauen, den sanften Wellenschlag hören, die milde Meeresluft riechen und lange dort verweilen.

»*... Und so können Sie sich ausruhen ... und sich erholen ... ... ausruhen von einer Zeit, die so schwierig und so traurig war ... Und ist es nicht gut zu wissen, dass Sie genügend körperliche, geistige und seelische Kraft haben, um solche schwierigen Zeiten zu meistern? ... Innere Kraft, die Sie damals gut funktionieren ließ ... und innere Kraft, die Ihnen heute hilft, all das Belastende und bisher Ungeklärte zu lösen ... so dass inneres Freisein ... in jeder Beziehung ... möglich wird ...«*

Sandra lag friedlich entspannt im Sessel. Ihre Gesichtsfarbe war wieder normal.

»*... Und vielleicht gestatten Sie es sich ruhig ... jetzt ... in dieser tiefen Hypnose ... all das zu klären, was noch geklärt werden sollte ... all das zu sagen, was noch gesagt werden sollte ... all das zu fühlen, was noch gefühlt werden sollte ... um auf der tieferen Ebene frei zu werden ... um inneres Wachstum und Entwicklung zu ermöglichen ... ... und vielleicht können Sie sich eine schöne, alte, steinerne Brücke vorstellen, die über einen breiten Fluss gespannt ist ... eine Brücke, deren eine Hälfte im Nebel versunken ist, so dass Sie von Ihrer klaren und hellen Seite aus nicht bis zum anderen Ende der Brücke schauen können ... so als würde in der Mitte der Brücke eine andere Welt beginnen ... ... Und Sie mögen von Ihrer Seite aus zur Mitte der Brücke wandern ... vielleicht* *mal auf den Fluss hinunterschauen, der so gemächlich und sicher dahinfließt ... vielleicht mal Ihren Blick gen Himmel richten, der sich so schützend über Ihnen wölbt ... und sich so ganz allmählich der Brückenmitte nähern ... wo Sie schon von weitem eine helle Gestalt aus dem Nebel freundlich auf sich zukommen sehen ...«*

Sandra atmete in ruhigen und tiefen Atemzügen, und sie verblieb auch weiter in dieser tiefen Entspannung, als ich ihr anbot, in der hellen Gestalt ihre Mutter zu erkennen und ihr all das zu sagen, was sie noch auf dem Herzen hatte, und auch dem zu lauschen, was ihre Mutter ihr zu sagen hatte. Ab und zu löste sich eine Träne und floss langsam aus Sandras Augenwinkeln die Wangen hinunter – friedlich und still.

»... Und wenn dann das Ende gekommen ist ... mögen Sie Abschied nehmen können ... frei und gestärkt ... und jede mag in ihre Richtung gehen .... vielleicht sich noch einmal umdrehend und einander zuwinkend ... so ruhig ... so sicher ... so getragen ... ...«

Ich ließ Sandra eine längere Weile diesen geklärten Zustand in sich erleben. Ihr Gesichtsausdruck spiegelte einen sehr gelösten, ja fast seligen inneren Zustand wider.

Noch lange nach der Rücknahme saßen wir schweigend nebeneinander und schauten hinaus in den sonnigen Garten, wo ein Eichhörnchen munter von Ast zu Ast sprang.

»Das kann ich mir jetzt auch gut vorstellen«, meinte Sandra plötzlich, »dass ich ganz unbeschwert in der Sonne herumspringe.« Und so beendeten wir die Sitzung, und Sandra hüpfte die Treppenstufen von meiner Eingangstür auf den Weg hinunter.

Drei Wochen später sahen wir uns wieder.

»Ich weiß zwar nicht genau, was die letzte Sitzung mit meiner Panikgeschichte zu tun hat«, meinte Sandra auf meine

Frage nach ihrem Befinden, »aber mir geht's echt besser. Kann das sein, dass Hypnose so ein bisschen wie ein homöopathisches Mittel wirkt? Erst spürt man gar nichts, und dann plötzlich verändert sich was. Sie werden es nicht glauben, aber vor einer Woche war ich bei Ikea, und mit der U-Bahn bin ich auch schon zwei Stationen gefahren. Ich hatte zwar immer noch etwas Schwindel, aber an sich klappte es ganz gut. Ja, und gestern war ich in dem neuen Einkaufszentrum in Steglitz, da wollte ich doch schon die ganze Zeit hin. Ich war zwar nur kurz drin und bin auch nicht bis zu den hinteren Geschäften gegangen, aber immerhin.«

»Sehr schön …«

»Ach, und das hätte ich beinahe vergessen«, Sandra unterbrach mich, »also das mit meiner Mutter. Nach der Sitzung hab ich mich richtig befreit gefühlt, und ich hab noch viel an sie gedacht, nicht supertraurig, sondern einfach so. Natürlich wünschte ich mir, dass sie noch leben würde, das ist ja klar, und ich bin auch traurig, dass ich sie so früh hab verlieren müssen, aber es ist irgendwie ein anderes Gefühl geworden.«

»Ist es so was wie Wehmut?«, fragte ich nach.

»Ja, genau. Das trifft es, glaube ich, gut. Es tut mir einfach weh, dass sie nicht mehr lebt. Aber ich kann sie jetzt viel lockerer ins normale Leben miteinfließen lassen. Neulich war doch die Krebswoche in der ARD, und mein Freund und ich haben da so einen Film gesehen, da bekam die Frau auch eine Chemotherapie, und da hab ich ihm im Anschluss daran das erste Mal von der Chemo bei meiner Mutter erzählt, und wie überhaupt alles so war. So hab ich mir das immer gewünscht, dass sie zu meinem Leben ganz selbstverständlich dazugehört und ich da nichts unterdrücken muss.«

»Sehr, sehr schön«, ich freute mich sehr. »Da haben Sie ja schon ganz viel geschafft, Frau Sennock!« Und ich erklärte

Sandra den Zusammenhang zwischen ihren Panikattacken und den bisher unterdrückten Trauergefühlen.

»Und ich hab immer gedacht, bloß nicht heulen, das macht dich nur noch fertiger, dann kriegst du dich nicht mehr richtig ein und kannst nicht mehr gut funktionieren.«

»In der konkreten Belastungssituation ist da auch was dran«, erwiderte ich. »Denn da müssen Sie wirklich funktionieren, und da kann sich die Psyche nicht leisten, sich auch noch um Gefühle zu kümmern, und das tut sie übrigens auch nicht. Aber wenn Sie dann irgendwann im Anschluss an so eine belastende Lebensphase merken, dass Sie sich mit irgendwelchen negativen Gefühlen oder psychosomatischen Problemen rumschlagen müssen, wie bei Ihnen die Angst, oder Sie bekommen zum Beispiel Schlafstörungen oder chronische Magenschmerzen, dann macht es sehr viel Sinn, sich mit den bisher verdrängten Gefühlen auseinanderzusetzen und die zu verarbeiten, denn die verstecken sich letztendlich hinter dem neuen Problem. Leider kommt man manchmal erst gar nicht auf diesen Zusammenhang, weil der zeitliche Abstand zwischen der Belastungsphase und dem Auftreten des späteren Problems schon sehr lang sein kann. In Ihrem Fall war das schon klar, dass die Krebserkrankung und dann der Tod Ihrer Mutter eine wesentliche Ursache für Ihre Angst waren, und Sie hatten das wahrscheinlich auch selbst gespürt.«

Sandra nickte zustimmend.

»Aber ich hatte zum Beispiel einmal eine Patientin, die in ihrer Kindheit und dann auch in ihrer ersten Ehe viel Gewalt erfahren hatte. Sie schaffte es irgendwann, sich von ihrem prügelnden Ehemann zu lösen, und als sie schon fast zehn Jahre lang an der Seite eines nun wirklich liebevollen und umsorgenden Mannes lebte, traten plötzlich schwere Panikattacken auf. Und wie sollte man darauf kommen, dass letztendlich die Gewalterfahrungen in der Kindheit und in der ersten Partnerschaft die entscheidenden Ursachen für ihre Erkrankung waren? Natürlich war in der aktuellen Situation, als die Panikattacken anfingen, noch zusätzlicher Stress aufgetreten. Sie hatte wohl eine neue Chefin bekommen, die so unendlich penibel war und der man es nur schwer recht machen konnte. Das verursachte der Patientin viel Druck. Aber es war eben nicht nur das Problem mit der Chefin, wie anfangs alle dachten, die die Panikattacken ausgelöst hatten, sondern dieser Stress setzte sich auf den uralten Stress drauf, und das alles zusammen brachte dann das Fass zum Überlaufen.«

Sandra dachte eine Weile über meine Erklärung nach, um dann nachzufragen. »Meinen Sie denn, dass die letzte Sitzung ausreichend war, um meine verdrängten Gefühle alle verarbeitet zu haben?«

»So wie Sie heute von Ihrer Mutter gesprochen und wie Sie sie jetzt in Ihr Leben integriert haben, bin ich mir da ziemlich sicher. Und wenn nicht, dann werden wir es in einer der nächsten Sitzungen erfahren. Heute denke ich aber, dass wir noch einmal ganz intensiv an den Kaufhausbesuchen arbeiten sollten, dass Sie da schwindelfrei und mit Spaß einkaufen gehen können.«

»Einverstanden.«

In einer der vorherigen Sitzungen hatten wir schon zur Stärkung der inneren Ressourcen mit ideomotorischen Fingerzeichen gearbeitet, die sich bei Sandra unproblematisch etablieren ließen. Nach der Induktion in die Hypnose und Abfrage des Ja- und des Nein-Fingers und des Ich-will-nicht-antworten-Fingers stellte ich erst einmal die Grundfrage:

»Ist das Unbewusste denn bereit, dass wir heute weiter an dem Angstproblem im Kaufhaus arbeiten?«

Die positive Antwort kam prompt und eindeutig. Sandras kleiner Finger, ihr Ja-Finger, bewegte sich unwillkürlich.

»*Wunderbar ... dann lassen Sie sich noch tiefer in Hypnose tragen ... mit einigen Atemzügen tiefer und tiefer ... und ist denn Ihr Unbewusstes in der Lage, sich auf der tieferen Ebene eine Einkaufssituation in einem großen Kaufhaus zu vergegenwärtigen?*«

Der kleine Finger bewegte sich deutlich: Ja.

»*Und ist Ihr Unbewusstes auch bereit dazu?*«

Der Ja-Finger antwortete wieder.

»*Sehr schön ... Dann mögen Ihre Finger vom Unbewussten so gesteuert werden, dass Ihr Ja-Finger die Einkaufssituation einschaltet, so wie die Play-Taste beim DVD-Player ... Ihr Nein-Finger fungiert als Stopp-Taste, wenn die Situation beendet ist ... und Ihr Ich-will-nicht-antworten-Finger zeigt uns während der Szene die auf der unbewussten Ebene erlebte Angst an ...*«

Sandra lag entspannt im Sessel, nur ihre Mimik gab eine gewisse erwartungsvolle Spannung wieder.

»*Sobald Ihr Unbewusstes bereit ist, die Einkaufssituation durchzuspielen, zeigt uns das der Ja-Finger an ...*«

Ich wartete etwas, und siehe da, der kleine Finger bewegte sich.

»*Gut ... der Ja-Finger hat die Situation eingeschaltet ... die Szene läuft jetzt ... schauen wir mal, was passiert ...*«

Und da bewegte sich schon der Daumen, ihr Ich-will-nicht-antworten-Finger, heftig hin und her, der Finger, der entsprechend den Anfangsinstruktionen die empfundene Angst anzeigen sollte. Sandras Atmung wurde flacher, sie verspannte sich merklich, und ich fragte sie direkt, ob sie Angst verspüre, was sie mit Kopfnicken bejahte.

»*Ist es auszuhalten?*«, fragte ich wieder auf der bewussten

Ebene, was sie ebenfalls nickend bejahte. Ich redete im ruhigen Ton weiter.

»... Und da zeigt der Daumen ganz deutlich die Angst an, die gerade auf der unbewussten Ebene durchlebt wird ... und Sie sind hier ganz gesichert, ganz geschützt ... während auf der tieferen Ebene diese Angstbelastung abgearbeitet wird ... und sobald die Situation zu Ende ist, schaltet der Nein-Finger aus ...«

Es dauerte noch etwas, bis der erlösende Moment kam, in dem der Nein-Finger ausschaltete. Sandra stieß einen langen Atemzug aus und begann sich langsam wieder zu entspannen.

»Das war gewiss anstrengend, dieses Belastungsgefühl noch mal so hautnah zu durchleben ...«

Sie nickte.

»Aber genau so kann sich Ihr Unbewusstes von dieser Belastung befreien ... und Sie mögen sich jetzt ausruhen ... und tief und langsam atmen ... und spüren, wie Sie wieder mehr und mehr innere Ruhe aufbauen ... vielleicht so, als wären Sie im Süden am Meer ... an Ihrem Lieblingsort ... und Sie atmen die milde Luft ... es mag angenehm warm sein ... vielleicht weht ein leichter Wind ... mild und warm ... und die Wellen rollen an den Strand ... sicher und breit ... und sie sind so groß und stark ... und voller Kraft ... und Ihr Unbewusstes ist so stark ... und voller Kraft ... dass Sie ganz frei werden ... frei und sicher ... ... Und ist denn Ihr Unbewusstes bereit, die Situation noch einmal durchzuspielen?«

Der Ja-Finger meldete sich.

»Sehr schön ...«

Ich vergewisserte mich auch noch einmal auf der bewussten Ebene, ob ein weiterer Durchgang für Sandra in Ordnung war, was sie wieder kopfnickend bestätigte. Bei diesem zweiten Durchgang bewegte sich der Belastungsfinger erwartungsgemäß schon seltener, wie überhaupt das nochmalige Durchspielen dieser Situation insgesamt kürzer verlief und Sandra währenddessen sich viel weniger verspannte. Ihre Angst, in ein Kaufhaus einkaufen zu gehen, wurde durch die ideomotorische Bearbeitung systematisch reduziert.

»... *und ist denn das Unbewusste bereit, dass wir die Situation noch ein drittes Mal durchspielen?*«

Wieder zeigte sich der Ja-Finger, und in diesem dritten Durchgang blieb der Belastungsfinger ohne jede Bewegung, und Sandra ruhte völlig entspannt im Sessel. Sie erlebte auf der unbewussten Ebene keine Angst mehr, wenn sie sich das Einkaufen im Kaufhaus innerlich vergegenwärtigte.

Und wie sah es in der Realität aus?

Als sie das nächste Mal kam, war sie mit Plastiktüten der verschiedensten Kaufhäuser beladen.

»Sie waren heute wohl ausgiebig einkaufen, Frau Sennock?«, fragte ich lächelnd.

Sandra lachte laut. »Wissen Sie, was mein Freund gesagt hat? Das mit der Hypnose-Therapie sei ja das Blödeste, was ich hätte machen können. Seitdem sei ich nur noch auf Shoppingtour.«

Nachsatz:

In der Erhebung zur Krankheitsbelastung der Deutschen gaben im Bundes-Gesundheitssurvey 1998 (es ist der bislang neueste) 14,2 Prozent der Befragten im Alter zwischen 18 und 65 Jahren an, dass sie irgendwann innerhalb der letzten zwölf Monate an einer klinisch relevanten Angststörung erkrankt waren, wobei Frauen ungefähr doppelt so häufig betroffen waren wie Männer. Damit gehören die Angststörungen neben den Depressionen zu den am weitesten verbreiteten psychischen Störungen.

Zwischen dem Beginn der Erkrankung und der therapeutischen Behandlung vergehen bei fast allen Angstpatienten viele Monate, öfter sogar Jahre. Zum einen versucht der Betroffene häufig genug aus falsch verstandener Scham seine Angst zu verbergen und anfangs damit alleine fertig zu werden. Zum anderen wird die Angststörung im allgemeinen medizinischen Betrieb allzu häufig nicht oder nicht richtig erkannt. Je länger sie aber unerkannt bzw. unbehandelt bleibt, umso langwieriger und schwieriger wird ihre Behandlung.

Unter diesem Gesichtspunkt hatte Sandra Glück gehabt, da sie im Verhältnis zu vielen anderen Patienten schon bald nach dem ersten Panikanfall psychotherapeutische Hilfe erfuhr. Selbst wenn diese erste Therapie bei ihr nicht zum langfristigen Erfolg geführt hatte, so war doch das Vermeidungsverhalten wenigstens schon einmal unterbrochen worden, worauf wir in der Hypnotherapie aufbauen konnten.

Als Sandra nach knapp zehn Sitzungen die Therapie bei mir beendete, hatte sie ihre Angst so gut wie überwunden. Ab und zu erlebte sie noch einen leichten Schwindel, wenn sie im Kaufhaus oder im Kino war oder nach anstrengenden Arbeitstagen in der U-Bahn fuhr. Aber sie ließ sich nicht beirren. Sie machte regelmäßig zu Hause Selbsthypnose und achtete darauf, dass sie sich mit all ihren Aufgaben und Verpflichtungen nicht zu viel Stress auflud, und sie sprach jetzt auch häufiger mal über ihre Gefühle – zumindest ihrem Freund gegenüber. Die Angst war für sie erklärbar und beherrschbar geworden.

Kapitel 10
Auf der bitteren Suche nach Frieden
Wenn Schmerzen das Leben zur Qual machen

Karin verzog schmerzhaft das Gesicht, während sie nach einer bequemen Liegeposition suchte.

»So richtig angenehm scheinen Sie noch nicht zu liegen, Frau Thiemann?«, fragte ich.

»Hätte ich doch bloß vorher noch eine Schmerztablette genommen. Aber ich dachte, hier würde es mir gleich besser gehen.«

Karins Stimme hörte sich vorwurfsvoll an.

Ich holte noch ein weiteres großes Kissen und schob es ihr unter die Knie. Die Unterschenkel befanden sich nun im rechten Winkel zu den Oberschenkeln, so dass die Lendenwirbelsäule vollständig entlastet war.

»Ist es jetzt besser, Frau Thiemann?«

Karin antwortete nicht und schloss die Augen.

Müde und resigniert sei sie, so hatte Karin mir gerade ihr Befinden beschrieben. Schon als junge Frau habe sie öfter Schmerzen im Lendenwirbelbereich gehabt, aber seit ungefähr sieben Jahren leide sie ständig unter schweren Rückenschmerzen, egal ob sie stehe, sitze oder liege.

»Wenn ich Medikamente nehme, werden die Schmerzen etwas weniger. Aber richtig schmerzfrei?« Sie lachte bitter auf. »Ich weiß gar nicht mehr, wie das ist.«

Die Ärzte hätten nicht wirklich etwas Organisches gefunden; jedenfalls nichts, was diese starken Schmerzen hätte erklären können. Klar, die Wirbelsäule weise im Lendenbereich Abnutzungserscheinungen auf. Sie sei ja Sekretärin gewesen.

»Das geht an keiner spurlos vorüber, wenn man jahrzehntelang an der Schreibmaschine gesessen hat oder später dann am Computer. Hat sich doch keiner drum gekümmert, ob wir uns da den Rücken kaputtgemacht haben.«

Vor fünf Jahren sei sie nun in Rente gegangen, mit gerade einmal 47 Jahren. Aber sie habe die Schmerzen am Schreibtisch einfach nicht mehr aushalten können – trotz Physiotherapie, Massagen, Krankengymnastik, Kuraufenthalten. Nichts habe irgendetwas genützt. So als ob ein Fluch auf ihr lastete.

»Aber nicht, dass Sie denken, die Berentung hätte irgendetwas an den Schmerzen verändert«, Karin schüttelte heftig den Kopf. »Im Gegenteil. Von Jahr zu Jahr werden die Schmerzen schlimmer. Häufig liege ich nur im Bett. Ich habe sogar eine Psychotherapie gemacht, weil alle meinten, das komme von der Psyche.«

Aber das habe auch nichts gebracht. Die Therapeutin habe sie immer nur nach ihrer Kindheit befragt. Sicherlich, die sei hart gewesen. Aber die Zeiten seien eben damals so gewesen. Nachkriegszeit. Der Vater sei im Krieg geblieben.

»Da hatte meine Mutter alle Mühe, uns alleine durchzubringen. Natürlich gab es oft Schläge. Wir hatten immer Angst vor ihr. Aber sie hat es geschafft, dass aus meinen beiden Brüdern und mir was geworden ist. Dafür bin ich ihr heute noch dankbar ...«

»Entschuldigen Sie, Frau Thiemann, wenn ich Ihnen jetzt ins Wort falle«, ich hatte eine Atempause genutzt, um Karins Redefluss zu unterbrechen, »was hat Sie denn eigentlich dazu gebracht, jetzt zu mir zu kommen?«

Karin stutzte und schaute mich erst einmal irritiert an.

»Das dürfte doch wohl klar sein«, ihr Ton war sehr bestimmt. »Ich will die Schmerzen loswerden!«

»So wie Sie das sagen, scheinen Sie sich über meine Frage fast ein bisschen zu ärgern …«

»Ja, allerdings«, unterbrach mich Karin.

»Ich will Ihnen gern sagen, was der Hintergrund meiner Frage ist. Na klar habe ich verstanden, dass es Ihnen sehr schlecht geht, dass Sie extreme Schmerzen haben und sich letztendlich nur noch durchs Leben schleppen.«

Karin bestätigte meine Ausführungen mit leichtem Kopfnicken.

»Ich habe auch begriffen, dass alles, was Sie bisher an Therapien gemacht haben, überhaupt nichts gebracht hat, dass Sie irgendwie in einer Sackgasse sind und da einfach nicht genügend Platz ist, um zu wenden. Oder wie Sie es formulierten, dass ein Fluch auf Ihnen lastet.«

Karin nickte wieder.

»Ich frage mich aber eben auch, wenn alles bisher nichts gefruchtet hat, warum meinen Sie denn, dass *ich* Ihnen helfen kann?«

»Na, wegen der Hypnose«, erklärte mir Karin ohne Umschweife. »Ich hab da neulich in einer Zeitschrift gelesen, dass man Schmerzen gut mit Hypnose bekämpfen kann, weil es irgendwie an das Unterbewusstsein herangeht, und da liegt ja wohl das Problem.«

»Was braucht denn Ihr Unbewusstes am dringendsten? Wissen Sie das?«

»Frieden!« Die Antwort kam so spontan, dass Karin davon selbst ganz überrascht zu sein schien.

»Frieden«, wiederholte ich langsam.

»Das ist das erste Mal, dass ich dieses Wort im Zusammenhang mit meinen Schmerzen benutzt habe«, Karin wirkte nachdenklich, »aber es trifft es genau. Frieden. Das wäre schön.«

»Gibt es denn irgendein Bild, das Sie mit Frieden verbinden?«

Karin dachte kurz nach.

»Sie dürfen jetzt aber nicht lachen. Es gab mal so eine Werbung im Fernsehen. Ich glaube, es ging um Margarine. Aber das weiß ich nicht mehr genau. Da sitzt eine Familie draußen in der Natur an einem schön gedeckten Frühstückstisch unter einer großen, schützenden Baumkrone. Die sind so nett miteinander, so liebevoll. Die Vögel zwitschern, die Sonne scheint, es riecht nach Sommer und frischen Brötchen. Ja, das ist ein sehr friedliches Bild für mich.«

Nach diesem Vorgespräch hatte ich die Liege aufgestellt, auf der Karin nun für die erste Hypnose nach einer möglichst bequemen Lage suchte. Ganz gelang das nicht, denn ihr Gesicht verriet immer noch Anspannung.

Karin war eine zierliche, adrette Frau. Ihr angespannter Gesichtsausdruck spiegelte die jahrelange Anstrengung mit den Schmerzen wieder. Die halblangen, gelockten, dunkelblonden Haare, ihre rot lackierten Fingernägel und die geblümte Bluse verliehen ihr ein feminines Äußeres, das zu ihrem direkten und energischen Auftreten im Gegensatz zu stehen schien.

Während ich im Allgemeinen einen Patienten durch die Konzentration auf seine Körperempfindungen in die Hypnose geleite, ist diese Form der Hypnoseinduktion bei Schmerzpatienten überhaupt nicht geeignet. Hier muss vielmehr die Aufmerksamkeit des Patienten vom schmerzgeplagten Körper weggeführt werden.

»… *Und so können Sie vielleicht einmal versuchen, alle Ge-*

räusche, die Sie hier umgeben, wahrzunehmen ... und Sie mögen erst einmal auf die nahen Geräusche lauschen ... vielleicht hören Sie das Klopfen im Heizungsrohr ... oder das Ticken der Uhr ... oder Schritte aus der Wohnung über uns ... und dann mögen Sie auch die ferneren Geräusche wahrnehmen, als würden die Ohren immer mehr gespitzt werden ... da surrt ein Rasenmäher in der Ferne ... oder ab und zu können Sie das dumpfe Geräusch eines vorbeifahrenden Autos hören ... Und spüren Sie einmal, wie es näher kommt ... und wie dann das Motorengeräusch wieder verebbt ... Und bestimmt hören Sie auch das Zwitschern der Vögel im Garten ... und das mag immer deutlicher und lauter werden ... während alle anderen Geräusche nun verblassen ... nur die Vogelstimmen sind noch gut zu hören ... das helle Piepsen der kleinen ... das melodiöse Singen der großen ... ein Zwitschern, ein Singen, ein Jubilieren ... hell und frisch und munter ... Und vielleicht sehen Sie den schönen, großen Baum, in dem all diese Vögel sitzen ... es ist ein sommerwarmer Tag ... die Sonne scheint golden hell ... der Frühstückstisch unter dem Baum ist liebevoll gedeckt ... es riecht nach frisch gebackenen Brötchen ... die Eltern und Kinder sitzen so vereint und friedlich um den Tisch herum ... ihnen geht es gut ... sie genießen die Unbeschwertheit dieses heiteren Sommertages ... sie ziehen Kraft daraus, die sie auch über das Erleben hinaus stärken und stützen mag ...«

Karins Gesichtsausdruck hatte sich mittlerweile entspannt. Sie schien weniger Schmerzen zu erleben, vielleicht sogar ganz schmerzfrei zu sein. Die tief um ihren Mund herum eingegrabenen Falten hatten sich etwas geglättet. Ich beschrieb ihr Bild von Frieden noch mehrere Male, legte zwischendurch immer wieder längere Pausen ein und reorientierte Karin nach einer knappen Stunde mit entsprechenden posthypnotischen Suggestionen zur Entspannung und Schmerzfreiheit.

Sie blieb noch eine lange Weile bewegungslos liegen, als befürchtete sie, dass der Schmerz mit der Bewegung zurückkehren könnte. Mit geschlossenen Augen beschrieb sie mir, dass sie tatsächlich im Laufe der Hypnose den Schmerz nicht mehr gespürt habe und auch jetzt noch schmerzfrei sei, was ihr wie ein Wunder vorkomme und was sie sich bewahren wolle. »Am besten, ich steh hier gar nicht mehr auf.«

Noch während sie sich von der Liege erhob, kehrte wieder die alte Anspannung in ihr Gesicht zurück, als wäre ihr eine harte Maske übergestreift worden.

»Das war ja klar, dass das nicht bleiben würde«, sagte sie resigniert.

»Das ist jetzt bestimmt sehr schwer, den Schmerz erst einmal wieder ertragen zu müssen«, tröstete ich Karin, »aber wer weiß, was wir noch erreichen werden, wo Sie schon während dieser ersten Hypnosesitzung so wundersam befreit waren.«

Karin winkte müde ab und verabschiedete sich.

»Sind Sie sich sicher, dass Sie mir überhaupt helfen können?« Karin schaute mich prüfend an, während sie mir diese Frage zu Beginn der zweiten Sitzung stellte.

»Was ich Ihnen ganz sicher sagen kann, Frau Thiemann«, antwortete ich ohne jedes Zögern, »ich möchte Sie sehr gerne darin unterstützen, dass Sie sich von Ihren Schmerzen befreien können ...«

»Wie? Sie meinen, es ist meine Schuld, dass ich diese schrecklichen Schmerzen habe?«, unterbrach mich Karin empört.

»Nein! Es geht nicht um Schuld, und es ist auch nicht Ihre Schuld, dass Sie an diesen Schmerzen leiden!« Ich merkte, dass ich auf Karins Empörung reagiert hatte und mein Ton strenger geworden war. »Schuld ist etwas so Mächtiges«, sagte ich nun wieder entspannt. »Schuld drückt uns nieder und macht uns klein. Immer steckt die Idee dahinter, dass wir hätten anders sein sollen, als wir tatsächlich gewesen sind. Aber hatten Sie denn damals überhaupt die Möglichkeit, als das mit den Schmerzen begann, anders zu reagieren?«

Karin schaute mich verständnislos an.

»Sie haben Recht, das hab ich nicht besonders verständlich ausgedrückt. Vielleicht kann ich es besser an einem Beispiel erklären. Stellen Sie sich doch bitte ein Kätzchen vor. Mögen Sie Katzen?«

»Ja, sehr. Ohne meine schwarze Maxi wäre alles noch viel trostloser.«

»Gut. Stellen Sie sich ein kleines Kätzchen vor, das ganz vergnügt in einer jungen Familie lebt, von den beiden Kindern und den Eltern heiß und innig geliebt. Eines Tages muss der Vater für eine längere Zeit eine Kur antreten, und nun umsorgen nur noch drei Familienmitglieder das kleine Kätzchen. Es reagiert darauf. Vielleicht fehlt ihm die tiefe, beruhigende Stimme vom Vater. Vielleicht spürt es auch, dass die Stimmung in der Familie verändert ist. Keiner weiß, was genau in dem Kätzchen vorgeht, aber die beiden Kinder und die Mutter merken, dass es nicht mehr richtig frisst und dass seine Augen so glanzlos geworden sind. Sie bringen es zum Tierarzt, der aber keine organische Krankheit entdecken kann. Gott sei Dank. – Ist denn jetzt aber das Kätzchen schuld, dass es die Abwesenheit des Vaters so schwer nimmt und keinen Appetit mehr hat?«

»Nein, natürlich nicht. Das kann ja nun gar nichts dafür«, erwiderte Karin. »Aber an der Kur vom Vater liegt es.«

»Sie meinen, der Vater hätte die Kur nicht antreten sollen? Es ist seine Schuld, dass es dem Kätzchen schlecht geht?«

»Nein, natürlich nicht. Er hat ja bestimmt die Kur aus gesundheitlichen Gründen gebraucht.«

»Heißt das, das Kätzchen müsste einfach lernen, mit der Veränderung klarzukommen?«, fragte ich.

»Ja, und ich denke, das wird es auch. So wie Katzen sind, die gewöhnen sich doch auch an Veränderungen. Hauptsache, es ist irgendjemand für sie da.«

»Und genau das meinte ich, Frau Thiemann. Ich möchte Sie darin unterstützen, dass Sie die Ursache für Ihre Schmerzen erkennen können und dass Sie damit ins Reine kommen. Natürlich müssen wir auch die Schmerzprogrammierung oder das Schmerzgedächtnis, wie es heute oft genannt wird, überwinden. Ihr Körper hat jetzt über eine lange Zeit hinweg gelernt, Schmerzen wahrzunehmen. Also völlig unabhängig davon, ob ein Schmerz auslösender Reiz auf Sie einwirkt, spüren Sie Schmerzen, weil im Gehirn die entsprechende Spur sehr tief eingegraben ist. Deswegen ist es ja so wunderbar, dass Sie während der Hypnose schmerzfrei waren. Da wurde das erste Mal Ihr langjähriges Schmerzprogramm unterbrochen, so als würde eine ständig kreischende Sirene endlich einmal still sein.«

Karin schwieg eine Weile und schien über das, was ich gesagt hatte, nachzudenken.

»Sind Sie sich denn sicher, dass Sie die Ursache herausfinden können?«, fragte sie mich unvermittelt.

»Sie meinen, warum Sie damals auf eine bestimmte Situation mit Schmerzen reagiert haben?«

Karin nickte ungeduldig.

»Nein«, antwortete ich behutsam, »ich alleine kann das sowieso nicht herausfinden. Das ist unsere gemeinsame Arbeit. Ich unterstütze Sie dabei, dass Ihr Unbewusstes Ihnen dieses Wissen preisgibt.«

Karin lehnte sich schmollend zurück.

»Wenn ich Sie so schmollen sehe, hab ich den Eindruck, dass Ihnen das alles irgendwie nicht passt.«

»Nein, natürlich nicht. Man rennt von einem zum anderen, und nirgends bekommt man Hilfe. Sie können sich gar nicht vorstellen, wie gemein das ist, immer allein gelassen zu werden!«

Ich schwieg. Mein Gesichtsausdruck spiegelte sicherlich Betroffenheit wider. Denn plötzlich sagte Karin fast entschuldigend: »Ich glaube, ich bin manchmal sehr hart. Manchmal hab ich ein richtig schlechtes Gewissen gegenüber meinem Mann. Der muss schon sehr unter mir leiden. Er macht ja alles für mich, wenn er da ist. Aber wie oft schnauze ich ihn an, weil es mir so schlecht geht. Dabei kann er doch gar nichts dafür. Ich kann nur froh sein, dass er mich so liebt. Jeder andere wäre bestimmt schon abgehauen.«

»Erzählen Sie mir doch ein bisschen von Ihrem Zuhause, Ihrem Alltag, Ihrem Leben«, ermunterte ich Karin.

»Viel gibt's da nicht zu erzählen. Ich lebe mit meinem Mann zusammen. Wir sind seit bald zwanzig Jahren verheiratet. Er ist Handelsvertreter. Gott sei Dank nur für den Raum Berlin-Brandenburg, so dass er abends immer nach Hause kommt. Ich war schon einmal verheiratet gewesen, aber das ging nicht lange gut. Mein erster Mann war Alkoholiker.« Karin seufzte. »An sich schade. Der war schon ein besonderer Mann.«

»Inwiefern?«

»Na, gut aussehend und charmant, ein begabter Tänzer und Unterhalter. Eben kein Alltagsmann oder Mann für den Alltag.« Sie lächelte.

»Haben Sie auch Kinder, Frau Thiemann?«

Karins Lächeln gefror. »Ja, einen Sohn aus erster Ehe.« Ihre Stimme nahm einen schroffen Klang an. »Aber wir haben keinen Kontakt mehr.«

»Ist er denn bei Ihnen aufgewachsen?«

»Ja, was denken Sie denn? Meinen Sie, mein charmanter,

erster Mann wäre ein guter Vater gewesen?« Sie schüttelte den Kopf. »Noch nicht mal Unterhalt hat der gezahlt! Nein, ich habe den Jungen alleine großgezogen.«

»Das war bestimmt nicht leicht«, sagte ich.

»Das können Sie wohl sagen.« Karin schaute mich taxierend an, als ob sie sich fragte: Kann die überhaupt mitreden?, und tatsächlich fragte sie mich: »Haben Sie denn Kinder?«

»Ja«, antwortete ich knapp, »ich bin Mutter zweier Töchter«, und ich fragte gleich weiter, um das Gespräch wieder auf Karin zu zentrieren: »Seit wann haben Sie keinen Kontakt mehr mit Ihrem Sohn?«

»Fünf Jahre? Ich weiß es nicht mehr genau. Ist auch unwichtig. Ich will nichts mehr mit ihm zu tun haben«, erklärte sie bestimmt.

»Das hört sich endgültig an.«

»Genau. Da gibt es nichts mehr dran zu rütteln. Das Thema ist abgeschlossen. Ich habe keinen Sohn mehr.«

»Wie kam es zu diesem Bruch?«, fragte ich.

»Das tut hier nichts zur Sache. Sie haben doch eben gerade selber gesagt, dass es endgültig sei«, wies mich Karin zurecht.

Natürlich hätte ich Karin jetzt erwidern können, dass wir in der Lage sind, über wirklich abgeschlossene Themen entspannt zu sprechen, während wir gerade die noch ungelösten Themen gerne beiseiteschieben und verschließen würden. Doch ich musste befürchten, dass Karin dies als Kritik auffassen würde. Für den weiteren Therapieverlauf war es aber wichtig, dass sie ein grundlegendes Vertrauen in die therapeutische Beziehung mit mir bekam. Das war mir bisher noch nicht gelungen. Ich entschied mich, Karin die Gründe für meine Fragen zu erklären.

»Wissen Sie, Frau Thiemann, wir Psychotherapeuten haben nun mal die Aufgabe, Hypothesen darüber aufzustellen, wie sich irgendein Problem entwickelt haben könnte, um daraus nämlich die Therapie abzuleiten. So wie ein Brandsachverständiger, der nach einem großen Brand zurate gezogen wird, überlegt, welche Ursachen den Brand ausgelöst haben könnten.«

»Und was hat das alles mit meinem Sohn zu tun?«, fragte Karin gereizt.

»Ich hab so die Vorstellung, dass es ganz schön wehtun kann, wenn der Kontakt zum eigenen Kind völlig abbricht ...«

»Ja und?«, unterbrach mich Karin. »Natürlich wünscht sich das keine Mutter. Aber ich hab Ihnen doch schon gesagt, dass die Sache für mich endgültig ist.« Sie schaute kurz auf ihre Armbanduhr. »Kommen wir denn heute überhaupt noch zur Hypnose?«

»Ja, uns bleibt noch genügend Zeit«, beruhigte ich sie. »Ich hab noch eine Frage zu diesem Thema: Könnten Sie sich vorstellen, dass es einen Zusammenhang zwischen Ihren Rückenschmerzen und Ihrem Verhältnis zu Ihrem Sohn gibt?«

Karin lachte kurz auf. »Ach, das haben schon so viele gemeint. Vielleicht stimmt es ja auch für den Beginn. Aber jetzt ist das Thema mit ihm seit Jahren erledigt, und da hätten doch die Rückenschmerzen schon längst aufhören müssen. Der Junge spielt wirklich keine Rolle mehr in meinem Leben. Wir reden nie von ihm. Der ist wie gestorben. Nein, deswegen leide ich bestimmt nicht unter diesen grausamen Schmerzen.«

Ich hakte nicht mehr nach, selbst wenn ich mir ziemlich sicher war, dass Karins Beziehung zu ihrem Sohn ein wesentlicher Schlüssel zu ihrem Problem war. Vielleicht würde es mir in einer der nächsten Stunden mittels einer speziellen Hypnose-Intervention gelingen, ihre starke Abwehrhaltung zu diesem Thema zu verringern.

»Und wie wäre es jetzt mit einer tiefen, friedlichen und langen Hypnose, Frau Thiemann?«

In den folgenden Sitzungen führte ich Karin jedes Mal in tiefe, circa einstündige Hypnosen, während derer sie ihren schmerzenden Körper wie eine Hülle hinter sich lassen und wohltuende, friedliche Bilder in sich erleben konnte. Immer wieder führte ich sie zu ihrem inneren Friedensbild aus der ersten Sitzung und ließ sie auch nachspüren, auf wundersame Weise getragen zu sein, zum Beispiel von warmen Wasserquellen inmitten der Natur oder von der Luft, als wäre sie ein Vogel, der frei am Himmel schwebt. Karin begann diese Sitzungen zu genießen, schien sich regelrecht darauf zu freuen, wenn ich ihr erwartungsvolles Lächeln zu Beginn der Sitzungen richtig deutete. Ihr unduldsames, fast aggressives Verhalten aus den ersten Sitzungen war deutlich seltener geworden. Sie schien allmählich Vertrauen in die therapeutische Situation zu gewinnen, und so erfuhr ich immer mehr aus ihrem Leben.

Sie interessierte sich sehr für Mode und wäre am liebsten Modezeichnerin geworden. Aber die Mutter habe darauf bestanden, dass sie einen soliden Beruf erlerne, und so sei sie eben Sekretärin geworden, »und das war bestimmt auch besser so«, meinte sie seufzend. Ja, die Mutter sei sehr bestimmend gewesen – herrisch und streng. Der Siebenstriemer[20] sei häufig, fast täglich, benutzt worden. Aber so sei das eben damals gewesen. Da wurden Kinder üblicherweise noch geschlagen, und richtig geschadet habe es ihr und ihren Brüdern ja auch nicht. Heute glaube sie, dass sich die Mutter alleine mit drei kleinen Kindern bestimmt überfordert gefühlt habe und wahrscheinlich nur die feste Hand des fehlenden Vaters ersetzen wollte. Sie sei immer erst abends von der Arbeit nach Hause gekommen – Karin und die Brüder seien Schlüsselkinder gewesen, wie man das damals so genannt habe. Nie habe man der Mutter was recht machen können. Egal ob ihre Brüder und sie den Abwasch ordentlich gemacht, den Küchenfußboden blitzblank geschrubbt oder die Schulaufgaben in Schönschrift erledigt hätten, die Mutter habe immer geschimpft, wenn sie heimkam. Vor acht Jahren sei sie nun mit knapp 70 Jahren gestorben.

»Manchmal bin ich ganz froh«, gestand mir Karin, »dass meine Mutter meine schlimme Schmerzerkrankung nicht mehr mitbekommen hat. Da wäre ich auf null Verständnis gestoßen. Sie hat uns ja selbst mit Fieber zur Schule geschickt. Und wer was Psychisches hatte, der wurde als Taugenichts und Drückeberger abgestempelt. Stellen Sie sich nur vor, meine Mutter hätte erlebt, dass ihre Tochter Frührentnerin ist. Nicht auszudenken!«

Ihren zweiten Mann habe sie bei der Geburtstagsfeier einer Freundin kennengelernt; er sei auch alleinstehend gewesen, und er habe sich sofort in sie verliebt; und dann hätten sie auch ziemlich schnell geheiratet. Es sei einfach besser gewesen, eine richtige Familie zu sein, und er sei ja auch ein wirklich lieber Mann.

Ich fragte nicht nach. Aber Karin hatte nur von der Liebe ihres Mannes zu ihr gesprochen, und ich dachte für mich: Liebte sie ihren Mann auch, oder hatte sie ihn nur geheiratet, damit ihr Sohn wieder einen Vater hatte?

Mit ihren beiden Brüdern verstehe sie sich wirklich gut, erzählte sie. Zwar sähen sie sich nicht allzu häufig, weil das für sie ja wegen der Schmerzen immer so beschwerlich sei, aber sie telefonierten oft. Gerade mit ihrem ganz großen Bruder, dem Klaus, sei das Verhältnis besonders eng. Er habe sich schon als Kind liebevoll um sie gekümmert – »ich war ja die Jüngste von uns dreien«. Auch später habe er ihr immer beigestanden. Als ihr erster Mann im Totalsuff die Wohnung kurz und klein geschlagen habe, sei sie noch in derselben Nacht zu ihm geflüchtet. Fast ein Jahr hätten sie bei ihm gewohnt. »Doch dem Klaus geht's auch nicht gut. Vor drei Jahren haben sie einen Lungentumor bei ihm entdeckt – natürlich bösartig. Ich hatte solche Angst um ihn, und irgendwie begleitet die einen immer noch. Es ist zwar alles gut verlaufen, der Tumor war noch sehr klein, aber man weiß ja nie. Wenn ich den Klaus auch noch verlieren sollte ...«

Karin führte den Satz nicht zu Ende, und ich fragte auch hier bewusst nicht nach, auf wen sie das »auch« bezogen hatte. Ihren Sohn? Ihren ersten Mann? Ihre Mutter?

Freunde habe sie nie viele gehabt, beschrieb sie mir. Sie sei da wahrscheinlich auch ein bisschen anspruchsvoll. Na, und seit es ihr so schlecht gehe, habe sie gar keine Lust mehr, überhaupt noch irgendjemanden zu treffen.

Ein Thema sparte Karin bei ihren Beschreibungen immer aus. Allenfalls indirekt konnte man erahnen – wenn sie zum Beispiel von »richtiger Familie« sprach –, dass da auch noch ein Kind im Haushalt mit gelebt hatte. Ihr Sohn war für sie nicht nur gestorben, er hatte, wenn man ihrer Lebensbeschreibung so zuhörte, nie existiert. Welche Schuld hatte dieser Junge, der mittlerweile um die 30 Jahre alt sein musste, nur auf sich geladen?

Karin litt an einer anhaltenden *somatoformen Schmerzstörung*, die so definiert ist, dass »die vorherrschende Beschwerde ... ein andauernder, schwerer und quälender Schmerz« sei, »der durch einen physiologischen Prozess oder eine körperliche Störung nicht vollständig erklärt werden kann. Der Schmerz tritt in Verbindung mit emotionalen Konflikten oder psychosozialen Problemen auf. Diese sollten schwerwiegend genug sein, um als entscheidende ursächliche Einflüsse zu gelten.«[21]

Die somatoformen oder, umgangssprachlich formuliert, psychosomatischen Störungen nehmen in Deutschland hinter den Angst- und Depressionsstörungen in der Häufigkeit den dritten Platz ein. So erklärten im bereits zitierten, bislang jüngsten Gesundheitssurvey des Robert-Koch-Instituts 1998 11 Prozent der Befragten, in den vergangenen zwölf Monaten an einer entsprechenden Störung gelitten zu haben. Es wird geschätzt, dass 20 bis 40 Prozent der Patienten, die in Allgemeinarztpraxen oder in den Fachabteilungen von Krankenhäusern um Hilfe nachsuchen, an einer somatoformen Störung leiden.[22]

Fast jeder Patient mit psychosomatischen Problemen hat eine längere Arzt- und Krankenhaus-Odyssee hinter sich, denn natürlich vermutet man bei starken, anhaltenden Schmerzen im Rücken ein orthopädisches, bei wiederkehrendem Herzstechen ein internistisches oder bei heftigen Schmerzen im Unterbauchbereich, die bis in die Hoden hinein ausstrahlen, ein urologisches Problem. Der Patient erwartet – zu Recht – eine intensive Diagnostik, um der Störung auf die Spur zu kommen.

Schmerzen oder Fehlfunktionen des Körpers sind als Warnsignal zu verstehen, die anzeigen: Achtung, hier ist etwas nicht in Ordnung, hier läuft etwas nicht rund. In der Schulmedizin wird dieser Hinweis des Körpers allerdings in den meisten Fällen nach wie vor nur eindimensional auf den Körper bezogen, so dass der Patient mit psychosomatischem Leiden nach entsprechender Diagnostik häufig die Auskunft erhält: »Sie können ganz beruhigt sein. Da ist nichts. Kein organischer Befund. An sich können Sie da gar keine Schmerzen haben, so wie Sie es beschreiben.« So fühlt sich der Patient unverstanden, als Simulant abgestempelt und geht zum nächsten Arzt, von dem er erhofft, endlich die Lösung seines Problems zu erfahren. Wenn der ihm dann nach wieder umfangreicher Diagnostik eröffnet: »Ich kann da wirklich nichts finden, Sie brauchen sich nicht zu sorgen; wenn überhaupt, dann kann das nur was Psychisches sein«, erlebt der Patient ein weiteres Mal, nicht ernst genommen zu werden, und wehrt sich meist verzweifelt dagegen, dass ihm jetzt noch eine »Psycho-Macke« angehängt werden soll.

Dem Patienten würde es sicherlich leichter fallen, sich mit möglichen inneren Konflikten auseinanderzusetzen, wenn er gleich zu Beginn seiner Schmerzerkrankung ganz selbstverständlich erklärt bekäme, dass seine Schmerzen körperliche und/oder seelische Ursachen haben könnten und dass deswegen neben der intensiven körperlichen Diagnostik auch ein längeres anamnestisches Gespräch über seine emotionale und psychosoziale Situation zur Klärung des Problems notwendig seien.

Dass körperliche und seelische Vorgänge ineinandergreifen und sich gegenseitig bedingen können, ist durch die Betonung der Apparatemedizin, die eben nur körperliche Parameter abbilden kann, in den letzten 50 Jahren immer mehr in Vergessenheit geraten. Und doch kennt jeder von sich selbst das Phänomen: Wenn man sich nicht gut fühlt, weil man beispielsweise Liebeskummer hat oder durch eine Prüfung gefallen ist, verändert sich häufig auch das körperliche Befinden. Man hat zum Beispiel meist gar keinen Appetit mehr, weil einem eben all das auf den Magen geschlagen ist, wie wir es umgangssprachlich richtig formulieren. Oder man kann nachts nur noch schlecht oder gar nicht schlafen. Die seelische Empfindung hat also eine direkte körperliche Auswirkung, die wir in diesem Fall als völlig selbstverständlich erachten; ja wahrscheinlich würden wir demjenigen, der voller Genuss so wie bisher seine Speisen isst oder nachts tief und seelenruhig schläft, seinen angeblich so schweren Liebeskummer gar nicht abnehmen.

Welche emotionalen Konflikte oder psychosozialen Belastungen waren bei Karin nun so schwerwiegend, dass sie als ursächliche Faktoren für ihre Schmerzerkrankung gelten konnten?

Als biografischen Belastungsfaktor brachte sie die frühe und häufige Gewalterfahrung durch die Siebenstriemer-Schläge ihrer Mutter mit. Da hatte sie schon als kleines Mädchen immer wieder Schmerzen erlitten. »Auf Rücken und Po hat uns die Mutter geschlagen.« Auch wenn Karin meinte, dass ihr die Schläge nichts geschadet hätten, kann die Gehirnforschung mittlerweile belegen, dass frühere Schmerzerfahrungen Gedächtnisspuren legen, die im späteren Leben durch bestimmte Konstellationen aktiviert werden und die Schmerzerkrankung verursachen können.[23] Wissenschaftliche Untersuchungen zu diesem Thema zeigen auf, dass – je nach Studie – 35 bis 50 Prozent der Patienten, die an chronischen Rückenschmerzen leiden, massive Gewalt in ihrer Vorgeschichte erlebt haben.[24]

Wodurch aber waren die Gedächtnisspuren des alten Schmerzerlebens aus der Kindheit vor sieben Jahren bei Karin aktiviert worden? Hatte sie ähnliche Erfahrungen von Hilflosigkeit, Machtlosigkeit und dem tiefen Gefühl der Ungerechtigkeit durchmachen müssen, so wie sie es als Kind erlebt hatte, wenn die Lederpeitsche auf ihren nackten Po klatschte? Sie selber hatte ja eingeräumt, dass der Beginn ihrer Schmerzerkrankung vielleicht mit der offenbar schwierigen Mutter-Sohn-Beziehung zusammenhängen könnte. Vermutlich hatte ihr Sohn sie nicht geschlagen. Dazu war Karin viel zu resolut. Aber war es nicht leicht möglich, dass allein durch den natürlichen Abnabelungsprozess eines erwachsen werdenden Kindes ein junger Mann von Anfang zwanzig seiner Mutter Gefühle von Hilflosigkeit, Machtlosigkeit und Ungerechtigkeit bescherte?

In einer der nächsten Sitzungen erklärte ich Karin den möglichen Zusammenhang zwischen den erlittenen Schlägen in ihrer Kindheit und dem späteren Schmerzerleben. Allerdings hütete ich mich, irgendeinen Bezug zu ihrem Sohn herzustellen. Ich war mir sicher, dass jede Frage nach ihrem Sohn unsere Zusammenarbeit nur belasten und Karin die Beantwortung strikt ablehnen würde.

»Ich würde gerne mit Ihnen in der Hypnose einmal die belastenden Gefühle aufspüren, die Sie da in der Kindheit erlebt haben«, schlug ich ihr vor. »Vielleicht ist es uns möglich, dass wir diese überschreiben, indem sie auf der inneren Bühne durchgearbeitet werden, und Sie dadurch eine der möglichen Schmerzursachen beseitigen können. Was meinen Sie?«

Mir war es wichtig, Karin vorab über mein Vorgehen zu informieren. Sie war es von den bisherigen Sitzungen gewohnt, tief entspannende Hypnosen zu erleben, in denen sie schmerzfrei war, was in der geplanten Intervention nicht unbedingt erreicht werden würde.

»Werde ich denn dabei auch diese schöne Entspannung wie sonst immer erleben?«, fragte Karin und benannte damit genau den Zwiespalt, in dem ich mich befand. Eine einstündige Schmerzentlastung durch eine tief entspannende Hypnose konnte ich ihr nach unseren bisherigen Erfahrungen so gut wie garantieren. Ich konnte aber überhaupt nicht sicher vorhersagen, ob Karin durch die innere Bearbeitung von alten Belastungsgefühlen in irgendeiner Weise profitieren würde.

»Ich weiß es nicht, Frau Thiemann, nicht unbedingt, vermute ich mal. Aber unser Therapieziel ist doch, dass Sie auch über die Hypnose hinaus schmerzfreie Phasen haben bzw. ganz schmerzfrei werden«, warb ich für mein Vorgehen, »und um das überhaupt erreichen zu können, sollten Sie sich schon mit den belastenden Kindheitsgefühlen auseinandersetzen. So wie man eben auch, wenn man auf einer Bergspitze den herrlichen, freien Ausblick genießen möchte, erst einmal den etwas anstrengenden Aufstieg hinter sich bringen muss.«

»Na, wenn Sie meinen, dann steigen wir heute eben mal auf den Berg.« Karins Stimme klang allerdings nicht sehr überzeugt.

»... *Und so mögen Sie tiefer und tiefer in Hypnose gehen ...*«, ich hatte eine lange und ausführliche Hypnose-Induktion gesprochen. Karins Gesichtsausdruck hatte sich wohlig entspannt, ihre Atmung war ruhig und langsam. Es war deutlich erkennbar, dass sie wieder schmerzfrei geworden war. Ich scheute mich fast, sie da herauszureißen.

»... *Tiefer und tiefer ... und vielleicht können Sie sich ein Theater vorstellen ... Sie mögen die leeren Reihen vor sich sehen, die im Halbrund um die kleine Bühne angelegt sind ... und Sie sind die einzige Zuschauerin, die in gebührendem Abstand von einer der letzten Reihen auf die kleine, mit mattem Schein angestrahlte Bühne hinunterschaut ... ganz geschützt ... ganz gesichert ... und auf dieser entfernten Bühne mögen Sie die kleine Karin mit ihren Brüdern sehen ...*«

Karin atmete schneller, ihr Gesichtsausdruck wurde angespannt.

»... *die alle drei ganz emsig dabei sind, in der Wohnung alles ordentlich herzurichten ... den Küchenfußboden blitzblank zu schrubben ... den Abwasch zu machen ... und alles richtig schön für die Mutter vorzubereiten, die gleich nach Hause kommt ... ... und Sie mögen dann weiter beobachten können, was auf der Bühne passiert, wenn die Mutter zur Tür hereinkommt ...*«

Ich beobachtete, wie Karin ihre Hände zu Fäusten ballte.

»... *was die Mutter sagt ... und was sie tut ... ... und dann schauen Sie mal von Ihrem sicheren, geschützten Platz da in der hinteren Reihe, wie es dem kleinen Mädchen dabei geht ... ... Und sobald Sie das alles genau sehen können, bitte ich Sie, mir das mit geschlossenen Augen zu beschreiben ... und Sie sind in der Lage zu reden ...«*

Ich wartete eine lange Weile, dass Karin zu sprechen anfangen würde, und stellte dann meine Frage noch ein zweites Mal. Aber Karin blieb stumm. Allerdings entspannten sich ihre Hände und auch ihr Gesichtsausdruck wieder, und ihre Atmung war wieder so ruhig und langsam wie vor dem Blick auf diese Szene aus ihrer Kindheit.

»... Und Sie können mir mit Kopfnicken für Ja und Kopfschütteln für Nein antworten ...«, legte ich nun ein körpersprachliches Antwortsystem fest. *»... Können Sie denn das kleine Mädchen auf der Bühne sehen?«* Karin schüttelte langsam den Kopf. *»Können Sie überhaupt die Bühne sehen?«* Karin schüttelte erneut den Kopf. *»... Und manchmal ist es ja so, dass ein dicker Vorhang vor der Bühne hängt, der ganz sicherlich aufgezogen werden kann ....«* Aber ich irrte mich, dieser Vorhang blieb verschlossen. Karin bedeutete mir wieder ein Nein, und so schwenkte ich, sicherlich ganz in Karins Sinne, zur tief entspannenden Hypnose um, die sie sichtlich genoss.

»Da habe ich ja Glück gehabt«, sagte Karin sogleich nach der Rücknahme der Hypnose, »ich hab mich wirklich wieder sehr gut entspannen können. Nur ganz am Anfang, als Sie mich da zu dem Bühnenstück aus meiner Kindheit führen wollten, war mir kurz mulmig, aber das verging dann auch schnell wieder, und gesehen habe ich sowieso nichts. Es war alles schwarz, tiefschwarz.«

Was hatte ich falsch gemacht?

›Sie können nie mehr erreichen, als der Patient wirklich erreichen will.‹ Ich hörte innerlich den Satz meiner Supervisorin aus der Ausbildung, den sie uns Therapeutenanfängern immer mal wieder gesagt hatte, wenn wir gerade wieder Berge für den Patienten versetzen wollten, der sich aber, wenn man genau hinschaute, fest an seinen Berg klammerte.

Sicherlich gab es eine Seite in Karin, die nur zu gerne endlich schmerzfrei leben wollte. Aber da war auch die andere Seite, die sich vor der Auseinandersetzung mit konfliktbeladenen Themen zutiefst ängstigte und dies unter allen Umständen zu verhindern suchte.

In den nächsten Sitzungen baute ich in den Hypnosen gezielte Suggestionen zur Selbstwertstärkung ein, damit Karin sich innerlich stabiler und sicherer fühlen würde, um die Auseinandersetzung mit ihren inneren Konflikten vielleicht doch zu wagen. Als ich in der folgenden Sitzung versuchte, ideomotorische Signale zu etablieren, um über diese eher verdeckte Weise die inneren Konflikte zu bearbeiten, war das Unbewusste allerdings wiederum eindeutig nicht zur Mitarbeit bereit. Karins Hand ruhte schwer und fest auf der Liege ohne jede Bewegung eines Fingers.

Ich begann zu zweifeln, ob es mir überhaupt noch gelingen würde, Karin auf der unbewussten Ebene zu den wirklich belastenden Themen zu führen. Auf der bewussten Ebene hatte Karin ja schon signalisiert, dass sie nicht um jeden Preis bereit sei, den Ursachen für ihre Schmerzerkrankung auf die Spur zu kommen. Das Thema »Sohn« hielt sie krampfhaft unter Verschluss. Warum sollte dann das Unbewusste bereit sein, sich damit auseinanderzusetzen? Ganz offenbar musste hier etwas geschützt werden, dessen Verlust noch bedrohlicher wäre als die Aussicht auf ein weiteres Leben mit Schmerzen. Ja vielleicht, dachte ich, würde ihr Lebensopfer zunichte gemacht oder entwertet werden, wenn sie dem Sohn verzeihen würde und ihn und sein Verhalten akzeptierte – was immer er sich aus ihrer Sicht hatte zuschulden kommen lassen.

Auch nach der zwölften Hypnosesitzung schoss Karin der Schmerz in dem Augenblick wieder in den Rücken, als sie sich von der Liege erhob. Jedes Mal erinnerte ich dann ihre Geste nach unserer ersten Hypnosestunde, als ich ihr noch ganz zuversichtlich die Möglichkeiten durch die Hypnose aufgezeigt hatte: Sie hatte müde abgewunken, so als ob sie vor die Aufgabe gestellt worden wäre, den Atlantik in einer Walnussschale zu überqueren. Vielleicht hatte ihr Unbewusstes da schon die Grenzen des Erreichbaren geahnt. Ich sollte wohl akzeptieren, dass ich Karin nicht zu der ersehnten vollständigen Schmerzfreiheit verhelfen konnte. Sie hatte ja durchaus von den bisherigen Therapiestunden etwas profitieren können. Unter der Hypnose war sie völlig schmerzfrei. Seit der zweiten Sitzung machte sie zu Hause mit der für sie eigens erstellten CD zweimal am Tag Selbsthypnose, so dass sie immerhin täglich zwei schmerzfreie Stunden erlebte. Sie war dadurch ausgeglichener und weicher geworden, so dass sie ihrer Umgebung, insbesondere ihrem Mann, freundlicher begegnete.

In der nächsten Sitzung, die dann unsere letzte wurde, zogen wir Bilanz.

»Ich habe schon überlegt, ob es überhaupt noch etwas bringt, wenn ich weiter zu Ihnen komme«, meinte Karin auf meine Frage, wie sie die Therapie zum jetzigen Zeitpunkt einschätze. »Ich glaube nicht, dass ich in meinem Leben noch einmal richtig schmerzfrei werde, und die Hypnosen kann ich ja mit der CD auch alleine zu Hause machen. Das ist immerhin eine kleine Schmerzentlastung.«

»Können Sie sich noch an unsere erste Stunde erinnern, Frau Thiemann?«, fragte ich. »Damals hatten Sie so ganz spontan gesagt, Ihr Unbewusstes bräuchte Frieden.«

»Ja, ich weiß.«

»Ich hab den Eindruck, es geht nicht nur um Frieden. Es geht auch um Frieden schließen, um Versöhnung.«

Karin schüttelte den Kopf. »Ich weiß, worauf Sie hinauswollen, Frau Schlicht«, sie sprach ruhig und bestimmt. »Aber das ist völlig ausgeschlossen.«

Kapitel 11
Die Schwäche des Gladiators
Wenn es beim Sex Probleme gibt

Peter strich in Gedanken versunken über den Stiel seines Weinglases. Vielleicht sollte ich es ihr jetzt sagen, dachte er. Wenn wir erst im Bett sind, und es klappt wieder nicht ...
»Hey, woran denkst du denn?« Marina kniff ihn in den Arm.
Er fühlte sich ertappt. Sie schaute ihn mit diesem skeptisch-neugierigen Blick an, der ihn schon bei ihrer ersten Begegnung zum Reden ermuntert hatte. Jetzt könnte ich es ihr doch kurz erzählen. Sie wird schon locker damit umgehen. Aber noch während er nachdachte, wie er es formulieren sollte, hörte er sich selber sagen: »Ich hab nur daran gedacht, wenn du dich so für die Impressionisten interessierst, könnten wir doch mal nach Paris fliegen und ins Musée d'Orsay gehen ...«
»Wow – Monet, Manet, Renoir, Signac und all die anderen im Original sehen? Superidee!«
»Ich muss dir nur sagen ...«
»Da mach dir keinen Kopf, Peter. Ich erwarte überhaupt nicht, dass du mich dazu einlädst. Du bist sowieso schon so großzügig zu mir. Ich hab noch nie einen Mann kennengelernt, der mich so verwöhnt wie du.«
Die kleinen Goldpunkte in ihren braunen Augen leuchteten.
»Wahrscheinlich hat dich noch kein anderer richtig erkannt.«
»Du meinst, ich bin es einfach wert, so verwöhnt zu wer-

den?« Marina lachte. »Hört sich fast so an, als ob du gerade dabei bist, dich in mich zu verlieben.«

»Wäre das so schlimm?«

»Schlimm nicht. Aber überraschend.«

»Überraschend?«

»Na, ich merke schon, dass du mich nicht blöd findest, sonst würden wir uns ja nicht so oft sehen. Aber du bist immer so zurückhaltend. Ganz selten drückst du mich mal am Arm, und Küssen ist wohl auch nicht so dein Ding.«

Sie hatte also doch irgendetwas gemerkt. Er musste ihr jetzt wirklich sagen, was mit ihm los war. Er holte tief Luft und spürte, wie ihm heiß wurde.

»Weißt du, Marina ...«

»Mann, du brauchst doch nicht rot zu werden.« Sie schüttelte den Kopf. »Du bist so liebenswert schüchtern, Peter. Überhaupt ein Wunder, dass wir damals an der Nationalgalerie ins Quatschen gekommen sind.«

Marina hatte vor ihm in der Reihe gestanden. Hunderte von Leuten warteten mit ihnen gemeinsam auf den Eintritt zur »MoMA«-Ausstellung, dem Kunstereignis in Berlin im Jahr 2004. Er hatte an sich schon viel früher hingehen wollen, gehörte dann aber doch zu denen, die in den letzten Wochen der Schau stundenlange Wartezeiten in Kauf nahmen, um die Bilder aus dem New Yorker Museum of Modern Art sehen zu können. Sie freute sich auf die Seerosen von Monet, er war ganz gespannt auf Jackson Pollocks wirre Bilder. Ihre natürliche und spontane Art hatte ihm gefallen. Nachdem sich erst Gerlinde, danach Eva und vor einem halben Jahr dann auch Natalie nach kurzer Zeit von ihm wieder getrennt hatten, hatte er sich geschworen, mit der Suche nach einer neuen Frau endlich aufzuhören. Solange er weiterhin an Erektionsstörungen litt, würde sich früher oder später jede Frau von ihm trennen. Manchmal hatte es ja noch geklappt, aber meistens kam er dann viel zu früh, vor lauter Angst, dass er noch vor dem Samenerguss schlaff werden könnte. Sex mit ihm schien die Frauen auf Dauer zu frustrieren, selbst wenn das keine offen formulierte.

Als ihn Marina nach vier Stunden Wartezeit, während der sie sich die ganze Zeit intensiv unterhalten hatten, beim Einlass in die Ausstellung kurzerhand um seine Telefonnummer bat, hatte er seinen Schwur völlig vergessen. »Ich ruf dich auf jeden Fall an, und jetzt viel Spaß mit Jackson Pollock«, meinte sie lachend und war im Gedränge verschwunden.

Schon nach den ersten Treffen war ihm klar geworden, dass er ihr sein Problem auf jeden Fall bald sagen musste, damit sie sich darauf einstellen konnte und er weniger Druck hatte. Doch irgendwie hatte er immer den richtigen Zeitpunkt verpasst, und so war er erst einmal etwaigen Intimitäten ausgewichen. Ihm war gar nicht in den Sinn gekommen, dass Marina seine Zurückhaltung als Desinteresse interpretieren könnte.

»Hab ich das richtig verstanden? Sie haben diesen Termin mit mir vereinbart, weil Sie sich in eine Frau verliebt und mit den letzten Beziehungen immer Schiffbruch erlitten haben, was Sie jetzt unter allen Umständen vermeiden wollen?«

Peter nickte.

»So als ob es ein Verhaltensmuster bei Ihnen gibt, von dem Sie annehmen, dass es fast zwangsläufig dazu führt, dass Ihre Beziehungen zu Frauen scheitern?«

»Ich sollte das vielleicht einmal genauer erklären.« Peter rutschte unruhig im Sessel hin und her und schwieg. Irgendetwas schien ihm sehr unangenehm zu sein.

»Geht es um Fragen der Sexualität?«, fragte ich ihn. Meine

Vermutung mochte falsch sein, doch wenn Peter unter sexuellen Problemen litt, würde meine Frage ihm das Reden darüber sicherlich erleichtern.

»Fällt mir ganz schön schwer, darüber zu reden. Aber wahrscheinlich gehören solche Themen für Sie einfach zum Tagesgeschäft«, sagte Peter.

Die Erektionsstörungen seien schleichend gekommen. Als er noch mit seiner Frau zusammen gewesen sei, habe er diese Sorge überhaupt nicht gekannt. Im Gegenteil, sie hätten normal Sex miteinander gehabt, vielleicht auch, weil sie beide da so zwanglos hineingewachsen seien. Sie seien ja schon seit der 9. Klasse zusammen gewesen. Zwölf Jahre war er mit ihr verheiratet gewesen. Irgendwann hätten sie dann gemerkt, dass nur noch die Gewohnheit sie zusammenhielt. Wenn sie Kinder gehabt hätten, wären sie vielleicht noch heute zusammen, aber so hätten sie sich vor fünf Jahren getrennt, und seitdem suche er an sich eine neue Partnerin. Doch dann sei eben dieses Problem aufgetreten.

»Das erste Mal bei Gerlinde. Sie war Krankenschwester. Nett und unkompliziert. Sie hat auch kein großes Thema aus meinem Problem gemacht. Ab und zu hatten wir sogar richtig Sex, doch ich kam immer zu früh. Gefallen hat ihr das nicht, das hab ich schon gemerkt. Aber ich war ja froh, dass es überhaupt mal geklappt hatte.«

Peter hatte sich nun freigesprochen.

»Das Schlimmste ist eigentlich die Verunsicherung, die ich seitdem habe. Jedes Mal hab ich gedacht: ›Klappt es, klappt es nicht?‹, und mittlerweile begleitet mich der Gedanke an mein Problem den ganzen Tag«, denn bei Natalie, seiner letzten Freundin, habe er gar keine Erektion mehr hinbekommen.

»Ich vermute mal, dass Sie einen Urologen, Internisten, vielleicht auch Neurologen schon konsultiert haben?«, fragte ich.

»Ja. Da ist alles okay.«

Tatsächlich sind 70 bis 80 Prozent der Fälle von *erektiler Dysfunktion* (Fachausdruck für Erektionsstörung, auch als ED abgekürzt) erst einmal organisch bedingt. Davon werden fast zwei Drittel durch Herz-Kreislauf-Erkrankungen (Bluthochdruck, Arterienverkalkung usw.), Nervenerkrankungen (Parkinson, multiple Sklerose) oder Diabetes verursacht. Man kann sogar die Erektionsstörung als erstes Warnsignal für das Vorliegen einer dieser Grunderkrankungen ansehen, da, wie Untersuchungen zeigten, die erektile Dysfunktion überzufällig häufig einem Herzinfarkt, Schlaganfall oder anderen schweren Erkrankungen vorausgeht.

»Und wie ist es beim Masturbieren? Geht das oder ginge das?«, fragte ich weiter.

»Völlig problemlos. Da hab ich eine ganz normale Erektion.«

»Nehmen Sie Drogen?«

»Nein, wieso?« Peter reagierte irritiert. »Also, Alkohol trinke ich ab und zu, aber ich denke in Maßen, und deswegen dürfte ich ja nun nicht dieses Problem haben. Dann müssten ja fast alle Männer Schwierigkeiten mit der Erektion haben.«

»Ich muss das einfach fragen«, sagte ich, »weil regelmäßiger und langjähriger Alkoholmissbrauch die Erektionsfähigkeit zerstören kann. Zum einen weil der Testosteronspiegel sinkt, wodurch sich die sexuelle Lust vermindert. Zum anderen ist Alkohol ein Nervengift, das nach und nach Nervenzellen zerstört, so dass eben auch die Nervensignale für das Auslösen einer Erektion nicht mehr weitergeleitet werden können. Auch regelmäßiger und häufiger Drogenkonsum kann zu Erektionsstörungen führen. – Nehmen Sie denn irgendwelche Medikamente[25], Herr Jentz?«

Peter schüttelte den Kopf.

Peter war groß und von kräftiger Statur. Schlank war er

nicht, aber auch nicht wirklich übergewichtig. Die dunklen Haare trug er kurz. Er pflegte mit Jeans, T-Shirt und Turnschuhen einen eher jugendlichen Kleidungsstil und wirkte auch vom Gesichtsausdruck her jünger als seine 41 Jahre. Nach allem, was ich bisher von ihm wusste, schien sein Problem psychischen Ursprungs zu sein und hatte sich ganz offenbar, seit es das erste Mal vor vier Jahren aufgetreten war, so verfestigt, dass Peter mittlerweile an handfesten Minderwertigkeitsgefühlen litt und gegenüber Frauen eine Unsicherheit entwickelt hatte, die er von früher her nicht kannte. Er erlebte sich damit wie fast alle, vor allen Dingen jüngere Männer, die an Erektionsstörungen leiden, als Versager, als unmännlich, »eben als Schlappschwanz in jeder Hinsicht«, wie er sich mit bitterem Unterton beschrieb. Marina hatte ihn durch ihre unbefangene und spontane Art anfangs sein Problem fast vergessen lassen, aber je öfter sie sich sahen, umso angespannter wurde er.

Die Erektionsstörung im medizinischen Sinne wird definiert als anhaltende oder wiederkehrende Unfähigkeit, eine Erektion, die für eine befriedigende sexuelle Funktion ausreichend ist, zu erlangen oder aufrechtzuerhalten. Nicht umsonst werden in dieser Definition die Wörter »anhaltend« und »wiederkehrend« verwendet, weil es eben völlig normal ist, dass der Penis, auch in einer tatsächlichen oder vermeintlichen Lustsituation, nicht erigiert, selbst wenn keine körperlichen Beeinträchtigungen der Erektionsfähigkeit vorliegen. Denn letztendlich muss das Gehirn die entsprechenden Nervenzellen »anschalten«, die eine Erektion auslösen, und dabei wird das gesamte Spektrum einer stimulierenden Situation innerlich bewertet: von den äußeren Reizen über die aktuelle körperliche und mentale Verfassung bis hin zu den bisher gemachten

Erfahrungen mit Sexualität, wozu eigene sexuelle Erlebnisse, gesellschaftliche Regeln, moralische Wertvorstellungen usw. gehören. So ist es beispielsweise gesellschaftlich verpönt, am FKK-Strand mit einem erigierten Penis herumzulaufen. Dementsprechend finden innere Bewertungen von durchaus als stimulierend erlebten Situationen statt, die eine Erektion dann verhindern. Stress und Müdigkeit, Konflikte mit der Partnerin (oder dem Partner bei gleichgeschlechtlichen Paaren), bewusste oder unbewusste Ängste, Depressionen oder Leistungsdruck sind die häufigsten psychischen Gründe für das Ausbleiben einer Erektion. Da die Erektion in unserer kulturellen Bewertung als Ausdruck von Männlichkeit und Stärke, eben von Potenz, verstanden wird, erlebt der Mann, der an einer Erektionsstörung leidet, sein Problem als Versagen und unterliegt damit bei jedem weiteren sexuellen Kontakt meist einem noch stärkeren Leistungsdruck, der die Störung wiederum verstärkt.

»237 ... 234 ... 231 ... 228«, Peter zählte langsam in Dreiersprüngen rückwärts, während ich Suggestionen zur Entspannung formulierte.

»... *Und Sie gehen tiefer und tiefer ... mit jedem Ausatmen ein Stückchen tiefer ...*«

»225 ... 222 ... 219 ... 216 ...« Peter sprach mit leiser Stimme das Ergebnis der Rechenaufgabe, die ich ihm zu Beginn der Hypnose aufgetragen hatte.

»*Und Sie spüren vielleicht schon, wie der Rücken sich zu entspannen beginnt ... wie ein inneres freies Fließen spürbar wird ...*«

»213 ... 211 ...«

»210«, korrigierte ich, »*und die Schultern mögen so leicht, so frei werden, dass all die Lasten, die darauf ruhen, gleichsam abfließen ...*«

Peter schwieg einen Moment und zählte dann weiter, »207 … 204 … 201 …«

»*Und während die Schultern ganz sanft nach hinten sinken, mag spürbar werden, wie die Atmung freier wird …*«

»198 … 195 …«

»*… dass der Brustkorb sich weitet, ein inneres Gefühl von Weite, von Freisein entsteht …*«

Peter zählte weiter, schleppend und leise.

Ich hatte zu dieser anstrengenden Einleitungstechnik in die Hypnose gegriffen, nachdem die ersten Versuche, Peter in Trance zu versetzen, nicht erfolgreich gewesen waren. Weder die Konzentration auf sein Körperempfinden noch die Augenfixationsmethode war für ihn die geeignete Induktionsform in die Hypnose gewesen. Er hatte auch nicht auf die Arm-Senken-Methode angesprochen, bei der der Patient seine Unterarme auf die Ellbogen aufgestützt in einem circa 45 Grad hohen Winkel zur Sessellehne in der Luft hält und durch entsprechende Suggestionen erlebt, wie der eine Unterarm immer leichter wird und noch höher steigt, während der andere Unterarm immer schwerer wird und sich schließlich ideomotorisch gesteuert auf der Sessellehne ablegt. Peter stand so unter Leistungsdruck, dass er meine Suggestionen wie eine zu erfüllende Aufgabe bewertete, und er wollte es gut und richtig machen. Krampfhaft hatte er in den ersten beiden Hypnosesitzungen versucht, alle Suggestionen bewusst und aktiv umzusetzen, und sich damit immer mehr von einem möglichen Trancezustand entfernt.

Jetzt musste sich Peter auf die Rechenaufgabe konzentrieren, um möglichst keinen Fehler zu machen. Er konnte gar nicht mehr alle meine Formulierungen bewusst wahrnehmen und befolgen, so dass sein Kontrollbedürfnis schließlich zu erlahmen begann und er in Trance gehen konnte.

»… … 153 … … 150 … … 147«, Peter rechnete immer langsamer.

»… *und wenn Sie dann bei 135 angelangt sind, beenden Sie das Zählen und gehen tief in Hypnose*«, sagte ich.

Peter zählte schleppend weiter, während ich von der wohligen Gelöstheit seines Körperempfindens sprach, und schlagartig, nachdem er »138« gesagt hatte, verstummte er und atmete erleichtert aus. Nun konnte ich ihn in eine tiefe und lange Ruhehypnose führen, in der er sich als leicht und schwerelos erlebte, und ohne dass ich irgendwelche Suggestionen zur Armlevitation formuliert hätte, hoben sich seine Hände und Unterarme von ganz alleine von der Sessellehne ab und sanken erst sanft zurück, als ich ihn wieder in den normalen Spannungszustand zurückholte.

Nach einer langen Pause öffnete er schließlich die Augen und orientierte sich im Raum zurück. »Bin ich froh, dass das nun mit der Hypnose geklappt hat. Ich hatte nach den letzten Malen schon befürchtet, ich würde mich nie auf die Hypnose einlassen können. Das tat jetzt richtig gut. Ich kann mich nicht entsinnen, jemals so entspannt gewesen zu sein.«

»Manchmal braucht die Hypnose eben etwas Übung, und dann kann es richtig tief gehen«, sagte ich.

»Als Sie mir aufgegeben hatten, mein Zählen bei 135 zu stoppen, wollte ich dem eigentlich nicht folgen, aber ich konnte gar nicht anders. Da war dann einfach Schluss, und ich hab mich nur noch treiben lassen, wie in einem kleinen Boot auf einem ruhigen See.«

Dieses Bild nahm ich in der nächsten Hypnose-Sitzung auf.

»*Spüren Sie einfach mal, wie man sich von der Strömung tragen lassen kann … wie man wohlig entspannt in einem kleinen Boot bequem liegen kann … das so sanft und sicher auf dem ruhigen See dahintreibt ... ohne dass man irgendetwas beeinflussen muss ... wie man einfach nur genießen kann, was geschieht und wie es geschieht ... vielleicht schauen Sie in den blauen Sommerhimmel hinein, wo kleine, zarte Wolken vorüberziehen ... Vielleicht hört man auch das leise Plätschern des Wassers gegen den Bug ... ... und so mag man erfahren, wie sich der Körper zu entspannen beginnt ... wie sich jeder kleine Muskel im Körper lockert, ohne das man irgendetwas dazu tun müsste ... so wie der Körper völlig selbstständig dafür sorgt, dass in dieser entspannten Situation der Atem ganz ruhig wird ...«,* ich stimmte den Takt meiner Sätze genau auf Peters Atemrhythmus ab, »*... wo das Einatmen bis tief in den Bauch hineingeht ... ... und das lange, ruhige Ausatmen einen immer tiefer einsinken lässt ... ... und ohne dass man irgendetwas bewusst dazu tun müsste, reguliert der Körper völlig selbstständig die verschiedensten Prozesse ... beispielsweise den Blutdurchfluss durch die Venen und Arterien ... hier organisiert er für jede innere Situation das, was gerade gebraucht wird ... dass die richtigen Blutgefäße geschlossen werden ... während das Blut in andere Gefäße strömend hineinfließt ... Und ohne dass man überhaupt irgendeinen Gedanken daran verschwenden müsste, was zu geschehen hat, kann man sich zurücklehnen und sich die Erfahrung erlauben, das geschehen zu lassen, was natürlicherweise von selbst geschieht ... den Dingen ihren Lauf zu lassen ... dem Körper zu vertrauen ... dem Unbewussten zu vertrauen ... einfach aufhören, die Kontrolle über die Prozesse ausüben zu wollen, die von alleine doch viel besser funktionieren ... und so erfahren zu können, wie selbstverständlich die Dinge von selbst geschehen ... ... Und häufig ist es ja so, dass das ständige Beachten und Überprüfen von völlig natürlichen und automatischen Körperprozessen den Ablauf nur durcheinanderbringt und stört ... ... so wie bei der Geschichte von der* sogenannten *Pinkelschüchternheit*[26], *die ich mal in einem Buch gelesen habe ...*

Da hat ein Sozialarbeiter drogenabhängige junge Männer zu betreuen, die an sich eine Haftstrafe abzusitzen haben, aber sie sind auf Bewährung freigelassen worden und haben als Auflage, sich in eine Drogentherapie zu begeben und ihren Urin regelmäßig auf mögliche Drogenrückstände kontrollieren zu lassen. Zweimal pro Woche müssen diese Jungs eine Urinprobe im Beisein des Sozialarbeiters abgeben, denn falls sich im Urin wieder Drogen nachweisen lassen, wird die Bewährungsstrafe aufgehoben, und sie wandern zurück in den Knast. Diese jungen Männer haben zigtausende Male vorher in ihrem Leben gepinkelt, ohne je darüber nachgedacht zu haben. Doch nun, im Beisein des Sozialarbeiters, klappt das Pinkeln anfangs häufig nicht. Sobald sie das Gefühl haben, dass sie eine Leistung zu erbringen haben, können sie plötzlich nicht mehr pinkeln, und je mehr sie sich darum bemühen, umso weniger klappt es. Sie können es einfach nicht erzwingen, dass ihr Körper so reagiert, wie sie es ihm gerade vorschreiben ... aber sie können ihrem Körper vertrauen, dass er die notwendigen Prozesse beherrscht und völlig natürlich umsetzt ... Und natürlich geben diese jungen Männer nach der ersten Pinkelschüchternheit dann doch die Urinprobe ab ... ...

Es geht darum, körperliche Prozesse zu erlauben ... zu erlauben, dass sie stattfinden ... einfach dem Unbewussten zu vertrauen, dass es weiß, was zu tun ist und wie es zu tun ist ... ...»

Ich entwickelte noch weitere Bilder, um die Suggestionen zum Geschehenlassen und zum Vertrauen in die Fähigkeit des Körpers noch tiefer zu verankern, und ließ Peter dann noch eine gute Weile in seinem Boot auf dem ruhigen See treiben und entspannen, bevor ich ihn wieder in den normalen Spannungszustand zurückholte.

»Das fällt mir noch ganz schön schwer, das alles zu glauben«, sagte er, nachdem er sich kräftig geräkelt und gestreckt und die Augen wieder geöffnet hatte. »Wenn ich dem Körper vertrauen könnte, hätte ich doch gar keine Erektionsschwierigkeiten und würde hier nicht sitzen.«

»Stimmt«, meinte ich, »sobald Sie Ihrem Körper vertrauen, werden Sie eine nicht erfolgte Erektion überhaupt nicht als Schwierigkeit oder als Problem bewerten, sondern darauf vertrauen, dass Sie Ihre Männlichkeit weiterhin voll ausleben werden.«

Diese Hypnosesitzung hatte ich aufgenommen und erstellte Peter davon seine erste Hypnose-CD für die Selbsthypnose zu Hause.

Die zweite Hypnose-CD erhielt er von der folgenden Sitzung.

»Sie fragen mich nach meinem Bild männlicher Stärke?« Peter überlegte. Plötzlich grinste er. »Das ist bestimmt das Klischee überhaupt, aber da kommt mir der Gladiator in den Sinn. Haben Sie den Film gesehen?«

Ich schüttelte den Kopf, und Peter beschrieb mir die Stärke des Gladiators.

Ausgehend von diesem Bild entwickelte ich eine intensive Stärkungshypnose, die darauf zielte, dass Peter seine durch die Erektionsprobleme entstandenen Minderwertigkeitsgefühle überwinden konnte. So spürte er sich nun regelmäßig zu Hause in der Selbsthypnose als der Gladiator, der mit dem Schwert in der Hand alle beherrscht – männlich, sicher und unendlich stark.

»Was halten Sie denn eigentlich von Viagra?«, fragte Peter am Beginn der nächsten Sitzung. »Ich fühle mich zwar schon etwas sicherer und lockerer, aber ehrlich gesagt – darauf ankommen lassen will ich es nicht. Wenn ich mit Marina ins Bett gehe, möchte ich auf jeden Fall mit ihr richtig schlafen können.«

Was sollte ich Peter von Viagra erzählen? Dass Viagra seit 1998 und Cialis und Levitra seit 2003 auf dem deutschen Markt zugelassen sind, zu den sogenannten PDE-5-Hemmern gehören und dass dieser Wirkstoff den Abbau des Enzyms hemmt, das die Erektion wieder zum Erschlaffen bringt?

»Mit dem medizinischen Mechanismus habe ich mich schon beschäftigt«, unterbrach Peter meine Gedanken, »und über die Nebenwirkungen weiß ich auch Bescheid – Kopfschmerzen sollen ja wohl ziemlich häufig vorkommen.[27] Aber darum geht es mir jetzt nicht. Mich interessiert, wie Sie den psychischen Mechanismus einschätzen. Ob das Sinn macht, wenn ich dieses Medikament nehme, wenn der erste Akt mit Marina ansteht.«

»Wie schätzen Sie es denn ein, Herr Jentz? In welcher Weise könnte Viagra oder eines der anderen Präparate Ihr Vertrauen in Ihren Körper erhöhen?«

Peter nickte resigniert.

»Ich hab mir das schon gedacht, dass Sie so antworten würden, und wahrscheinlich haben Sie auch Recht. Ich würde Vertrauen in das Zeugs kriegen – mehr nicht. Aber wie kriege ich nur die Sicherheit, dass ich meinem Körper vertrauen kann?«

»Stellen Sie sich denn heute noch die Frage, wie sicher Sie sein können, ob Sie nachts auch durchschlafen werden?«

Peter hatte mir erzählt, dass er in den ersten Wochen des Alleinlebens nach der Trennung von seiner Frau mehrere Wochen unter Schlafstörungen gelitten hatte.

»Wenn das Vertrauen da ist, stellen Sie sich gar nicht mehr die Frage.«

Peter seufzte.

»Leiden denn eigentlich viele Männer an Erektionsstörungen? Es spricht ja keiner darüber, und manchmal denke ich, ich bin der Einzige, der dieses Problem hat.«

»Nein, Herr Jentz, Erektionsstörungen sind sehr verbreitet. Wenn Sie mit hundert anderen Männern zwischen 30 und 80 Jahren in einem Raum sind, können Sie sich ganz klar sagen, knapp die Hälfte hat in den letzten vier Wochen Erektionsstörungen gehabt, und knapp jeder fünfte leidet, so wie Sie, an diesem Problem seit mindestens sechs Monaten. Die Zahlen variieren je nach Alter, weil Erektionsprobleme häufiger eine Folge von körperlichen Erkrankungen sind, aber auch in Ihrer Altersgruppe leiden ungefähr 10 Prozent an Erektionsstörungen, und ungefähr 5 Prozent wünschen sich deswegen eine Behandlung.[28]

»Es wäre so viel leichter, wenn man das nicht immer so verheimlichen müsste. Vielleicht haben einige meiner Freunde auch Erektionsprobleme, und man könnte sich darüber mal austauschen. Aber keiner spricht darüber.«

Peter hielt einen Moment inne.

»Na, ich rede ja auch nicht darüber. Marina hab ich es immer noch nicht gestanden. Dabei wird die Beziehung zu ihr mit jeder Verabredung enger. Sie ist mir wirklich wichtig, und ich glaube, Marina mag mich auch. Wissen Sie, was sie mich am letzten Samstag gefragt hat?«

Ich schüttelte den Kopf.

»Wir hatten einen wunderschönen Abend zusammen verbracht, waren im Kino und sind anschließend essen gegangen, und als wir dann spätnachts auf dem S-Bahnhof auf unsere Züge warteten, haben wir uns sehr intensiv und ausdauernd geküsst. Das wäre natürlich der Zeitpunkt gewesen, an dem man normalerweise gefragt hätte: ›Gehen wir zu dir oder zu mir?‹ Ich hütete mich vor dieser Frage, und Marina schien auch zu spüren, dass ich das nicht wollte. Stattdessen fragte sie mich doch tatsächlich, ob ich katholisch sei. Ich konnte gar nicht antworten, so verdutzt war ich. Sie merkte wohl meine Verwirrung, und in ihrer lockeren Art schlang sie ihre Arme um meinen Hals und flüsterte mir ins Ohr: ›Egal ob du katholisch, enthaltsam oder sonst was bist, ich will dich auf jeden Fall bald wiedersehen.‹ In diesem Augenblick hätte ich ihr so gerne mein Problem gesagt, aber da fuhr gerade ihr Zug in den Bahnhof ein. Wir gaben uns noch schnell einen Kuss, und weg war sie.«

»Haben Sie eine Idee, wie Marina reagieren würde, wenn Sie ihr von den Erektionsschwierigkeiten erzählen würden?«, fragte ich Peter.

Er überlegte.

»Die sagt bestimmt irgendetwas Verrücktes, was mich zum Lachen bringt. So was wie – entschuldigen Sie, wenn ich das jetzt so sage, aber Marina würde so sprechen – ›dein Schwanz interessiert mich viel weniger als dein Bauchnabel; Bauchnabel machen mich an, nicht Schwänze.‹«

»Marina scheint die richtige Frau für Erektionsstörungen zu sein«, meinte ich lächelnd, »ich bin mir nicht sicher, ob Sie ihr Ihren Bauchnabel weiterhin vorenthalten sollten.«

Dass es Peter schon gelang, mit einer Portion Witz auf sein Problem zu schauen, war ein ermutigendes Zeichen. Die Hypnosen zum Vertrauen in seinen Körper und zur Stärkung seines Selbstbewusstseins taten ganz offenbar ihre Wirkung. Auch schien Marina die Gabe zu besitzen, die verschiedensten Situationen durch Humor und Unbekümmertheit zu entkrampfen. Peter hatte mir erzählt, wie sie einmal bei einem Restaurantbesuch mit einer ungestümen Bewegung ihr Weinglas über das Hosenbein einer Frau geschüttet habe, und bevor sich die Frau darüber hätte aufregen können, habe Marina ihr freundlich lächelnd gesagt: »Jetzt müssen wir uns kennenlernen, denn ich habe gerade Ihre Hose versaut.«

Ich war mir sicher, dass Peter Marina sein Problem erzählen

oder auch gleich mit ihr ins Bett gehen könnte, ohne dass er unter Druck geraten würde.

Wenn auch nicht jede Frau so auflockernde und entspannende Bemerkungen wie Marina machen dürfte, ist es doch im Allgemeinen ratsam, der Partnerin von den Erektionsschwierigkeiten zu erzählen, um sich von dem Druck zu befreien, eine Leistung erbringen zu müssen, derer man sich eben nicht sicher sein kann.

Das Gespräch ist unabdingbar, wenn die Erektionsprobleme in der Partnerschaft entstanden sind, da sie, sofern sie nicht körperlich bedingt sind, auf einen möglichen Konflikt zwischen den Partnern hindeuten, den man nur im direkten Austausch ergründen und klären kann.

»Sie sah einfach nur phänomenal aus. Sie hatte den BH abgelegt, und ich hatte ihr den Slip ausgezogen. Mein Geschlecht war steinhart, und ich war wahnsinnig erregt. Warum wir uns da unbedingt in diesem Park lieben wollten, weiß ich nicht. Ich genierte mich überhaupt nicht. Keine Ahnung, wie es genau um uns herum aussah. Ich sah wirklich nur sie. Aber irgendwie war es wohl ein grüner Flecken, der, glaube ich, durch eine Hecke geschützt war; zumindest empfand ich das so. Das Vorspiel hatte eine solche Intensität, dass mir richtig schwindelte. Es war wie auf Wolken zu schweben, und ich spürte eine beinharte Steifigkeit. Und plötzlich war da ein Gefühl – was das ausgelöst hat, weiß ich nicht –, das mir sagte, lass das, das gehört sich nicht. Bilder von halbnackten Frauen, die total sexy aussahen, zogen über mir hinweg, während mein Penis zusammenschrumpfte. Ich war unendlich frustriert, als ich aufwachte.«

Peter saß mit hängenden Schultern mir gegenüber und starrte auf den Fußboden. Das Traumbild, von dem er mir gerade berichtet hatte, löste noch dieselbe Frustration aus, die er direkt nach dem Aufwachen gefühlt hatte.

»Was halten Sie davon, dass wir uns den Traum mal näher anschauen?«, fragte ich Peter.

»Ich habe ehrlich gesagt nicht mehr viel Hoffnung, dass ich das Problem wirklich loswerde. Klar, ich fühle mich schon lockerer und könnte mir auch vorstellen, dass ich mit Marina ins Bett steige. Das wird auf mich sowieso demnächst zukommen, denn wir haben jetzt die Flüge nach Paris gebucht. Sie erinnern sich, mein blöder Vorschlag, mit ihr ins Musée d'Orsay zu gehen. Aber mit einem richtigen Beischlaf wird das nicht klappen, das spüre ich. Irgendetwas scheint mich innerlich davon abzubringen, sobald ich kurz davor bin. Der Traum hat das doch überdeutlich gesagt.«

»Träume sind die direkte Sprache des Unbewussten«, erwiderte ich. »Sie spiegeln das wider, was uns emotional bewegt, und bedienen sich dabei der verschiedensten Bilder sowohl aus unserem aktuellen Lebensalltag als auch aus der Vergangenheit; es sind sowohl Bilder von Situationen, die wir tatsächlich erlebt haben, als auch Bilder, die aus zweiter Hand stammen, wie vom Fernsehen, aus Filmen, Büchern oder von dem, was uns andere Personen erzählt haben. Und weil alle diese Bilder miteinander zusammengesetzt werden können, sind die Träume manchmal verworren und rätselhaft, und man versteht sie überhaupt nicht oder muss sie erst detailliert analysieren, bis man eine Idee davon bekommt, was der Traum bedeuten könnte. Manchmal scheinen die Träume dagegen ganz klar zu sein, so wie Ihr Traum, und trotzdem bergen sie noch ein Geheimnis in sich, und es lohnt sich vielleicht, dem auf die Spur zu kommen.«

»Na gut, und wie soll das gehen?«

»Hypnose«, antwortete ich knapp.

Peter machte es sich im Sessel bequem, und ich führte ihn in den Trancezustand. Nachdem er anfangs so viel Mühe mit der Hypnose gehabt hatte, war er nun nach den Sitzungen bei mir und der täglichen Selbsthypnose zu Hause so geübt, dass er ohne jede Verwirrtechniken entspannt in Trance ging.

»... *Und Sie gehen tiefer und tiefer ... tiefer und tiefer ... während der rechte Arm leichter und leichter wird* ...«, ich induzierte eine Armlevitation, »... *tiefer und tiefer ... leichter und leichter* ...«, und Peters rechter Unterarm hob sich in ruckartigen Bewegungen von der Sessellehne ab, bis er senkrecht auf der Lehne stand, »... *und nun bleibt der Arm fest und sicher stehen ... fest und sicher ... ... und so mögen Sie den Traum innerlich abrufen können, so wie man eine DVD aus dem Regal nimmt und in den DVD-Player einlegt ... und sobald der Traum auf der unbewussten Ebene aktiviert ist, gibt mir Ihr rechter kleiner Finger ein Signal* ...« Ich wartete, bis sich der kleine Finger deutlich bewegte. »... *Sehr schön ... der Traum ist nun auf der unbewussten Ebene aktiviert* ...« Der kleine Finger bestätigte meine Worte noch einmal mit einer Bewegung. »... *Ja, sehr schön ... und so als würde man einen Film in Zeitlupe anschauen, mag Ihr Unbewusstes den Traum jetzt Bild für Bild ganz langsam abspielen, während Sie alles genau wahrnehmen* ...«, ich sprach noch langsamer als sonst, um auch durch mein Sprechtempo die Bildsequenzen zu verlangsamen, »... *und sobald das erste Bild deutlich sichtbar wird, gibt mir Ihr rechter kleiner Finger ein Bestätigungssignal ... ... und Sie mögen sich sehen, wie Sie ihr den Slip abstreifen* ...«, nach einer Weile bewegte sich der kleine Finger, »*ja, sehr schön ... ... Sie können sie genau sehen ... ... wie phänomenal sie aussieht* ...«, der kleine Finger bestätigte wieder, »... *sehr gut ... und Sie spüren, wie erregt Sie sind ... spüren Ihr steinhartes Geschlecht* ...« Ich versuchte, Peters Worte – soweit ich mich an sie erinnerte – genau wiederzugeben, der kleine Finger bewegte sich erneut, in Peters Mimik entdeckte ich Spannung und Neugierde.»... *Ja, sehr gut ... es kann sein, dass Sie das Grün um sich herum wahrnehmen ...*« Ich wartete eine Weile, aber die Bestätigung blieb aus; hatte Peter nicht gesagt, erinnerte ich mich jetzt, er sehe nur sie? »... *und Sie sehen nur sie ...*«, der kleine Finger bestätigte sofort, »... *und Sie erleben das Vorspiel in seiner ganzen Intensität ... wie auf Wolken schwebend ...*« Der kleine Finger bewegte sich deutlich. Plötzlich veränderte sich Peters Gesichtsausdruck, ein müder, trauriger Zug umspielte seinen Mund. Ich vermutete, dass er jetzt an dem Punkt angelangt war, wo das hemmende Gefühl einsetzte. »... *Sie hören jetzt die Sätze ›Lass das sein‹, ›Das gehört sich nicht‹ ...*« Der kleine Finger bestätigte umgehend, und nun schaltete ich von der ideomotorischen auf die verbale Kommunikation um und fragte ihn direkt.

»*Woher kommt diese Stimme? Von vorne? Von hinten? Von der Seite? Von oben? Von unten? ... Sie sind in der Lage zu reden, und ich bitte Sie, mir zu antworten ...*«

Peter brauchte eine Weile, um sich zu artikulieren, er schluckte mehrmals, öffnete versuchsweise den Mund, schloss ihn wieder, probierte es erneut und antwortete schließlich: »Von vorne kommt diese Stimme«, er räusperte sich, »von vorne und von oben.«

»*Ist das eine laute oder leise Stimme? Ist sie dunkel oder hell? Ist es eine erwachsene oder eine Kinderstimme?*«, fragte ich weiter.

»Es ist eine leise, traurige Stimme, sie ist mittelhell.« Peters Augenlider flackerten. Er schien die Szene wahrnehmen zu können. Ich blieb still und ließ ihn beobachten. Seine Atmung war ruhig.

»Ich höre und sehe es jetzt: Die Stimme gehört meiner Mutter. Sie steht direkt vor mir, sie ist einen Kopf größer als ich. Sie ist traurig, weil mein Vater nicht da ist. Er besucht wieder

Tante Bärbel. Sie sagt, das gehört sich nicht, dass er sich immer bei ihr vergnügen geht und uns hier alleinelässt.«

»*Können Sie erkennen, wie der Junge das findet, wie es ihm damit geht?*«, fragte ich.

»Irgendwie habe ich ein schlechtes Gewissen, denn ich bin nicht traurig, dass mein Vater bei Tante Bärbel ist. Es tut mir leid, dass meine Mutter deswegen traurig ist. Aber sie ist auch nur am Meckern, wenn Papa zu Hause ist, und die Tante Bärbel ist so eine lustige, schicke Frau. Sie ist die Kollegin von Papa, und sie war auch schon öfter bei uns, aber Mutti kann sie nicht leiden.«

Ich ließ Peter die Szenerie weiter betrachten und seinen Gedanken und Empfindungen nachhängen. Seine Atmung war ruhig, so dass ich ihn getrost diese Prozesse alleine durcharbeiten lassen konnte. Nach einer Weile sagte er ganz unvermittelt: »Jetzt hab ich es kapiert. Ich will offenbar meiner Mutter nicht wehtun, denn die Frauen nach meiner Ehefrau sind alle vom Typ her wie Tante Bärbel gewesen, auch Marina. So was Verrücktes.«

Ich bat ihn, wieder etwas tiefer in Hypnose zu gehen, und gab seinem Unbewussten die Suggestionen, dass es nun sortieren, klären und ordnen könne, so dass es sich von diesen hemmenden Gefühlen frei machen könne, in dem tiefen inneren Wissen, dass es in Ordnung sei, auch schicke Frauen zu lieben und sich mit ihnen zu vergnügen.

Ein paar Wochen später erhielt ich eine Postkarte aus Paris mit dem Bild des im Scheinwerferstrahl glitzernden Eiffelturms bei Nacht – wie ein Phallussymbol. Peter schrieb: »Viermal hat es geklappt und zweimal nicht, und es war jedes Mal schön. Und Paris auch. Danke und Gruß. P. J.«

Informationen für Therapiesuchende

Anwendungsbereiche für die Hypnose

Was Hypnotherapie bedeutet und wie man die Technik der Hypnose im Rahmen einer Psychotherapie einsetzt, habe ich anhand der beschriebenen Fallgeschichten zu verdeutlichen versucht. Dabei bilden die von mir dargestellten Problemfelder nur eine Auswahl dessen, wofür die Hypnose eine geeignete und hilfreiche therapeutische Methode ist.

Insgesamt kann auf circa 200 wissenschaftlich fundierte Untersuchungen zur Wirksamkeit der Hypnose verwiesen werden.[29] Dabei hat die Hypnose ein äußerst breites Anwendungsspektrum, das von der Psychotherapie über die Medizin bis zur Zahnmedizin reicht.

Vielfältige Studien über die Wirksamkeit von Hypnotherapie liegen für die Behandlung von Angsterkrankungen (hier vor allen Dingen Phobien und Prüfungsängsten) und für die Behandlung von psychosomatischen Beschwerden wie Migräne, Reizdarm, chronischen Schmerzen, Neurodermitis, Asthma und Bluthochdruck vor. Auch bei Schlafstörungen und nicht organischen sexuellen Funktionsstörungen belegen verschiedenste Studien die Wirksamkeit der Hypnotherapie. Gleichermaßen beweisen auch viele Studien, dass Hypnose effektiv zur Raucherentwöhnung und zur Reduktion von Übergewicht eingesetzt werden kann.

Im medizinischen Bereich wird die Hypnose zur Entspannung und Beruhigung, aber auch als vollwertiger Ersatz für

Anästhetika (Betäubungsmittel) bei Operationen oder auch belastenden Untersuchungen wie beispielsweise Magen- oder Darmspiegelungen eingesetzt. Viele Studien belegen die hilfreiche Unterstützung durch die Hypnose bei der Behandlung von Krebspatienten zur Erhöhung des allgemeinen Wohlbefindens, zur Schmerzreduktion und zur Verringerung von Übelkeit und Erbrechen während der Chemotherapie.

Medizinische Hypnose wird zur Verbesserung der Heilung nach Operationen, bei Knochenbrüchen oder Verbrennungen erfolgreich angewandt. Auch zur Geburtsvorbereitung und zur Schmerzreduktion während und nach der Geburt ist der wirksame Einsatz von Hypnose belegt. Gleichermaßen liegen verschiedene Wirksamkeitsstudien für die Behandlung von Hauterkrankungen wie Schuppenflechte, Neurodermitis, Herpes und Warzen vor.

Bei Kindern ist die Wirksamkeit der Hypnose zur Überwindung von Ängsten, Einnässen und Migräne sowie zur Schmerzreduktion bei Krebserkrankungen wissenschaftlich belegt.

In der Zahnmedizin wird die Hypnose insbesondere als Betäubungsmittel, zur Entspannung und zum Angstabbau, aber auch zur Schmerzreduktion und Kontrolle der Blutungen bei Zahnoperationen eingesetzt.

Neben den genannten Bereichen, für die schon verschiedenste wissenschaftliche Studien vorliegen, wird die Hypnotherapie aber auch bei der Behandlung von Zwängen, Posttraumatischen Belastungsstörungen (PTBS), Abbau von Stressreaktionen, Überwindung von Minderwertigkeitsproblemen, Sprach- und Sprechstörungen wie zum Beispiel Stottern u. a. erfolgreich eingesetzt.

In Deutschland wurde und wird an verschiedenen Universitäten intensiv zur Hypnose geforscht, beispielsweise unter Prof. Dr. Walter Bongartz an der Universität Konstanz oder bei Prof. Dr. Dirk Revenstorf an der Universität Tübingen, an der Universität Freiburg unter der Leitung von Prof. Dr. Ulrike Halsband oder an der Universität Jena bei Prof. Dr. Wolfgang Miltner. Dabei geht es nicht nur um Wirksamkeitsstudien im klinischen Bereich, sondern auch um neurobiologische Fragestellungen, mit denen die neuronalen Mechanismen der Hypnose über bildgebende Verfahren untersucht werden.

Wie finden Sie den passenden Therapeuten?

Dieses Buch erzählt von Patientinnen und Patienten, die von der Hypnotherapie in irgendeiner Form profitiert haben, auch wenn es nicht in jedem der acht Fälle gelang, das psychische Problem vollständig zu überwinden.

In jeder Psychotherapie entsteht eine einzigartige Verbindung zwischen Therapeut und Patient, so wie generell der Kontakt zweier Menschen immer ganz individuell ist und von dem Zusammenspiel ihres jeweiligen Charakters und Temperaments, ihrer Erfahrungen und Kenntnisse, ihres aktuellen Befindens usw. abhängt. Insofern ist es nicht möglich, die hier beschriebenen Therapieverläufe eins zu eins auf die eigene Problematik zu übertragen, selbst wenn Sie an demselben Problem wie beispielsweise Sandra, Peter oder Chiara leiden sollten.

Vielmehr ist es für jeden Therapiesuchenden wichtig, die Therapieform, die einen überzeugt, und den Psychotherapeuten, der zu einem passt, für sich zu finden. Das ist allerdings leichter gesagt als in die Praxis umgesetzt, da das psychotherapeutische Angebot nicht nur unübersichtlich, sondern geradezu verwirrend ist und sich in einigen Bereichen, leider auch für Hypnose und Hypnotherapie, Pseudotherapeuten anbieten, deren Ausbildung eine heilkundliche Tätigkeit überhaupt nicht gestattet.

Bei der Behandlung eines psychischen Problems ist es generell ratsam, einen Hypnotherapeuten aufzusuchen, der auch gleichzeitig Psychotherapeut ist, der also als Ärztlicher Psychotherapeut, Psychologischer Psychotherapeut oder Kinder- und Jugendlichen-Psychotherapeut eine grundlegende psychotherapeutische Ausbildung in Verhaltenstherapie, tiefenpsychologisch fundierter Psychotherapie oder Psychoanalyse absolviert und vom Staat die Approbation erhalten hat. Eine alleinige hypnotherapeutische Qualifikation ohne jede allgemeine psychotherapeutische Grundausbildung ist häufig nicht ausreichend, um verantwortlich mit der Bandbreite psychischer Störungen umgehen zu können.

Da der Titel »Hypnotherapeut« gesetzlich nicht geschützt ist, gibt es hier große Qualifikationsunterschiede; insofern ist es anzuraten, sich bei den Hypnose-Fachgesellschaften zu informieren. Dort finden Sie auf den Therapeutenlisten fundiert und seriös ausgebildete Hypnotherapeuten, die sich nach den Richtlinien der jeweiligen Gesellschaft auch regelmäßig fortbilden müssen:

Deutschland:
Deutsche Gesellschaft für Hypnose und Hypnotherapie e. V. (DGH),
www.dgh-hypnose.de (Ärzte, Dipl.-Psychologen/Psychotherapeuten, Zahnärzte)
Milton Erickson Gesellschaft für Klinische Hypnose e. V. (MEG),
www.meg-hypnose.de (Ärzte, Dipl.-Psychologen/Psychotherapeuten)
Deutsche Gesellschaft für Ärztliche Hypnose und Autogenes Training e. V. (DGÄHAT),
www.dgaehat.de (Ärzte)

Deutsche Gesellschaft für Zahnärztliche Hypnose e.V. (DGZH),
www.dgzh.de (Zahnärzte)
Klingenberger Institut für Klinische Hypnose (KIKH),
www.hypnose-kikh.de (Ärzte, Diplom-Psychologen/Psychotherapeuten)

Österreich:
Milton Erickson Gesellschaft für Klinische Hypnose und Kurztherapie, Austria (MEGA),
www.hypno-mega.at (Psychotherapeuten, Ärzte, Psychologen)
Österreichische Gesellschaft für ärztliche und zahnärztliche Hypnose (ÖGZH),
www.oegzh.at (Ärzte, Zahnärzte)
Österreichische Gesellschaft für angewandte Tiefenpsychologie und allgemeine Psychotherapie (ÖGATAP),
www.oegatap.at (Psychotherapeuten)

Schweiz:
Gesellschaft für klinische Hypnose Schweiz (ghyps),
www.hypnos.ch, (Ärzte, Zahnärzte, Psychologen)
Schweizerische Ärztegesellschaft für Hypnose (SMSH),
www.smsh.ch (Ärzte, Zahnärzte)

Auf der Suche nach Hypnotherapeuten werden Sie auch auf Angebote von Heilpraktikern stoßen, die nach dem Heilpraktikergesetz (HPG) über eine Heilerlaubnis zur Ausübung von Psychotherapie verfügen. Zum Heilpraktiker (Psychotherapie) wird diejenige Person vom Gesundheitsamt zugelassen, die mindestens über einen Hauptschulabschluss verfügt und eine Prüfung zur Erlangung der Heilerlaubnis abgelegt hat, in der sie vor allen Dingen nach Grundwissen zur Diagnostik und zu Krankheitsbildern gefragt wird. Da für Heilpraktiker keine staatlich geregelten Ausbildungsstandards festgelegt sind, gibt es hier sehr unterschiedlich qualifizierte Personen, so dass Sie auf die nachgewiesenen psychotherapeutischen und hypnotherapeutischen Qualifikationen genau achten sollten.

Wer Hypnotherapie ohne Approbation oder Zulassung als Heilpraktiker durchführt, macht sich nach dem deutschen Recht strafbar, so dass er als seriöser Therapeut überhaupt nicht in Frage kommt.

Unabhängig von der formalen Qualifikation ist es aber gleichermaßen wichtig, dass Sie bei den ersten Kontakten mit einem Psychotherapeuten auf Ihr Gefühl achten, ob »die Chemie stimmt«, und sich dabei innerlich auch folgende Fragen beantworten: Werde ich in meiner Art respektiert? Wird mein Problem ernst genommen? Werde ich grundsätzlich verstanden? Kann mir der Psychotherapeut sein therapeutisches Vorgehen nachvollziehbar erklären? Zeichnet er ein realistisches Bild, ob und wie das Therapieziel zu erreichen ist, oder gibt er übertrieben wirkende Heilsversprechen ab? Ist das Honorar einheitlich und transparent festgelegt oder ist man da vor Überraschungen nicht sicher? Verspüre ich den Freiraum, dass ich die Therapie jederzeit aussetzen oder beenden kann?

Auch wenn der Therapiestart mit einem guten Gefühl begonnen haben mag, kann es sein, dass im Lauf der Sitzungen Veränderungen in Ihrer Bewertung eintreten. Zwar ist der erste Eindruck häufig zutreffend, aber auch der Therapeut bleibt nicht immer gleich, weil er vielleicht gerade privat sehr belastet ist oder aber auf bestimmte Äußerungen oder Verhaltensweisen aufgrund eigener Sensibilitäten übermäßig reagiert. Wenn Sie das Gefühl haben, dass zwischen Ihnen und Ihrem Therapeuten »etwas steht« und Sie sich in der Therapie nicht mehr wirklich fallen lassen können, versuchen Sie, mit ihm darüber zu sprechen. So schwer das meistens sein mag, so hilfreich ist es letztendlich für die Weiterführung der Therapie; zumindest dann, wenn der Therapeut souverän genug ist, Ihre kritischen Anmerkungen gelten zu lassen und gemeinsam mit Ihnen nach Lösungen zu suchen. Ansonsten sollten Sie sich ruhig die Freiheit nehmen, die Therapie zu beenden. Der Erfolg einer Psychotherapie basiert zuerst einmal auf einer positiven Therapeut-Patient-Beziehung. Wenn die dauerhaft gestört ist, kann auch das beste Therapieverfahren keine grundlegende Veränderung bewirken.

Dauer einer Hypnotherapie

Wie viele Stunden eine Hypnotherapie dauert, kann nicht allgemeingültig beantwortet werden. Vielmehr hängt es davon ab, was Ihr zu bearbeitendes Problem ist, wie lange Sie dieses Problem schon beeinträchtigt, also der Grad der Chronifizierung, und wie das Zusammenspiel zwischen Ihnen und Ihrem Therapeuten funktioniert. So kann eine spezifische Phobie, wenn nicht andere schwerwiegendere Beeinträchtigungen dahinter stehen, häufig schon in fünf bis sechs Stunden gelöst werden, so wie Sven das mit seiner Redeangst erfahren hat. Dagegen dauert zum Beispiel die Behandlung einer Zwangserkrankung, vor allen Dingen wenn sie schon über viele Jahre besteht, erheblich länger. Im Verhältnis zu anderen Psychotherapien, die allein auf therapeutischen Gesprächen basieren, führt die Hypnotherapie allerdings in den allermeisten Fällen schneller zum Ziel, so dass man sie mit Recht als intensive Kurzzeittherapie bezeichnen kann.

Natürlich gibt es auch Hypnotherapien, die überhaupt keinen Erfolg bringen, oder Hypnotherapien, durch die zwar das Problem etwas gelindert, aber nicht wirklich überwunden wurde, wie es zum Beispiel bei Karins Schmerzerkrankung der Fall war. Das muss nicht zwingend an der Hypnotherapie als solcher liegen, sondern kann auch mit der Qualität der Therapeut-Patient-Beziehung oder mit der besonderen Konstellation der Problematik oder mit der in dem speziellen Fall fehlenden Flexibilität des Therapeuten zusammenhängen. Insofern lohnt es sich durchaus, wenn die Hypnotherapie bei einem Therapeuten nicht den angestrebten Erfolg gebracht hat, es doch noch einmal bei einem anderen Therapeuten zu versuchen.

Wenn Sie nach vier bis fünf Sitzungen auch nicht die kleinste, wenigstens kurzzeitige Veränderung spüren können, sollten Sie mit Ihrem Therapeuten klären, ob die Einleitung und der Aufbau der Hypnose vonseiten des Therapeuten verändert werden sollte oder das Verfahren für Sie vielleicht generell keinen Sinn macht. Hypnose ist zwar durchaus ein Übungsprozess, und je öfter man einen Trancezustand erlebt hat, umso leichter und auch intensiver erreicht man ihn. Wenn Sie aber nach einigen Sitzungen während der und/oder im Anschluss an die Hypnose überhaupt keine einzige körperliche oder gefühlsmäßige Veränderung erleben, ist das Verfahren zu diesem Zeitpunkt und mit diesem Therapeuten wahrscheinlich nicht das richtige für Sie.

Kosten einer Hypnotherapie

Die Hypnotherapie ist keine gesetzliche Kassenleistung, so dass Sie, wenn Sie gesetzlich krankenversichert sind, als Selbstzahler für die Kosten der Therapie aufkommen müssen. In sehr wenigen, besonderen Ausnahmefällen erstatten manche gesetzlichen Krankenkassen die Kosten.

Privatversicherte können je nach Krankenkasse und Qualifikation des Hypnotherapeuten mit einer Kostenerstattung rechnen, was Sie im Einzelfall genau klären sollten.

Die Kosten für eine 50- oder 60-minütige hypnotherapeutische Sitzung liegen zur Zeit zwischen 60 und 150 Euro. Ein niedrigeres Honorar spiegelt allerdings nicht unbedingt eine geringere Qualifikation des Therapeuten wider, so wie auch ein hohes Honorar nicht zwingend auf eine herausgehobene Qualifikation schließen lässt.

Wenn Ihnen die Höhe des Honorars oder die Zahlungsmodalitäten nicht klar sind, sollten Sie den Therapeuten im ersten Kontakt direkt danach fragen. Je eindeutiger Ihre Vereinbarung mit dem Therapeuten in der Honorarfrage ist, umso weniger kann durch diesen kaufmännischen Bereich, der dem Heilberuf ja an sich zuwiderläuft, die therapeutische Zusammenarbeit gestört werden.

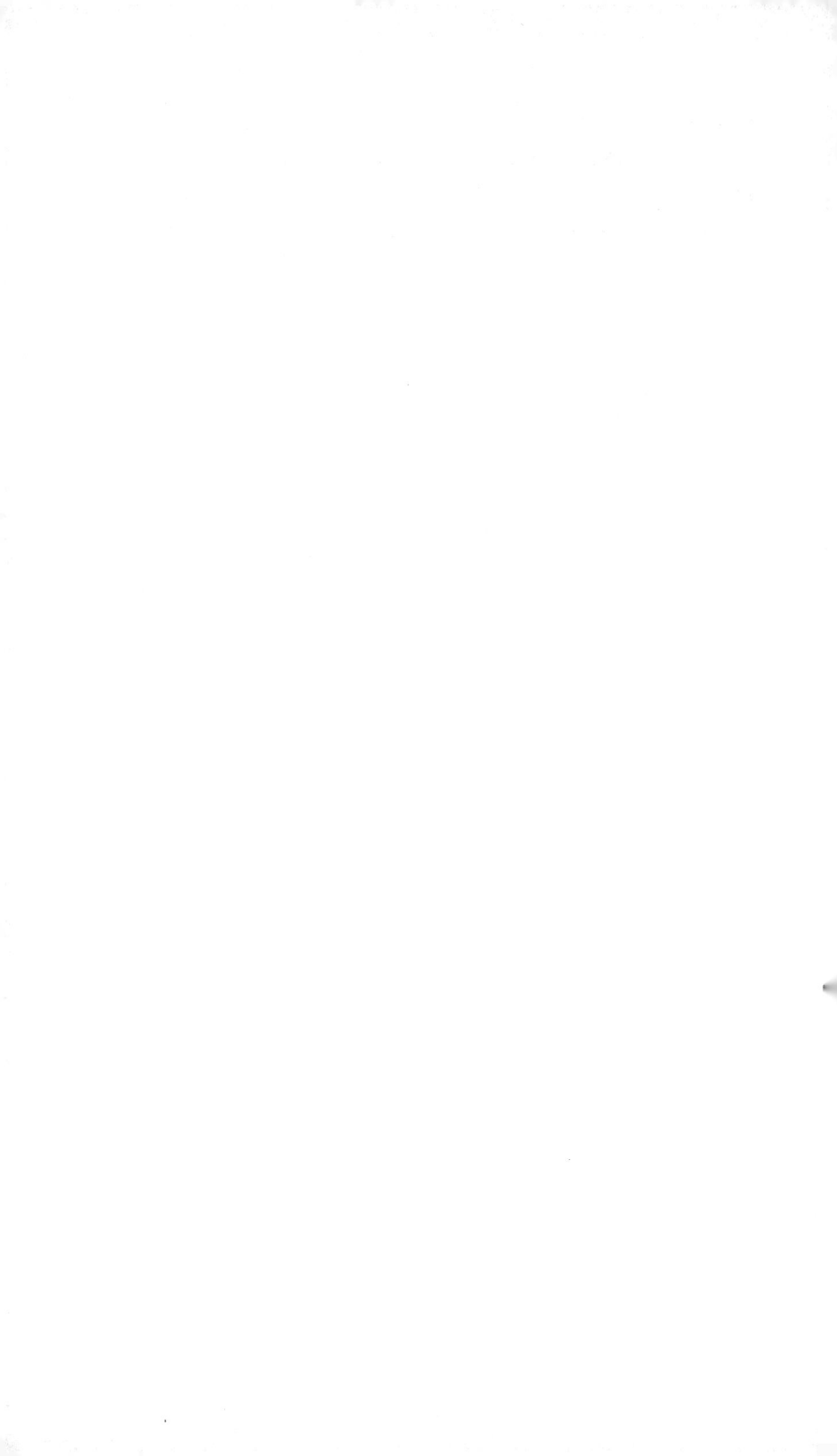

Literaturempfehlungen

Wie Hypnose wirkt: Heilung durch Trance von **Werner Eberwein,** Schirner Verlag, Darmstadt, 2008

Einführung in die Hypnotherapie von **Burkhard Peter,** Carl-Auer-Systeme, Heidelberg, 2009

Selbsthypnose und Hypnotherapie von **Wolfgang Blohm,** mvg-Verlag, München, 2006

Hypnose lernen. Anleitungen zur Selbsthypnose für mehr Leistung und weniger Stress von **Dirk Revenstorf** und **Reinhold Zeyer,** Carl-Auer-Systeme, Heidelberg, 2009

Krebs und Hypnose. Hilfe vom inneren Freund von **Gerhard R. Susen,** Pfeiffer, München, 1996

Glossar

adipös – fettsüchtig
Adipositas – Fettleibigkeit
adjuvante Chemotherapie – ergänzende, unterstützende Chemotherapie, um die Chancen auf eine Heilung weiter zu erhöhen
Ärztlicher Psychotherapeut – Psychotherapeut, der von Hause aus Mediziner ist; in Abgrenzung zum → Psychologischen Psychotherapeuten
Agoraphobie – Angst vor Orten in der Öffentlichkeit zum Beispiel Plätzen, Kaufhäusern, Eisenbahnen, Bussen; auch Straßenangst genannt
Allgemeines Anpassungssyndrom – Anpassung der Körperfunktionen an eine Bedrohungssituation; auch Stressreaktion genannt
Amygdala – Kerngebiet im Gehirn, das wesentlich an der Entstehung von Angst beteiligt ist
Analgesie – Ausschalten von Schmerzen
Anamnese – Vorgeschichte einer Erkrankung
anamnestisches Gespräch – Gespräch mit dem Patienten über die Vorgeschichte seiner Erkrankung
auditiv – das Hören betreffend
Augenfixationsmethode – eine aus der klassischen Hypnose stammende Einleitungstechnik in die Hypnose, bei der der Patient zur Herbeiführung einer → Trance einen bestimmten Gegenstand fixiert

Autogenes Training – eine auf Selbstsuggestionen beruhende Entspannungstechnik

Body-Mass-Index (BMI) – Maßzahl zur Bewertung der Körpermasse eines Menschen

Dissoziation – Abspaltung/Trennung einer oder mehrerer mentaler und/oder körperlicher Prozesse vom Bewusstsein

dissoziative Bewegungsstörung – vollständiger oder teilweiser Verlust der Bewegungsfähigkeit eines oder mehrerer Körperglieder

dissoziative Identitätsstörung – Patient lebt in mindestens zwei, häufig mehreren verschiedenen Identitäten, die völlig voneinander abgetrennt sind

dissoziative Störungen – teilweiser oder völliger Verlust der normalen Integration von Erinnerungen, des Identitätsbewusstseins, von Empfindungen und der Kontrolle von Körperbewegungen

dissoziiert – abgespalten, abgetrennt

erektile Dysfunktion – anhaltende oder wiederkehrende Unfähigkeit, eine Erektion, die für eine befriedigende sexuelle Funktion ausreichend ist, zu erlangen oder aufrechtzuerhalten

Expositionstherapie – Form der Verhaltenstherapie, bei der man mit den Angst auslösenden Reizen konfrontiert wird

Expositionsübungen – verhaltenstherapeutische Übungen zur Angstüberwindung, bei denen man mit dem Angst auslösenden Reiz konfrontiert wird

fraktionierte Hypnose – unterbrochene Hypnose, mehrfache Unterbrechung des Trancezustandes durch verbalen Kontakt mit dem Patienten mit anschließender Vertiefung der Trance

funktionelle Aphonie – psychisch bedingte Tonlosigkeit der Stimme

Gegenkonditionierung – Begriff, der ursprünglich aus der

Verhaltenstherapie stammt und die Schwächung eines unerwünschten Verhaltens durch Bekräftigung des erwünschten Verhaltens beschreibt

gustatorisch – den Geschmackssinn betreffend

Handlevitation – ideomotorische Reaktion, bei der sich die Hand und der Arm unbewusst gesteuert von der Auflage abheben, so dass die Hand in der Luft zu schweben beginnt

Hypnose-Induktionen – Einleitungstechniken in die Hypnose

Hypnotisand – die Person, die hypnotisiert wird

Hypnotisierbarkeit – Fähigkeit des Patienten, auf hypnotische Suggestionen zu reagieren

Ideomotorik – auf der bewussten Ebene nicht steuerbare, sondern über das innere Vorstellungsbild unterbewusst erzeugte Bewegungsimpulse

ideomotorische Signale – kleine, unwillkürlich gesteuerte motorische Bewegungen wie zum Beispiel Fingerzeichen

Imagination – Vorstellungskraft, Fantasie, durch die innere Sinneserfahrungen (→ visuell, → auditiv, → olfaktorisch, → gustatorisch, → kinästhetisch) wie real erlebt werden

in sensu – in der Vorstellung

in vivo – in der Realität

Jo-Jo-Effekt – rasante Gewichtszunahme nach dem Beenden einer Diät

Katalepsie – anhaltende Muskelstarre oder Steifigkeit, bei der der Betroffene sich nicht aus eigener Kraft bewegen kann, obwohl seine Körperfunktionen intakt sind

kataleptisch – muskelstarr, steif

kinästhetisch – die Eigenwahrnehmung des Körpers betreffend

klassische Konditionierung – von Pawlow begründete Lerntheorie, nach der durch die mehrmalige Kopplung eines natürlichen, unbedingten Reizes mit einem neutralen Reiz

schließlich der neutrale Reiz ausreichend ist, um die natürliche, reflexartige Reaktion auszulösen
kognitiv – das Denken, die Gedanken betreffend
konditionierter Reiz – ursprünglich neutraler Reiz, der nach entsprechender Kopplung mit einem natürlichen, unbedingten Reiz eine natürliche, reflexartige Reaktion auslöst
Levitation – Abheben von Gliedmaßen ohne bewusste Steuerung
Metapher – Bild, Gleichnis, Symbol
Metastasen – Absiedelung eines bösartigen Tumors an einen anderen Ort im Körper; Tochtergeschwülste
neuronal – die Nervenzellen betreffend
Neurotransmitter – Botenstoffe im Gehirn zur Übertragung von Informationen zwischen den Nervenzellen
olfaktorisch – den Geruchssinn betreffend
Onkologie – das medizinische Fachgebiet, das sich mit Krebserkrankungen befasst
Panikstörung – Wiederkehren schwerer Angstattacken, die ohne erkennbare, objektive Gefahrensituationen plötzlich auftreten
Phallussymbol – Bildnis für den erigierten Penis
Phobie – unangemessene Furcht vor bestimmten Situationen oder bestimmten Objekten
posthypnotische Suggestionen – Suggestionen, die so formuliert werden, dass die gegebene therapeutische Anregung erst nach der Hypnose ihre Wirkung entfaltet
psychogen – psychisch bedingt
Psychologischer Psychotherapeut – Psychotherapeut, der von Hause aus Diplom-Psychologe ist; in Abgrenzung zum → Ärztlichen Psychotherapeuten
Psychoonkologie – Fachgebiet, welches sich mit der seelischen Seite von Krebserkrankungen beschäftigt

Rapport – Kontakt zwischen Therapeut und Patient während der Hypnose

Reizüberflutung – verhaltenstherapeutische Methode, bei der der Patient mit der Angst auslösenden Situation »überflutet« wird

rezidivierend – wiederkehrend

Rücknahme – auch Zurücknehmen; gezielte Beendigung der Hypnose durch den Therapeuten mittels entsprechender Suggestionen, um den Patienten wieder vollkommen in die Realsituation zurückzuorientieren

Ruhehypnose – Hypnose, in der der Patient ausschließlich eine tiefe innere Ruhe und Stärkung erlebt, meistens gekoppelt mit der → Imagination eines für den Patienten wohltuenden, sicheren Ortes (→ safe place) in der Natur

safe place – wohltuender, sicherer Ort, an dem sich der Patient in seiner Vorstellung rundherum wohl und geborgen fühlt

Serotonin – Botenstoff im Gehirn, der die Stimmungslage beeinflusst

Simonton-Programm – von O. Carl Simonton, Stephanie Matthews Simonton und James Creighton entwickeltes Programm zur Stärkung des Immunsystems bei Krebspatienten über die → Visualisierung des Kampfes gegen die Krebszellen

somatoforme Schmerzstörung – schwerer, quälender Schmerz, der durch eine körperliche Störung nicht oder nicht vollständig erklärt werden kann

somatoforme Störungen – körperliche Beschwerden und Leiden, die nicht oder nicht vollständig auf eine körperliche Erkrankung zurückzuführen sind

soziale Phobie – Angst vor Begegnungen mit anderen Menschen

spezifische Phobie – besondere oder spezielle Angst

Suggestibilitätsskalen – Tests zur Messung der Reaktionsbereitschaft auf Suggestionen

Suggestionen – therapeutische Anregungen, die der Therapeut dem Patienten in der Hypnose über Bilder, → Metaphern oder aber auch direkte Formulierungen gibt

Supervisor – erfahrener Psychotherapeut, der im Rahmen der psychotherapeutischen Ausbildung die Therapien der angehenden Psychotherapeuten beratend und kontrollierend begleitet

Symptomatik – Gesamtheit der → Symptome

Symptome – Krankheitszeichen

systematische Desensibilisierung – schrittweise Bewältigung von hierarchisch gestuften, Angst auslösenden Situationen

Trance – Zustand eingeengter Aufmerksamkeit, in dem man Außenreize wenig oder nicht mehr wahrnimmt und sich in einer »inneren Wirklichkeit« befindet; hypnotischer Zustand

Unbewusstes – Bezeichnung für den Bereich in uns, in dem unser gesammeltes Wissen, Körperwissen und unsere gesammelten Erfahrungen, die uns auf der bewussten Ebene in vollem Umfang nicht (mehr) oder nicht (mehr) vollständig zugänglich sind

Verhaltenstherapie – Therapieform, in der durch das Einüben neuen Verhaltens, auch Denkverhaltens, das bisherige Problem »verlernt« wird

Visualisierung – Hervorrufen einer bildlichen Vorstellung

visuell – das Sehen betreffend

Anmerkungen

1. »Der WBP stellt zusammenfassend fest, ›dass die Hypnotherapie bei Erwachsenen für die Behandlung in folgenden Anwendungsbereichen als wissenschaftlich anerkannt gelten kann: psychische und soziale Faktoren bei somatischen Krankheiten ... sowie Substanzmissbrauch ...‹. Bei Kindern wurde die Anwendung der Hypnotherapie zur Bewältigung von Schmerzen (z.B. bei Krebserkrankungen) anerkannt. Nach dem Gutachten des WBP sind somatische Störungen mit psychischer Beteiligung, das heißt eine Vielzahl von Schmerzproblemen (von Geburtsvorbereitung über postoperative Schmerzen zu Fibromyalgie, Migräne und viele Formen chronischer Schmerzen) und bei Suchtverhalten, besonders Tabakabusus, aber auch einzelne Verhaltensprobleme wie Insomnie ... zum Indikationsbereich der Hypnotherapie zu zählen.« Zitiert aus Revenstorf, Dirk, Wissenschaftliche Anerkennung, Hypnose, Zeitschrift für Hypnose und Hypnotherapie, Band 1, Oktober 2006, S. 5.
2. Krebs in Deutschland 2005/2006, Häufigkeiten und Trends, herausgegeben von der Gesellschaft der epidemiologischen Krebsregister e.V. (GEKID) und des Robert-Koch-Instituts (RKI), 2010.
3. LeShan, Lawrence: Diagnose Krebs. Wendepunkt und Neubeginn. Ein Handbuch für Menschen, die an Krebs leiden, für ihre Familien und für ihre Ärzte und Therapeuten. Stuttgart, 1993.
4. Simonton, O. Carl, Matthews Simonton, Stephanie und Creighton, James: Wieder gesund werden. Hamburg, 1992.
5. LeShan, Lawrence, siehe Anmerkung 3.
6. Vgl. Servan-Schreiber, David: Das Antikrebs-Buch. Was uns schützt: Vorbeugen und nachsorgen mit natürlichen Mitteln. München, 2008.
7. Kaiser Rekkas, Agnes: Im Atelier der Hypnose. Entwurf, Technik, Therapieverlauf. Heidelberg, 2005.
8. Der BMI errechnet sich, indem das Körpergewicht (in kg) durch das Quadrat der Körpergröße (in Metern) geteilt wird: kg/m^2. So betrug der BMI von Melanie am Beginn unserer Therapie $106/(1{,}66 \times 1{,}66) = 38{,}5$ kg/m^2. Nach der Klassifikation der WHO besteht ab dem BMI von 30 Adipositas, die in drei Schweregrade unterteilt wird.
9. Mensink, G. B. M., Lampert, T., Bergmann, E.: Übergewicht und Adipositas in Deutschland 1984–2003. Bundesgesundheitsblatt – Gesundheitsforschung – Gesundheitsschutz. 2005, 48: 1348–1356.

10. Dieses aus den USA stammende, seit den 70er-Jahren in Deutschland bekannte Diätprogramm arbeitet mit einem ausgeklügelten Punktesystem, bei dem für jedes Lebensmittel abhängig von seinem Kalorien- und Fettgehalt ein Punktwert errechnet wird und man je nach Geschlecht, Alter, aktuellem Gewicht, Körpergröße und körperlicher Arbeitsbelastung täglich eine bestimmte Punktezahl verbrauchen darf, wobei viele Obst- und Gemüsesorten berechnungsfrei bleiben.
11. Mittlerweile ist Hypnose als wirksame Unterstützung beim Abnehmen wissenschaftlich belegt. So veröffentlichten beispielsweise Psychologen der Universität Tübingen im Jahr 2003 eine Studie, in der sie belegten, dass diejenigen Frauen, die neben dem allgemeinen Abnehmprogramm noch zusätzlich Hypnose erhielten, mehr an Gewicht abnahmen, da sie nämlich auch nach den zwei Monaten psychotherapeutischer Betreuung noch weiter an Gewicht verloren. Interessanterweise stieg bei dieser Gruppe auch die Lebenszufriedenheit im Vergleich zum Beginn der Studie deutlich an (vgl. Mewes, Inge, Stich, Anne, Habermüller, Marc-Steffen, Revenstorf, Dirk, Gewichtsreduktion unter Hypnose und Verhaltenstherapie, in: Verhaltenstherapie & Verhaltensmedizin. 2003, Heft 4).
12. Daten des Bundes-Gesundheitssurvey von 1998.
13. Statistisches Bundesamt, Wiesbaden 2010.
14. Bei einem hohen Selbstmordrisiko braucht der Patient auf jeden Fall eine psychiatrische Betreuung, entweder in einer Krisenintervensionsstation eines Krankenhauses oder durch einen niedergelassenen Psychiater, wenn die Familie bzw. die Freunde des Patienten gewährleisten können, dass sie den Patienten nicht aus den Augen lassen, damit er sich nichts antun kann.
15. Vgl. Bauer, Joachim, Das Gedächtnis des Körpers. Wie Beziehungen und Lebensstile unsere Gene steuern. Frankfurt, 2002.
16. Kaiser Rekkas, Agnes, a.a.O., S. 139.
17. Weltgesundheitsorganisation, Dilling, H. et al. (Hrsg.): Internationale Klassifikation psychischer Störungen, ICD-10, Kap. V (F). Klinisch-diagnostische Leitlinien, 2008, S. 195. Das ICD-10 ist die von der Weltgesundheitsorganisation erstellte Internationale statistische Klassifikation von Krankheiten und verwandten Gesundheitsproblemen, 10. Revision. Zur dissoziativen Bewegungsstörung wird auch die psychogene Aphonie gerechnet, da hier die Stimmlippen nicht mehr bewegt, sondern reflektorisch gehemmt werden.
18. ICD-10, a.a.O., S. 169.
19. Vgl. auch Bauer, Joachim, siehe Anmerkung 15.
20. Auch Siebenschwanz genannt. Sieben aus Lederresten geschnittene Riemen sind an einem Holzgriff befestigt. Eigentlich zum Kleiderausstauben gedacht und zur Prügelpeitsche umfunktioniert.
21. ICD-10, a.a.O., S. 207.
22. Janssen, Paul L., Joraschky, Peter, Tress, Wolfgang, Leitfaden Psychosomatische Medizin und Psychotherapie. Köln, 2005
23. Z.B. Birbaumer, N et al., The Corticalization of Chronic Pain, in: Bromm,

B. und Desmedt, J. (Hrsg.): Pain and the Brain: From Nociception to Cognition. Advances in Pain Research and Therapy, Vol. 22, 1995, S. 331–343.
24. Z. B. Linton, S. J.: A population-based study of the relationship between sexual abuse and back pain: establishing a link, in: Pain, 1997;73 (1), S. 47–53.
25. Verschiedene Medikamente, beispielsweise blutdrucksenkende Medikamente, Antidepressiva, Neuroleptika, können die Erektionsfähigkeit beeinträchtigen.
26. Corydon Hammond, D., The Pee Shyness Metaphor for Sexual Dysfunction. In: Corydon Hammond, D. (Ed.), Handbook of Hypnotic Suggestions and Metaphors. 1990.
27. Viagra u. dgl. können keine Erektion erzeugen, sondern nur die Stärke und Dauer der Erektion verbessern. Sie wirken nur bei sexueller Stimulierung. Die häufigsten Nebenwirkungen sind Kopfschmerzen und Gesichtsrötung. Seltener treten Verdauungsstörungen, Schwindel, verstopfte Nase und Sehstörungen auf.
28. Vgl. Kölner Männer-Studie von 2000 (Braun, M., Wassmer, G., Klotz, T., Reifenrath, B., Mathers, M. and Engelmann, U., Epidemiology of erectile dysfunction: results of the ›Cologne Male Survey‹. In: International Journal of Impotence Research (2000) 12, 305–311) und Berliner Männer-Studie von 2002 (Beier, K. M., Ahlers, Ch. J., Schäfer, G. A., Vance, W., Gesundheit, Lebensqualität und Sexualität bei Männern. Ergebnisse einer Fragebogenerhebung zur Häufigkeit erektiler Dysfunktion bei Berliner Männern. Sexuologie. 2003, Band 10, Nr. 3).
29. Bongartz, W., Flammer, E., Schwonke, R., Die Effektivität der Hypnose. Eine meta-analytische Studie. Psychotherapeut. 2002, 47, 67–76.

Giulio Cesare Giacobbe

Pfiffiger Rat für die wichtigsten Momente des Lebens

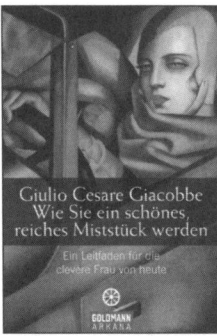

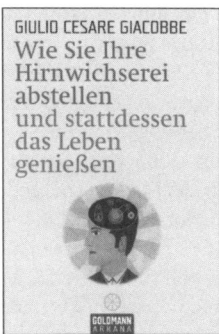

Wie Sie ein schönes,   21799
reiches Miststück werden

Wie Sie Ihre Hirnwichserei   21716
abstellen und stattdessen das
Leben genießen

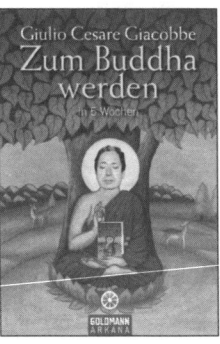

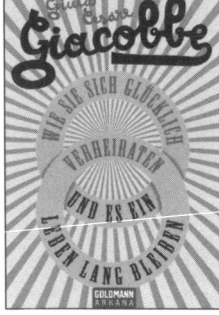

Zum Buddha werden   21777
in 5 Wochen

Wie Sie sich glücklich   21856
verheiraten und es ein
Leben lang bleiben

Mehr Informationen unter:
www.arkana-verlag.de

GOLDMANN ARKANA

Vielleicht nicht perfekt, aber dafür glücklich

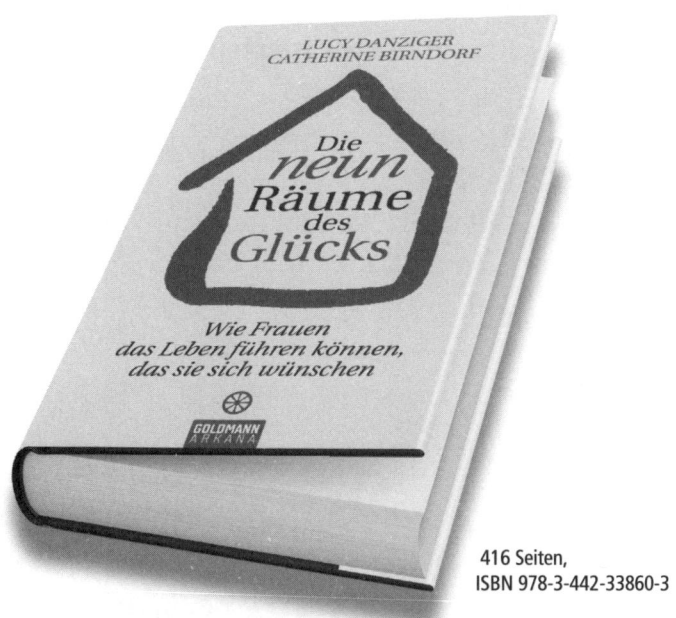

416 Seiten,
ISBN 978-3-442-33860-3

Das Leben einer Frau gleicht einem Haus mit neun Räumen. Es muss jedoch nicht in allen Räumen Ordnung herrschen, damit Sie zufrieden sein können. Lucy Danziger und Catherine Birndorf zeigen charmant, wie Sie mit den kleinen Unvollkommenheiten des Lebens besser fertig werden – und alltägliche Unzufriedenheit in Dankbarkeit und Glück verwandeln.

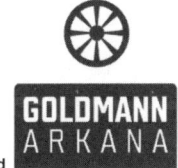

Überall, wo es Bücher gibt, und unter www.arkana-verlag.de